「揉む医療」の探求

日本的身体とはなにか

藤守創

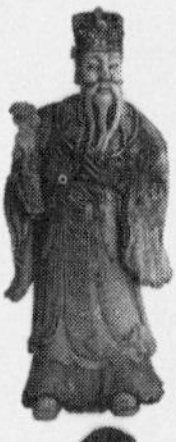

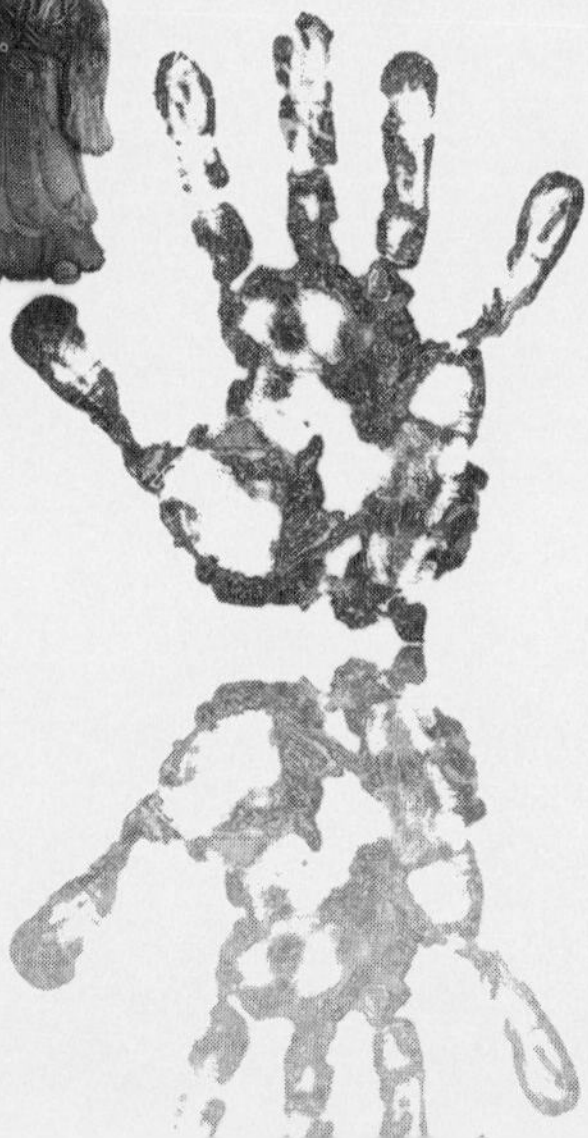

「揉む医療」の探求

――日本的身体とはなにか

装丁　柴田淳デザイン室

目次

序　真実だと信じているものを真実だと信じる

筆者が見て、経験したこと

筆者は、大学を卒業すると、筆者の母方の祖父の代にまで遡る、実家の営む整体の施術所を手伝うようになった。我々の実践する療法は、骨盤の位置を矯正したり、脊椎の歪みを正したり、身体の平衡を回復させたりすることによって健康を維持するというもので、全て徒手によって行われる。筆者の母親は、彼女の父親が創始したこの療法を受け継いでおり、筆者は、自身の母親に弟子入りする形で自らの施術者としてのキャリアをスタートさせることとなった。当時、我々は、東京、大阪、そして祖父の郷里であった徳島と、三つの地域にまたがり我々の追求する技術の実践と理論の探求とにつとめていた。

各拠点において日々多くの患者と接し、そこで筆者が見聞きしたこと、実地に経験したことは誠に興味深いものであったと言わざるをえない。その頃、筆者の母親は五十代で、今にして思えばその技術は円熟の境地に達していたはずで、また、気力体力ともに充実していたのであろう、多くの驚くような出来事を実際に目の当たりにすることができた。

心臓が痛むもの、血糖値が上がってしまって下がらないもの、血圧が高いもの、反対に低すぎるもの、アトピー性皮膚炎に悩まされているもの、めまいが止まらない、頭痛が止まらないもの、喘息で苦しんでいるもの、事故の後遺症に悩まされているもの、ひどいてんかんの発作がやまないもの、ぎっくり腰、肩が廻らない、腕が上がらない、手が痛むもの、首が横を向いたまま前に向かないもの、匂いが判らなくなってしまったもの、子どもができない夫婦、若くして生理が止まってしまった女性、更年期障害に悩まされている中年女性、夜間何度もトイレに起きなければならないもの、あるいはその逆に尿量が少なすぎるもの、生きる気力が湧かないもの、事業が上向かない経営者、うまくいっているがさらに業績を上げたい起業家、もっとうまく弾けるようになりたい音楽家、もっと早く泳げるようになりたい水泳選手、もっと美味い料理でさらに客を魅了したい料理人、権力闘争に明け暮れる政治家、逆上がりができない子ども、成績が伸び悩んでいる学生、立てない、歩けない幼児、しゃべれない子ども、美しくなりたい女性、その他、その他。様々な疾患や、思い通りにいかないことに日々苦しむものたちが、多く我々の施術所を訪れ、続けて通ってきたものたちは皆元気になり、それぞれが望む人生を手に入れて帰っていった。

幼い頃から祖父の仕事を見て知っていた筆者にとってそれは見慣れた光景ではあったが、自らの職業としてそれを選び直接識る段に及ぶと改めて驚きを禁じえなかった。もちろん、そんなことあるはずがなかろう、そんなもので元気になれるはずなんてないじゃないかと思われるのもまた読者の自由である。ただ、筆者は、自身の経験に蓋をすることはできないし、認識のための共通の土台だけでも持つことができればと願うだけである。

こういうことがあった。ある人物の紹介で若い母親が生後一〇ヶ月の乳児を連れて我々の施術所を訪れた。この母親は抱いていた我が子を所内のソファーに横たえるとこう言った。「この子、あまり元気がないんですの」。筆者の目にはそういう問題だとは映らなかった。それは、（あえてそれと言おう）ソファーの上に横たえられたその嬰児《みどりご》は、一切の生気を感じさせない、ただのものとして、マテリアルと呼んでしまった方が相応しいただの一塊の質量としてだけ、そこにあった。思わず生きているのかと問いかけずにはいられないほどにまで、それは生命からは遠くかけ離れた存在であった。聞けば、主なものだけでも、水頭症、神経芽細胞腫、心臓弁膜症、大腿骨頭未発育等の診断が下されており、それ以外にも大小様々の症状を抱えているようであった。

「立てるでしょうか？」その若い母親は尋ねた。何を言っている、筆者は心の中でそうひとりごちた。そういう問題じゃないだろう、そうも思った。「三年」、筆者の母親はそう答えた。え？、驚いて筆者はおもわず我が師である自身の母親の顔の方を振り返らずにはいられなかった。「三年、続けてもらえれば、立ちます」、筆者の母親は確かにそう言ったのだった。筆者は我と我が耳を疑った。「こんな難しい患者を引き受けるなんて、先生、あんた本当にどうかしてるよ」、そんな言葉を飲み込むのがやっとだった。

結論だけ記す。その時の嬰児は二〇歳を迎えることができ今も元気に暮らしている。二〇年近く熱心に施術所に通い、施療を受け続けた結果である。若干の発育の遅れはあるものの、なかったはずの大腿骨頭の屋根も形成され、歩けるようになり、無事に育ち、今現在も家族と一緒に仲良く暮らしている。

これは一体どういうことなのだろうか。たまたま治る時期が来ていて自然と治ってしまったのだろうか。それはそうかもしれない。そういうことだってないとは言えない。でも、本当にそんなことってあるんだろうか。あるいは、やはり我々の施術が功を奏してその嬰児は彼の人生を取り戻すことができたのかもしれない。だとしたら、では、どうやったらそれを示すことができるというのか。

多くの問いがあるだろう。それに答えることができるのか、できないのか。筆者を研究の道に導いたものはそもそもはそのような問いであった。

コレージュ・ド・フランス

「あなたに信じたい真実があるのなら、それがあなたの真実です」。まっすぐに僕の目を見つめながらマダム・ファゴーはそう言った。

「なにが問題なのかを、まずはわかりやすく示しなさい。それから、周到に議論を組み立てていくように」

そこで言葉を切ったファゴーの目にはなおいっそうの力が籠った。言葉を継いで彼女は言った。

「あなたが真実だと信じているその真実を、それが真実であるということを、すべてのソルボンヌの教授たちに納得させせなさい」

そこまで言うとさらにこう付け加えた。

「それがあなたがここでやるべきことです。ソルボンヌにテーズ（博士論文）を提出するというのはそういうことです」

気圧されるほどの迫力があった。

「あなたなら書けます。書きなさい」

最後にそう言うと彼女はやっとにっこりと微笑んだ。

エコール・ノルマル・シュペリウール

長丁場の講義を終えて出てくると外はもう日が暮れかかっていた。晩秋のパリの夕暮れは早い。あっという間だ。学校の前にある小さなプラス（広場）脇のカフェの戸を引いて開けて中に入るとエスプレッソを一つ頼んだ。

少しの間だけだけど目を瞑って考えてみた。考えなければいけないことがあまりにもたくさんあったからだ。

どうやって組み立てていけばいいんだ？　いくつかの駒を頭の中で並べてみた。これは闘いだ。ゲームでもある。どっちにしろ、答えはどっちかだ。二つあって二つしかない。勝つか、負けるかだ。闘えってことだろ？　そうひとりごちた。

少しだけだけど持ち手の駒だってある。でも、どれも強そうには見えなかった。僕は集中してあれこれ動かしてみた。前か後ろか、右か左か、上か下か、それとも、斜めからか？　乾坤一擲、そんな言葉も頭をよぎった。王からはひ弱な軍隊を押し付けられたまま、それでも天王山を迎えなければならない羽目に陥ってしまった哀れな将軍の気持ちが少しはわかった気がした。

ふー、ため息をつくと僕は額の汗をぬぐった。

「ムッスィウ、ムッスィウ！」誰かが誰かを呼ぶ声がした。顔を挙げた。カウンターの向こうから口髭を蓄えたパリジャンが皿を拭きながら僕を見ていた。

彼は拭き終わった皿をカウンターの上に重ねると眼鏡の奥から僕の目を覗き込んでから言った。

「あんたは今俺の目の前にいる。まっすぐに立ってる。俺とあんたとの間にはカウンターがあってその上にはあんたの飲みかけのエスプレッソがある」「砂糖は二つ入れた」「いいか、よく聞くんだ。あんたはここにいるんだよ。上にも行ってないし下にも潜ってない。裏にも表にも廻っていない」。僕はスプーンを手に取るとタッスの底に残ったコーヒーをかき混ぜた。「おまけに」そう言うと彼は両手を広げてカウンターの上に置くと頸を左右に振りながら言った。「斜めになんて飛んじゃいない」溶けきれなかった砂糖が底に残ってしまうくらいのちょっと甘目の方がいっそ美味い。あんた、まだよくわかってないみたいだからこれだけは教えといてやるよ。ここは戦場じゃない。「カフェだ」

あんたはシャイローのグラントじゃないんだ。そう言うと彼は一杯のキールを僕の目の前に置いた。置くと言った、「これを飲むんだ」。「ありがとう」そう僕は応えた。

どっから来た？　ベトナムか？　カンボジアか？　いや、僕はジャポネだ。そうか、日本はいい国だ。行ったことはないが俺にはわかる。俺は日本人を尊敬してる。なぜなら奴らは頭がいい、おまけに勇敢だ。勇敢？だった、かもしれないな、確かに。あんた学生だろ？　俺にはわかるよ、ここで長く商売してるからな。爺さんの代からずっとここでカフェやってたんだ。数学か？　いや、僕は哲学科だ。そうだ、わかる。あんたは哲学だ。そんな顔してる。

僕はカウンターの上に一〇ユーロ札を一枚置いた。「ありがとう。じゃあ、また」身体ごと与《あず》けて店の戸を押し開きながらそう言った。「ゆっくり休め。心配するな、人生は長い。そして短い」背中越しにそう聞こえた。

パリ大学科学史科学哲学研究所

サン・ジェルマン・デ・プレ教会を背にして大通りを渡ったところに僕たちの研究所はある。石造りの建物が立ち並ぶ中でイギリス人が好きそうな赤いレンガ造りが見えてきたらそこが僕たちの研究所だ。

　重い鉄の扉を開けると目の前にエレベーターがある。ガラガラガッシャンと派手な音を立てながら両手で思い切りよく開けないと開かない鉄の蛇腹の戸が付いている。螺旋階段をくりぬいて造りつけられたそのエレベーターがスイッチを押してから動き出すまでには少なく見積もっても大体百年ぐらいがかかった。例外的に機械の調子がいい時でもそんなだった。動き出してからは動いているんだか止まっているんだかがよくわからない。恐ろしくのろい。

「たぶんエスカルゴ（かたつむり）の方が先に着くよ」

　初めて会った時ティエリはそう言ったものだった。

　三階分の階段を歩いて昇って（日本だと四階分に相当）研究所の中に入ると僕は院生室には寄らずに奥の小さなテーブルがある踊り場のようなところまで行った。ジェラルディヌとディディエがいた。ウォーター・サーバーがここにはあって、いつもみんなここでコーヒーを飲むのだ。

「ククウ、ハジメ」「サリュー、ハジメ」「やあ、ジェラルド。やあ、ディディエ。元気かい」「ええ、元気よ。ありがとうハジメ、あなたは？」「ああ。元気だ。ありがとう」

　そう言いながらジェラルディヌは近づいてきて両手を僕の身体に廻した。軽く抱き合うとお互いに頬を寄せあって唇からは軽い音を立てた。左、そして右、二回音を立てよう、二回唇を鳴らそう。ディディエとは握手で済ませた。

「さっきまでノルマル・シュップにいたんだ。授業を受けてきたよ。ムッスィウ・プトーの物理学史」

「面白かったかい？」「うん、まあね」「どれくらいやってた？」「三時間半くらいだったかな？　いや、待てよ。四時間くらいだったかもしれないな」「まあ、そんなものだ」「終わったら外はもう暗くなっていたよ」

そういえば、ディディエもジェラルディヌもノルマル・シュップの卒業生だったはずだ。それで彼らに僕は聞いてみた。

「ノルマル・シュップの哲学の授業って、どんななんだい？」デカルトは読むよ。それからカントも読む。でも、それが終わったら、あとはスピノザしかやらない。僕たちはスピノザしか読まないんだ。スピノザ？　僕は意外に思った。そう、そうなんだ、それは知らなかったよ。じゃあ、僕もスピノザを読んだほうがいいのかしら？　ハジメはそんなことやらなくていい。僕たちは囚われの身みたいなもんだから。すごく若い時から僕たちには国から金が支払われてる。自分たちの好きなようにはできないんだ。俺たちはプリゾニエ（囚人）なんだよ。でも、ハジメは違う。フランス人じゃない。ハジメはハジメの好きなようにやればいいんだ。ハジメには自分の哲学を追い求めていって欲しい。そして、できればフランスに残って君の哲学を若いフランス人の学生たちに伝えていってあげて欲しいんだ。

ソルボンヌ、ハーバード、そしてアムステルダム
まるでやり方が違う。戸惑ってばかりだった。おまけに慣れない英語ときてる。こんなんでうまくいくはずなんてないんだ。図書館の廊下に壁に沿って置いてあるベンチの上にくずおれるようにして腰を降ろした。大きなため息が思わず口をついて出た。ふうっ。親指と中指でこめかみを挟んで揉んだ。僕は少しだけ天井を見てそしてまた頭を下げた。口に出して言ってみた。「うまくいくはずなんてない」。言ってみたら、少しだけだけど気持ちが楽になった気がした。

誰かが僕の目の前で立ち止まったみたいだった。顔を上げると一人の黒人の男が僕を見ていた。「大丈夫かい。辛いのかい」「ああ、いや、大丈夫だよ。ありがとう、心配してくれて」「そうかい、そりゃよかった。でも、そんな風に言っちゃダメだ」「ああ、うん、そうだね」「嫌なこともある。辛いことだってある。でも、それも、いつかはきっと終わるんだ。ずっと続く辛いことなんてありゃしない」うん、そうかもしれないね。きっとそうだといいね。

ハジメはここに来られて本当ラッキーだったな。ここって？　ボストンのことかい？　そうさ、ここさ、ボストンだよ。そう言うとガスはフライド・フィッシュを一切れ口の中に入れた。僕たちは研究所の近くでランチボックスを買ってきてテラス席に陣取っていた。天気が良くて二人ともサングラスはつけたままだ。コーラを一口飲んでからガスは言葉を継いだ。ここにいる連中はみんな素敵な奴らばかりさ。優しくて、みんながみんなを思いやってる。暴力沙汰も滅多に起きなきゃ犯罪も少ないんだ。もう一口コーラを飲むと言った。安心しろ、いきなりショットガンをぶちかましたりするような奴はここいらにはいないんだ。まるでここがアメリカじゃないみたいに聞こえるな。そうさ、ハジメの言う通り。ここにはいわゆる普通のアメリカ人ってやつがいないのさ。

彼らは自分たちのことを決して「アメリカ人」とは言わない。その代わりに「ボストン人」という言い方をよくする。あまつさえ、ガスは、「普通のアメリカ人」って言う時には両手の人差し指と中指とを使って幅の狭いVサインを二つ両手で作ってみせて、それを顔の横まで持ってくると、その指をこきこきと上下に折ってみせさえもした。

どうしてもその必要がある時には彼らは米国市民という言い方をした。

「でも、冬は大変だ。ニュー・イングランドの冬は誠にクレイジーだ」。寒いのかい？　ボストンの冬をまだ経験していなかった僕は聞いた。「そん時になりゃわかる」それだけ言うとガスはフライド・フィッシュをもう一切れ、口の中に入れた。

実はここに来る前、まだパリにいた時、かつてボストンに住んでいたことがあるというフランス人の友人からもその話は散々聞かされていたのだった。「気をつけたほうがいいぜ」

今日はこんな風にいい天気で俺もこんな格好してるけど、ガスは素肌にシャツ一枚を羽織って胸のボタンは二つ三つ外していた。でも、それも今のうちだけだ。

パリはどうだい？ 寒いのかい？ そりゃ、寒いさ。どれくらい？ マイナス五度くらいじゃなかったかな。そいつあご機嫌だな。ここいらにいる連中ならみんな日光浴に出かける日和だ。

そして、ボストンに冬が来た。ガスの言ったことは本当だった。

ダウンタウンにある市立図書館での話。

何回聞いてもよく聞き取れなかったのでもう一度聴いてみた。受付にいるおじさんは僕の要求に応えて根気よくまた説明を始めてくれた。さっき言ってたことと同じことをまた繰り返しているみたいだった。うまく聞き取れないんじゃなくって、何を言っているのかがよくわからないんだということに僕はようやく気付いた。受付の横にある看板を見ると、私共ボストン市立図書館ではあらゆる米国市民を雇用します、云々と書いてあった。

「ありがとうよくわかったよ」「そうですか、ご理解いただけましたか」。受付のおじさんはホッとしたような表情でそう言った。

「うん、ボストンがとても素敵な街だってことがね」

僕のいる研究科は少し奥まったところにあった。その一角は各地域を対象にする研究所や研究科、例えば、ヨーロッパ、アジア、オリエントと、生物学系の施設が混在する場所だった。そして、さらにその奥には神学校があった。

研究科を出ると僕は通りを渡ってヤードと呼ばれる区域に入った。レンガ造りの校舎が立ち並ぶ主に学部学生向けの場所だ。ヤードを抜けるとそこがハーバード・スクエアだ。僕はハーバード・スクエア駅から地下鉄に乗った。

トラムを降りると運河にかかった橋を渡って校舎に入る。町中にみっちりと運河が張り巡らされていてその運河沿いにはマッチ箱みたいに小さな建物が肩を寄せ合うようにして建っている。一つひとつの建物は小さいけれど例外なく窓がやたらと大きくてそんな建物たちは全部壁面の半分以上が窓だった。

「オランダ人はみんな日の光が恋しいのよ。それであんな風に窓を大きくするんだわ」

僕が住んでいたアパートメントホテルの受付の女の子がそう教えてくれた。日の光を浴びるとビタミンが増えるのだとも言った。それってさあ、パリの連中もよくそう言ってたんだけど、本当なのかい？　あら、本当よ。あなたって何も知らないのね。

古い建物を繋げに繋げて作ったアムステルダム大学の哲学部は中がまるで迷路だった。教授が僕を案内してくれた。階段を昇って下りて、廊下は六〇度くらいの鋭角で曲がって低い階段があってそれを昇ってまた降りる。また曲がって渡り廊下で繋がった建物を跨いで行って上まで上がって別の建物に移って（中では繋がってる）また降りる。一体どこをどう来たのか全く覚えきれなかったし多分これからも覚えられない。

そうこうするうちにどうやら僕のオフィスについたようだった。

教授が鍵を開けて先に中に入った。僕も教授の後ろから部屋の中に入った。

「ここがあなたの部屋よ。自由に使ってくれていいわ」

そう言い残すと教授は鍵を置いて部屋を出て行った。

僕はオフィスの中をざっと見渡してから自分の机の椅子に座った。大きな窓がありそこからは向こうの建物が見える。その建物にも大きな窓があってさらにその窓越しに向こうが丸見えだった。そこには確かさっき僕が通ってきたはずの廊下が見えた。

頭の後ろで腕を組んで上体を反らして天井を見た。

「ここはどこだ？　どこにいるんだ？　僕はここで一体何をしてるっていうんだ？」


あの頃、筆者は確かに行き詰っていた。自分で投げかけた問いに自ら答えることができずに人生に詰んでいたといってもいいのかもしれない。果たして筆者の進むべき方向は見出されたのだろうか。筆者は、次の一歩を踏み出すことができたのだろうか。

肩のこらないフランス人

フランス人は存外肩のこらない人たちだ。フランスという国名のもとになったとも言われている言葉からもわかるように、あまり細かいことにはこだわらない大らかなその性格から彼らはフランク族と呼ばれるようになったという。しかし、彼らが肩のこらない人たちだと、筆者が今言うのはそれだけの意味でのことではない。確かに彼らの多くは一緒にいても肩のこらない人たちではあるが、そういった比喩的な意味だけではなく、実際に彼らは「肩がこらない」。というより肩がこるということを彼らは知らない。「肩がこる」とか、「肩こり」といった語彙自体がフランス語には存在しない。それは、フランス人の肩がこらないからなのか。いや、そんなはずはないだろう、彼らだって肩ぐらいこるはずだ。ただ、肩がこっているという意識が、その感覚を表す言葉がないのだ。そういう身体意識がそもそもないから、それを表す言葉もないのだ。人の目には実際には見えていても当の本人がそうと意識していなければそれは見えていないのと同じことだ。胃癌で死んだ人が自分では最後まで胃潰瘍だったと信じていたからといって、その人が癌でなかったとは誰にも言えないだろう。

どうやら西洋人と、我々日本人とでは、自分の身体を感じる時のその感じ方が随分と違っているようだ。それが証拠に、私たち日本人はしょっちゅう肩がこってしまってそれを揉んでもらって喜んでいるではないか。

この感じ方の違いはどこから来るのか。そして、それは我々をどこへ連れて行くのか。身体感覚が違っていれば、健康や、疾病に対する考え方も違ってきはしまいか。

そんな彼らも近年では様子が変わってきているようだ。というのも、今、パリでは、多くの日本発祥の「揉む医療」が市民権を得つつあるからだ。曰く、アンマ（あん摩）、シアッツ（指圧）、キコー（気功）、レイキ（霊気）、あるいは、ドイン（導引）。これらはほとんどすべてが日本発祥の徒手療法を表す言葉であるが、フランス語や英語でこのままで通じる。それほどにまで今欧米社会では日本風の「揉む医療」が浸透しつつあるのだ。試しに「セイタイ・ニューヨク」（Seitai New York）や「セイタイ・パリ」（Seitai Paris）といったキーワードで検索をかけてみてほしい。Seitai（セイタイ）とはもちろん日本語で言うところの整体のことである。そうすればすぐにわかるだろう、いくらでもヒットするはずだ。

なぜこんなことが起きるのか。二〇世紀には肩がこらなかった人たちでも、二一世紀になれば肩がこり始めるとでも言うのだろうか。身体意識が変われば、欲する医療も自ずとその姿を変えてしまうものなのだろうか。今はまだ日本語の肩こりに相当する単語がフランス語にも英語にも存在しないが、それも時間の問題だとでもいうのだろうか。

本書のなりたち

本書は、「整体」という名で呼ばれることが多い日本の手技療法を扱った書物である。

日本の手技療法とはどんな医療なのか、また、どういった経緯でそれは生まれてきたのか、あるいは、多くの人がこのような医療を必要としているが（近年は海を越えてまで）、それはなぜなのか。さらに、その臨床効果は科学的に評価できるものなのか。もしできるとしたら、では、どのような方法論がありうるのか。そういった問いに答えるためにこの本は書かれた。

医学的な探求から始まったこの度の筆者の軌跡は、フランスの大学で、科学認識論の分野で学位を取得することによりひとまずの結論を得た。

筆者は、国費奨学金を得てパリ第1大学ソルボンヌ哲学部博士課程に派遣された。ソルボンヌでは、コレージュ・ド・フランス哲学部名誉教授アンヌ・ファゴー＝ラルジュオールの指導のもと、哲学博士学位請求論文を執筆した。書きあがった学位論文はパリ第1大学ソルボンヌに提出された。学位審査を経て、筆者には、ソルボンヌより哲学博士号が授与された。

学位取得後は、ハーバード大学東アジア言語文明研究科において博士研究員をつとめ、ハーバードの後は、アムステルダム大学哲学部で助教をつとめた。

ソルボンヌでアンヌ・ファゴー＝ラルジュオールの指導のもと行った認識論的研究、その後、ハーバードで栗山茂久の指導のもと行った日中両伝統医学の比較科学史的研究、さらに、アムステルダム大学でフェデリカ・ルッソと共に行った評価方法に関わる科学哲学的研究、それらの成果を纏めてこの度日本語で書き下ろしたものが本書である。

本書は、基本的には、手技による医療技術に興味を持つ人に向けて書かれたものである。しかし、もっと広く一般的に、例えば、病気とは何か、健康とはいかなる状態をいうものなのか、あるいは、人の身体意識とは何なのか、そして、医学とその身体意識との間には何か関わりがあるのか、それとも、ないのか。なぜ同じ人間を扱うはずの科学なのに東洋と西洋とではこんなにも異なる医学が結果的に生まれてきてしまったのか。そういったことに興味を持つ読者にも面白く読んでいただけるものになったと自負している。

第一章は問題の析出にあてた。自分たちのいるところをまずはしっかりと確認しよう。それがはっきりとしてからでないとまともな議論など積み上げていきようがないからだ。

第二章では、我々日本人にとってはとてもなじみ深い肩こりというごく卑近な例を取りあげて、病気や疾病の捉え方が時代によって、また、場所によっても大きく異なってくることを確認した。そこから、人々の「身体観」が、医療や医学といったものに与える影響の大きさについて考察した。

第三章から第七章までが本書の中核をなす部分である。ここでは、昭和の時代に活躍したある施術者が残した手稿の分析にその大半を割いた。それにより、日本の手技療法を生み出す源となった「日本的身体」のなんたるかを明らかにするべく努めた。

第八章では、来るべき医学を支えうる身体認識について考察してみた。新しい医療を可能にする身体観とは、一体いかなるものであるのか、また、あるべきなのか。筆者なりの見解が記されている。

どうして今見られるような手技療法が日本に生まれてきてしまったのか。日本人の「揉む医療」に対するこだわりとは一体どんなものであったのか。今のところの筆者なりの考えをまとめてみたのが本書だ。面白いと思っていただける読者が一人でも多くいたなら、筆者にとってこれに勝る歓びはない。

第一章

中国医学から日本医学へ

1　現代医学と代替医療

統合医療の発展

統合医療とは、標準的な西洋医学と、それ以外の「補完代替療法」（Complementary and Alternative Medicine：ＣＡＭ）と呼ばれる種々の医療実践とを組合せて、広く一般の期待に応えようとする医療のことであり、一九九〇年代前半より注目されるようになってきた分野である。その発展には期待を寄せる人も多くいるが、積み残されたままになっている課題も未だ多くある。

統合医療は、医学的課題だけではなく、哲学的課題をも突きつけてくる分野である。というのも、異なる二者を統合するとはいうが、近代科学に依拠した現代医療と、それとは全く異なる出自を持つ代替医療を、具体的にではどうやって統合しようというのか。本質的な問いはいつもそこにあるだろう。積み残されたままになっている課題の多くも、実は、科学的、医学的であるというよりは、むしろ、哲学的な問いである場合が多いのだ。統合医療とは、したがって科学の枠組みそのものを議論の俎上に載せなければならない分野でもあるのだ。

ハーバード大学医学部教授デイヴィッド・アイゼンバーグは、一九九三年『ニュー・イングランド・

ジャーナル・オヴ・メディスン』誌において、米国における代替療法の利用状況に関わる調査に基づく論文を発表した。（文献1）その論文において教授は、実に三分の一以上の米国民が何らかの代替療法を日常的に利用していること、そして、彼らがそれに費やす金額は標準的な医療にかけるそれよりもむしろ多いことを明らかにした。また、比較的社会的地位が高く、教育レベルの高い人ほど代替療法を好む傾向があることも明らかにした。この事実は医療従事者のみならず一般の人々にも大きな衝撃をもって迎えられた。

アイゼンバーグのこの報告は、今日では統合医療分野における最初の大きな事件であったと言われている。この論文が発表されてより以降、米国における統合医療の流れは顕著に大きくなってゆくこととなったからだ。

この論文の発表と相前後して、米国では、一九九二年にＮＩＨ（National Institute of Health：国立衛生研究所）内に代替療法を専門とする部局ＯＡＭ（Office of Alternative Medicine：代替医療局）が作られる。発足時に与えられた予算は当初二〇〇万ドルであったが、年々増額され二〇〇〇年には一億ドルに達し、同年ＯＡＭはＮＣＣＡＭ（National Center of Complementary and Alternative Medicine：国立補完代替医療センター）へとその名称を変え、二〇一四年にはＮＣＣＩＨ（National Center for Complementary and Integrative Health：国立補完統合健康センター）へとさらに発展的に改組され現在に至っている。

また、こういった流れに呼応して、ハーバード大学やスタンフォード大学あるいはコロンビア大学、さらにはカリフォルニア大学やアリゾナ大学といった全米の有力な大学のメディカル・スクール（医学部）に、補完代替療法の付属研究所が次々と設立されてゆき、これらの研究所では今日盛んに研究、教育が行われている。統合医療の米国における進展の傾向はその後も変わらず、この分野に投下される予算の総額も順調に増え続けている。

このように統合医療へと向かう潮流がとりわけ米国において顕著に大きくなってきた背景には、主として二つの要因があると言われている。一つには、今までの西洋医学主流の医療では現代の生活習慣病を主体とした疾病にはうまく対応出来ていないということ、またもうひとつには、先進各国において国家財政を逼迫させるほどにまで肥大化してしまった巨大な医療費の問題、この二つがそのような傾向を強く推し進めているからだと言われている。統合医療は、これら難問の解決を期待されるべく登場してきた医療と言ってもよいであろう。（文献2）これに加えて、国民の間に代替療法に対するニーズが高まっていることもあげられる。「生活の質」（Quality of Life：ＱＯＬ）の観点から、補完医療、代替療法を望むものも多く、統合医療は、医師の側からではなく、患者の側から起こした初めての医療改革のケースであるとも言われている。（文献3）

今日米国で行われているこの分野の研究は、代替療法の臨床効果を明らかにすることにその焦点を当てているものが多い。というのも、研究者たちは信頼に足るエビデンスを集めることが代替療法の科学的医学との統合への第一歩であると信じているからである。研究の対象として選ばれるものは針療法が最も多く、灸療法も研究対象とされることがある。中国医学以外ではハーバル・メディスン（薬草療法）やホメオパシー（同種療法）[1]を対象とした研究がなされ、また、指圧、あんま、カイロプラクティック[2]といった手技療法も比較的よく取り上げられているようだ。さらに、ヨガやアーユルベーダといったインド起源の療法も採用される場合がある。

補完代替療法はその定義上、科学的な近代医学以外のほとんどすべての療法を網羅しているので、原則的には研究対象は無限の広がりを持つ。それでも特に中国医学、なかんずく針療法が好んで研究対象に取り上げられることが多いのは、まず、第一に、伝統的中国医学が西洋医学に匹敵するほどの体系を備えていることに加えて、そこには長い歴史があり、膨大な資料があり、なおかつ、今日でも「生きた」医療として多くの人が日常的に利用しており、それゆえ、症例に事欠くことはなく、施術者も多くいるからであろう。

しかしながら、代替医療のエビデンスを「科学的に」確立することはなかなか容易なことではなく、針治療という一つの療法を取ってみても、その医学全体の臨床効果を完全かつ決定的なものとして示し得た研究は未だほとんどないといってもよいだろう。

その難しさはどこに由来するのだろうか。今日支配的な臨床評価の方法論である無作為化比較対照試験（ランダマイズド・コントロールド・トライアル：Randomized controlled trial: ＲＣＴ）では、なぜ代替医療の臨床効果を十分によく評価できないのだろうか。

古典的中国医学

古典的中国医学は春秋戦国時代（前七七〇－前四〇三）を通じて発展し、やがて漢代（前二〇六－二二〇）を迎えて一応の完成を見た。今日にまで伝わる中国医学の基本テクストである『黄帝内経《こうていだいけい》』が書かれたのも、前漢から後漢にかけての古典的中国医学が完成へと向かっていくこの時代のことである。（文献4）

『黄帝内経』は道家の気の思想をセントラル・ドグマとして採用し、主たる治療法としては針療法を中心に据え、施術の実際においては人間の感覚に頼った診断法、特に「脈診《みゃくしん》」と呼ばれる、手首で患者の脈を診て気の状態を把握する診断法に依拠してきた。つまり、中国医学は、抽象的な価値（道や気）を基盤とする、人間の感覚に信を置いた医学の体系であるといえる。現代中国医学は、日本の漢方医学もまたそうであるが、この時代に成った古典的中国医学の正当な嫡子である。（文献４）

伝統的な中国医学理論によれば、人の身体には、「経絡《けいらく》」と呼ばれる、人の生命を成り立たせているおおもととしての「気」の通り道があるとされ、経絡を流注《るちゅう》する気の平衡は、経絡上に並ぶ経穴《けいけつ》（いわゆるツボ）に刺激を与えることによって調えることができるとされる。その刺激の結果、病を癒し、健康を維持増進することができると考えられている。

針療法とは、このような経穴への刺激に針を用いることによって多様な疾病の治癒を目指す、東アジアに古くから伝わる独特の治療法のことである。戦国時代から漢代にかけての中国で体系化された医療技術であり、針療法の古典としてよく知られているものとしては、上述の『黄帝内経』の他に、後漢以降に成立したと考えられる『難経《なんぎょう》』がある。

今日、ＷＨＯ（世界保健機構）で定められた指針では、針治療の適応症として、頭痛、神経痛、歯痛などの疼痛性疾患や、各種炎症性疾患、また、呼吸器系及び消化器系疾患等が挙げられている。（文献５）筆者は、日本の針灸師の資格を有しており、気の調整に重きを置いていた針の先生の施術所で数年間働かせてもらった経験があるが、針施術は、痛みの治療には確かによく効く。とりわけ、頭痛や神経痛、関節の痛み、筋肉の疲労等には顕著な効果があった。それ以外にも、めまいや、吐き気といった症状を感じて施術所を訪れるものもあったし、心疾患や糖尿病等のいわゆる生活習慣病からくる体調不良に悩まされている者も通院者の中には多くいて、彼らの多くは定期的な施療を希望していた。したがって、私見ではあるが、実際の針治療には、ＷＨＯの指針で挙げられているものよりもより広範な適応範囲があると思っている。

印象的だったのは、その施術所の先生が針を打ち、打った針を介して気を送ったり（補法《ほほう》と呼ばれるテクニック）、それとは逆に余分な気を患者の身体から外に逃がしてやったりすると（瀉法《しゃほう》と呼ばれるテクニック）、その施術に合わせて患者の肌理《きめ》に大きな変化が見られたことである。やや浅黒かった体表が、術者の気の操作によってやがて白くなり、そしてそれがいずれ紅みを帯びてきた。教わった通りに筆者も針を打ってみたところ同じような変化が現れたことに驚いたことを今もよく覚えている。

しかし、気は、その働きを化学的反応として抽出したり、あるいは、そのもの自身を物理的実在に還元したりして実証的に同定することはできない。また、気の通り道とされる経絡も解剖学的にその存在を確認することはできない。気は、術者が感じることによってのみその存在が知られ、経絡も、同様に、人の感覚によってのみそのありかを知ることができる。

さて、このような抽象的な価値や質、主観的な判断に重きを置く針療法に対して、一方で、近代科学は、抽象的な価値をその研究対象とすることは決してしない。また、人の感覚は、曖昧でかつ正確さに欠け信頼性にも劣るものとして、科学研究の現場からはこれをできる限り排除しようとする傾向にある。このような近代科学の態度は、それが古典的中国医学に向かった時には、それゆえその本質を毀損してしまうことにもなりかねない。気は存在しないものとして無視され、脈診も、主観的で感覚的なおよそ信用には値しないいい加減なものとして切り捨てられるといった態度で針療法の研究に臨めば、それは、針治療を単なる金属の棒の抜き差しにまで堕してしまいかねない。とはいえ、ではだからといって、科学研究の現場において気の存在を認め、客観的な評価は極力排除して主観的で感覚的な診断ばかりを結果として採用すれば、今度は逆に、客観性や明証性、再現性、確実性といった近代科学の本質を犠牲にすることになりはしまいか。

これは深刻な齟齬ではないのか。分野の根底にある基盤が、論理的な矛盾をはらんでいるような学問が、果たしてうまく発展していくことなどできるのだろうか。では、代替療法を健全な科学研究の対象とするためには、一体何が必要とされるのか。科学的思考方法と代替療法のエッセンスとを互いに毀損することなくうまく両立させていくためには、お互いにどこまで歩み寄ればよいのか。まずはそこから考えなければならないだろう。統合医療は、その始まりにおいて、いきなり難しい問題に逢着してしまったようだ。

この種の問題は、科学の内部で解決できるものではない。それは、先ほども述べたように、むしろ科学研究の方法論に関わるべき問題であるので、科学哲学や科学認識論といった哲学の分野で扱うべき問題であろう。

代替医療と無作為化比較対照試験

ここで、現在臨床評価の分野で広く用いられている手法である無作為化比較対照試験（以下、RCTと表記する）の、代替療法への応用について論じておきたいと思う。

RCTとは主に薬学分野で発達してきた新薬開発のための評価法のことで、今日ではRCTは科学的に最も厳密な評価手法であると認識されるに至り、結果、薬学以外の他の多くの医学分野の臨床評価にも応用されているものである。ハリー・ゴールド、ウィリアム・J・グレイス、フランク・C・ファーガソンらは、一九五四年、新薬臨床試験の評価法に関するカンファレンスにおいてRCTの基

本的な概念を提唱した。（文献6）

この時、彼らは心理的なバイアス（思い込み）が人の生理状態に影響を与えること、そしてその結果新薬の臨床効果までもが心理的な要因によって左右されてしまうことを示した。そこで、新薬のより正当で科学的な評価のためには、これらの心理的なバイアスを取り除く必要があると考え、さらにそれと共に、薬に含まれるもののうち真に薬効のある物質を同定することの重要性も訴えた。

それらを実現する評価法として、彼らは無作為化（ランダム化とも）や、プラセボ（被験薬と相似の疑似薬。効果を調べたい物質が含まれていないこと以外は被験薬とまったく同じ。）と二重盲検法（臨床試験の現場では、被験者も、実験者も、誰が真の被験薬を受け取り誰がプラセボを受け取るかを知らないことをいう。ダブル・ブラインドとも）に特徴づけられる方法論を公表した。（文献6・7）この時示されたアイディアが今日のＲＣＴの元となったものである。

その後、彼らの提言に基づき、五〇年代から六〇年代にかけて多くの臨床試験が実施され、またそれに関わる膨大な資料が公表された。この過程を通じてＲＣＴの手法には洗練の度が加えられてゆき、完成度が高められていった。七〇年代になると、臨床効果を評価する方法論としては科学的に最も厳密なものと認められ、その地位は揺るぎないものとなった。遂にはその提唱者の名にちなみ臨床評価の「ゴールド・スタンダード」と呼ばれることとなって、今日に至っている。（文献7・8）

まとめよう。ＲＣＴを支える基本的な思想とは、一つには、無作為化（ランダム化）と二重盲検（ダブル・ブラインド）を用いて主観を排除しつつ客観性を担保すること、そしてもう一つには、プラセボを用いて標的とされる症状に対して真の薬効を持つ物質を同定すること、この二つであった。

ところが、薬学分野においては奏功したこの二つの思想も、代替療法に対しては必ずしも効果的であるとは言えない。なぜなら、代替療法の施術の現場から完全に主観を払拭することは困難であるし、また、その療法の実際をすべて物理的もしくは化学的に記述可能な要素に還元し、そこから標的となる疾病や症状に特異的に働く要素を抽出するのは容易なことではないからである。（文献９・10）

針療法を例に挙げよう。まず、純粋な二重盲検の実施が不可能であることはすぐにわかる。というのも、真の針施術かプラセボの針施術であるかを、被験者に見分けがつかなくすることはある程度可能であったとしても、術者自身が、今自分が打っている針が真の施術であるのか擬似針であるのかを知らずに術を施すというのは事実上不可能だからである。したがって、この場合はどうしてもシングル・ブラインドにならざるをえない。次いで、針自体は物理的な実体であったとしても、それによって誘発される作用は、針刺激の結果被験者の身体において起きた生体的な反応なので、その反応の経緯を物質を媒介として抽出することはできない。このような事態から、ＲＣＴを代替医療研究に応用することには未だ多くの研究者が懐疑的であることもまた偽らざる事実である。（文献11）

薬学分野に応用されたＲＣＴではそこに現れるプレイヤーはすべて物理的実体に還元することができた。したがって、研究者はそれら要素間に成り立つ因果関係を遡求して、求めるエビデンスを確立していけばよかった。ところが、それとは対照的に、例えば針療法においては研究者たちは、上述のように、必ずしも施術の実際に現れる主要な要素を、例えば気の作用や経絡の働きといったものを、一つひとつ物理的実体に還元していけるという保証はない。したがって、それら要素を定義し、なおかつ、その間になりたつ因果関係を同定することには困難が伴うと言わざるを得ない。

さらに、伝統的中国医学理論によれば、この医学において何よりも重要視されているのは気の平衡や陰陽の調和である。それらが患者の健康状態を最もよく伝えるものとこの医学では信じられてきたからである。

中国に古くから伝わる二元的思考法では、この世の森羅万象はすべて陰もしくは陽のどちらかに分類できるとされている。もちろんだから気にも陰の気と陽の気があるわけだ。そして、この気の平衡の喪失や、陰陽の不和こそが病をもたらす本態であり、それらを手当てすることによって病は癒されると考えられてきた。一例を挙げると、中国医学において老化とは、陰の気が一方的に減じていって陽の気ばかりが勝ってしまう状態のことをいう。したがって、急激に老け込んでしまったような人には陰の気を増やし、陽の気を減ずるような治療を施せばよいということになる。だから、伝統的中国医学では、気を調えたり、それを感じたりすることが、診断においても、また、施術においても何よりも重要になるのだ。それゆえ、もし気を無きものとして扱えば、それはもはや中国医学でもなければ、針療法でもないだろう。中国医学は、生命科学的知識やその方法論を基盤に据えた現代の医療とは根本的にそのやり方が異なっているのだ。現代医療において奏功した研究方法がそのまま中国医学のような伝統医学に妥当するとは必ずしも言えなくなってくる。

気は、何らかの実証的な手法を用いて物理的実体あるいは化学的現象に還元され分析されているわけでは未だない。気は、測ったり分析したりはできないのだ。ただ、術者によって「感じる」ことができるだけなのだ。だとしたら、そのようなものは、率直に言って近代科学の枠組みで扱えるものではない。

気は、中国医学のセントラル・ドグマだ。それは、近代科学の枠組みからは明らかに逸脱している。気の、本質的に重要な意義を、生命科学的に研究の対象とすることには多くの困難が伴う。しかし、だからといって、気などは、はなから存在しないものだとして研究を組み立ててゆけば、今言ったように中国医学はもはや中国医学ではいられなくなる。ここに深刻な齟齬がある。

この矛盾を画する本源とは一体何なのか。それがわかればこの齟齬は乗り越えることができるのではないのか。例えば、もし、気を測ったり分析したりすることができれば、施術前後の差分が取れるだろう。そうすれば施術前後の有意差も定量できるのではないのか。そこから臨床効果の定量化への道筋も開かれるだろう。それでも、どうしても気が測れないというのなら、それに代わる計れる何かを測ればいいのではないか。

そういったことを知りたいと思った。なぜなら、それが分かればただ中国医学だけではなく、ひいては、後段で詳しく検討することになる日本の手技療法の、科学史的研究と実証的評価法の探求に資するところきっと大に違いない、そう目論んだからこそであった。そのことが、本書を書こうと思い立ったそもそもの動機であった。

2　気から身体へ

日本医学の始まりは中国医学だった

周代、春秋戦国時代と、先秦期より発展を遂げてきていた中国思想は続く漢代を迎え完成の域に達しようとしていた（前漢、前二〇六－八、後漢、二五－二二〇）。同時に、中国医学を支える医学理論はこの時代にさらに洗練の度を高め、基本的な概念や治療法も概ね出揃い、後代へとつながるより完成されたものとなっていった。

『黄帝内経』は道家の気論と、それとは異なる思想的出自を持つ陰陽と五行（この世の森羅万象はすべて木火土金水によって代表される五つの要素に分類されるとする思想）に依拠した医学書である。現存する最古の医書の一つとされるが、原本は亡佚しており現在伝えられているものには後代の手が入っていると考えられている。文体には著しい特徴があり、黄帝が臣下に下問し、岐伯《ぎはく》をはじめとする複数の廷臣（六臣）が黄帝の質問に答える問答集という体裁を取っている。成立年代は諸説あるが、おおよそ戦国時代末期より前漢期にかけて複数の人物によって書き継がれていったとみられている。（文献12・13・14・15）『黄帝内経』の書名は、当時の書籍目録である『漢書』「芸文志」に「黄帝内経十八巻、外経三十九巻」と見られるのが初出である。

『黄帝内経』をはじめとする漢代に成《な》った医書を見てわかることは、この頃までに、気は、それ以前の時代とは違って、過剰に溢れ返るだけではなく、不足したり少なくなったりすることもあると考えられるようになっていたということである。過剰に溢れるものはそれを取り除き（瀉《しゃ》するという）、足りない時にはそれを補い（補《ほ》するという）、虚と実の間の平衡を保つことこそが最も肝要なことであると考えられるようになったということでもある。

気が余って溢れたり（実するという）逆に涸れてなくなったりする（虚するという）ことのないよう気の虚実の平衡がうまく保たれていればよい。しかし、その平衡が崩れた時人は病に陥ちる、そう考えられていたことを示している。このことは、『黄帝内経』においては、次のようにまとめられる。

実の時には瀉法を施し、虚の時には補法を施す　『黄帝内経』「霊枢」経脈編[3]

このような考え方の背景には道家の思想の影響があることを見逃すことはできない。老子は次のように言う。

道《タオ》は、多すぎるものはこれを取り除き、足りないものはこれを補う　『老子』第七七篇[4]

老子は道家の始祖と見なされている思想家で、生没年は諸説あり不詳であるが、春秋時代に実在した人物であるとされる。（ただし、老子の実在には懐疑的な説もある。）道家の思想は戦国時代末期より秦代（前二二一－二〇六）を通じて確立されていった。「気」の概念に依拠した存在論は道家の基本的な哲学であり、最も重要なものの一つである。『老子』第四二篇には次のような一節がある。

道は一を生み、一は二を生み、二は三を生む。三は万物を生む。万物は陰を負い、陽を抱く。沖気が両者を融和させる
『老子』第四二篇[5]

ここにおける「一」とは太極であり「二」とは陰陽の二気であるとされる。また、『荘子』には次の一節が見られる。

人の生とは気が聚《あつ》まったもののことである。気が聚まればすなわち生になり、散ずれば死となる
『荘子』「知北遊篇」[6]

荘子（前三六九?－二八六?）は、老子と並ぶ道家を代表する思想家で、戦国時代を生きた人である。道家の思想は、この二大哲学者の名から時に「老荘思想」と呼ばれることもある。荘子の右記引用文によれば、「人の体は気によって成り立つ、人の命は気からなっている」ということである。

そして、もう一つの道家の大切な基本概念は養生である。そこにおいては、人は、全宇宙を統べる

原理によって彼もまた生かされているという事実をよく弁えれば、よりよく生きる術を身につけられるとされる。この「全宇宙を統べる原理」が「道《タオ》」であり、前掲の『老子』にあるように、この道から生ずるのが「気」である。あるいは、また、『老子』における「道」と「気」を同一視する別の解釈もありうる。この場合には道家の思想は「気」一元論となり、前掲の『荘子』の一節よりわかるように、人の生命もまたその原理であるこの気が集散することによって成り立ったり喪われたりすると考えられることとなる。この道家の気の思想が中国医学に採用され、その理論的支柱となってゆく。

現在伝えられている黄帝内経には『素問《そもん》』と『霊枢《れいすう》』の二巻があり、『素問』が哲学的命題も含む理論書、『霊枢』はより実践的な針治療の指南書という性格がある。

戦国時代末期から秦代にかけて針学派は大いに隆盛し、それ以前に支配的であった灸を是とする学派を凌駕し、ついには支配的な地位を占めるに至ったとされる。（文献12・13）『黄帝内経』はそれゆえ針を標榜する学派の勝利の書であったと考えることもできるという。針学派の進展にともない脈診もまた洗練され、整理されていった。（文献12・13）

漢代までに中国医学はよって次の三つのものを手に入れることができた。（一）診察法としての「脈診」と、（二）新しい治療技術としての「針」、それに、（三）医学理論としての「道家の気の思想」である。すなわち、実践としての診断方法と施療技術、そしてそれを支える理論をもその手中に収めることとなった。

漢末までには『黄帝内経』以外にも、『本草《ほんぞう》』（薬物分類書）、『難経《なんぎょう》』（針療法の実践的な指南書）、『傷寒雑病論《しょうかんぞうびょうろん》』（処方集）といった中国医学の他の重要な典籍も成り、古典的中国医学はここに一つの科学として完成されたと見ることができる。

中国から日本にもたらされた医学とは、この漢の時代に完成された医学に他ならない。今日見られる「漢方」も、後に詳しく見るようにラディカルに換骨奪胎されているとはいえ、その正統な嫡子であることに間違いはない。

次に掲げる一節は、『黄帝内経』からの引用である。「病はどこからくるのか」という黄帝の質問に対して岐伯は次のように答える。

すべての病が始めて生ずるには、これらはみな、風雨、寒暑、陰陽の不調和、喜怒のような激しい感情、飲食の不摂生、住む場所の影響、ひどい驚きや恐怖から生ずる。すなわち、血気は分離され、陰陽は破れて散り散りになり、経絡は厥絶して脈道は不通となり、陰陽が相逆して衛気が一箇所に滞り、経脈が虚しくなって血気は流れづらくなる。ここに至って人の身体は常のありようを失う

『黄帝内経』「霊枢」口問[7]

まとめよう。伝統的な中国医学の理論によれば、「全宇宙の原理たる気が我々の身体にも至り我々をしてかくあらしめている。気は、一定の秩序にしたがって人びとの身体の中を経巡《へめぐ》り、我々の命を成り立たせている。その気の平衡が失われた時、人は病に罹る。それゆえ、この失われた平衡を針や灸や湯液（薬）を用いて回復させることが畢竟医療である」。

これが、古典的中国医学の最も基本的な哲学である。すなわち、一言でいえば、伝統的中国医学とは「気の身体」に基づいた医学であるとひとまずは言えるだろう。

この医学が日本にも導入された。『日本書紀』には、五世紀頃にはもうすでに朝鮮半島を経由して中国から医師が来朝し、天皇の病を癒したとする記述も認められる。（『日本書紀』「允恭天皇」）奈良時代には律令にも定められ、医療体制だけではなく医学教育体制も整えられていった。

江戸期の学問的転回

日本は、その歴史を通じて、中国文明を時に憧憬し、その文物を取り入れてきた。特に医学の分野においてはその傾向が顕著であった。大陸で医学が隆盛になれば、日本でも医学が盛んになり、大陸で医学が廃《すた》れれば、日本の医学はその間進歩が停まった。中国で流行ったものが日本でも流行り、中国で廃れてしまったものは日本でも廃れていった。このように、江戸時代に至るまで、こと医学に関しては、日本は中国を範としてその模倣と移植につとめていた。

ところが、江戸時代を迎えると事態は急変し、日本文明史は全く新しい位相に突入する。ラディカルな学問的転回をともなう自国化あるいは脱中国化が異なる分野で同時多発的に進行した。それまでは、伏流水のように深奥に流れていただけだった日本的思考が一挙に表に吹き出してきた時代だったといえる。

多くの儒家が幕府により正統のお墨付きを与えられていた朱子学を公然と批判しだした。「朱熹《しゅき》ではない、孔孟の教えに直接立ち帰るべきだ」などと主張する者もいれば、あるいは、「実践的な学」である陽明学を志向する者も出てきた。

江戸初期に現れた復古主義的な儒者である山鹿素行（一六二二－一六八五）は、その著『聖教要録』において朱子学を批判し、さらに、『中朝事実』においては、中国では孔子本来の教えは既に廃れてしまっていて孔子の教えがそのままに保存されているのはむしろこの日本であると主張するまでに至った。（山鹿『聖教要録』一六六五、『中朝事実』一六六九、文献16・17）素行は、抽象的な理こそ万物の根源であるとする形而上学的な朱子学を批判するばかりではなく、天地からなる自然は人間の意識から独立した存在であり一定の法則をもって勝手に動いているとする自然科学的な見方まで披瀝した。また、そこから、学問とは日常に役立つものを目指すべきであるとも主張した。（『山鹿語類』）そのため幕府の忌諱《きい》に触れ、一時播磨国赤穂へ配流の身となった。素行の思想は後進に深甚な影響を及ぼし、江戸期の学問的転回のさきがけとなった。

他方、文学研究から始まった国学はそれまでの日本の学問のあり方を批判し、儒教や仏教や道家の思想など中国からもたらされた学問や思想ばかりを研究するのではなく、自国の古典の研究を通じて、外国文明の侵食を受ける以前の本来の日本人の精神のありようを明らかにして、そこに立ち返るべきであると主張した。古学の批判から始まった国学ではあったが、その方法論は明らかに古学の影響を強く受けていた。水戸藩主徳川光圀からの依頼を受け『万葉集』を研究し『万葉代匠記』（一六九〇）を著した契沖（一六四〇－一七〇一）は、中世歌学の形骸化した研究方法を一新し実証的な古典文学研究への先鞭をつけた。契沖の後を継いだ本居宣長（一七三〇－一八〇一）は処女作『排蘆小舟《あしわけおぶね》』で契沖を評し次のように記している。

我が国の古典文学研究に秀でた大坂の僧契沖師は、すべて古書からの引用に立脚し、古代、中世以来の妄説を破り、数百年来の誤った考えを正し、万葉は言うに及ばず多くの古典文学作品の註解をなし遂げて、衆人の、積年の惑いを解いたのだった

本居宣長『排蘆小舟』[8]

万葉仮名の研究にも多大なる貢献を残した契沖は、今日、国学の祖と位置付けられている。契沖の実証的な文献学を受け継いだ宣長は、三十有余年の永きにわたって書き綴った畢生の大著『古事記伝』において中国文明が入り込む以前の日本人が本来持っていた精神性を明らかにしようと努めた。また、『源氏物語』をはじめとする古典の研究を通じてやまとごころの真髄は「もののあはれ」を知ることにあるとした。それは、ひとことで言えば、物や事柄の核心を直観的に把握することを、合理論的に理解することに優先させるような知的ふるまいのことである。このような国学の方法論は、それまでの儒教や仏教、道家の思想といった中国的な教条にとらわれていた日本の学問をそこから解放させる契機となった。

漢意《からごころ》とは、ことさらに中国風を好み、かの国をありがたがることだけを指してそう言っているわけではない。世人の多くの、世事一般について一々その善悪是非をあげつらい、なにごとも理屈で決しようとするような態度こそが、すべて漢籍風のやり方であると言っているのである

本居宣長『玉勝間』[9]

江戸中期に至るまでには、素行以来の古学や、契沖、真淵、宣長らの国学ばかりではなく、それ以

外にも多くの学派が生まれることとなった。仁斎の古義学、徂徠の古文辞学、そして藤樹、蕃山らの陽明学などである。その一つひとつの学問的探求に今ここで詳しく立ち入っている余裕は残念ながらない。ただ、ここでは、これから述べる医学分野での学問的転回を可能にした方法論について触れておくに止めたい。それは、契沖の万葉集研究に見られる実証主義的態度、徂徠の「崎陽《きよう》の学」を範とした原典重視の文献学、仁斎の「気の身体化」といってもよい新しい気の解釈、そして素行の経験主義（エンピリシスム）である。根底には、私見ではあるが、理論的な整合性を尊ぶよりも理論そのものはできるだけ簡素化して、あるいは場合によってはそれさえも排除して、直接に物事の本質に迫ろうとする態度（あるいは覚悟、信念、もしこう言ってよければ信仰）があるように思われる。

まとめよう、江戸期の学問的転回を可能にし、かつ、それを前へ推し進めたエンジンは、（一）実証主義、（二）原典主義、（三）経験主義、（四）気の身体化、という四つの方法論からなっていた。さらに、医学分野においては、これらに「内経的理論の漂白化」という意味での、（五）脱理論化、を加えておかなければならないだろう。このような知的状況を背景として医学の分野においても新しい学派が興り、これらの方法論を駆使して、千年以上の永きにわたりその後ろを追いかけざるをえなかった中国医学の呪縛から自らを解き放とうとした。

この知的転回は江戸期の医師たちをして道家的気論、陰陽思想、五行論、経絡理論といった中国医学のセントラル・ドグマの否定に向かわせた。（文献12）また、これしかないとしかいわざるをえないほどまでにそれしかなかったそれまでの脈診中心主義に代わる新しい診断法の開発にも目を開かせた。（文献18）

彼らは、陰陽論と五行論に基づく臓腑経絡理論に法《のっと》って脈だけを診て病気を診断することをやめてしまった。脈診を全くやめてしまったわけではなかったが、脈を診るだけではなく、全身を触診することによっても病の表象とその原因を探ることにした。（文献19）理論も捨て、診断法も捨てることによって江戸期の医師たちは、それまでにはなかった新しい医学の創造に向かった。

山田慶兒はかつてこのような状況を「中国医学の廃墟」と呼んだが、それでは、それは本当に廃墟でしかなかったのであろうか。（文献18）その廃墟の上に彼らは彼らなりの新しい医学を作ろうとしていたのではなかったのか。もしそうであるのなら、それはいったいどのような医学であったというのだろうか。

自分たちの医学を作る

曲直瀬道三《まなせどうざん》（一五〇七－一五九四：戦国時代から安土桃山時代にかけて活躍した医師）以降、彼が興した一門がやがて日本の医学界を席巻することとなる。戦国時代から江戸初期にかけて日本の医学の屋台骨を支えた「後世派」もしくは「後世方派」と今日呼ばれている学派がそれである。しかし、後世派医学は次第に形骸化し、手引書に合わせて無難な処方でお茶を濁すといったような亜流がはびこり、道三本来の「察証弁治《さっしょうべんち》」（内経流の医学理論に則った診断から患者一人ひとりにあった処方を演繹する。）とはおよそかけ離れたものに堕していった。

このような風潮を憂えた江戸中期の医者、後藤艮山《ごとうこんざん》は「医者たちは医術を金もうけと考え嘘だらけの理屈を並べ薬をやたらと処方し人々の命を損なっている。病人もこの風潮になれてしまい薬をのまないと治らないと思い込み嘘だらけの医者の言葉を信用している」と嘆息したという。（文献20）

江戸中期に至ると形骸化した後世派のやり方を批判する一派が現れた。彼らは空理空論を排し、後漢の張仲景《ちょうちゅうけい》が著した『傷寒論』に立ち返るべきであると主張したことから、古方を尊ぶものという意味で「古方派」と呼ばれた。後世派という呼び方は、古方派という語が普及した後、それまでの道三流医学が古方派に比して彼らより近代の（すなわち後世の）医方を尊ぶものたちであったことからつけられた呼称である。（文献19）

古方派は、『黄帝内経』を始めとする中国医学古典の殆どを蒙説として否定した。ところが、そんな彼らが拠り所としていた医籍が一つだけあった。それが張仲景の手になる『傷寒雑病論《しょうかんざつびょうろん》』であった。

張仲景（一五〇頃－二一九）は後漢の官僚で医者であった。建安年間初期に長沙の太守を務めたとある。傷寒と呼ばれる熱性急性疾患（今日いうところの伝染性疾患と思われる）で一族のうちの多くを失い、それを憂えて『傷寒雑病論』を著したとその序で述べている。

> 余の一族はもと二百人にあまるほどいたが、建安元年（一九六）から十年もたたないうちにその三分の二が死亡した。死んだもののうち七は傷寒であった。多くの者を喪ってしまったことを、また、年若くして死んでゆくものを救う手立てのなかったことを嘆じ、古籍を渉猟し博《ひろ》く衆方を採り、「傷寒雑病論」十六巻を著した。用いたのは『素問』『九巻』『八十一難』『陰陽大論』『胎臚薬録《たいろやくろく》』である
>
> 張仲景『傷寒雑病論』序[10]

建安年間には度重なる疫病の大流行があったことが他の歴史書からも知られる。（『魏書』「蒋済伝」「武帝紀」「王粲伝」「司馬朗伝」他）したがって、この書の「傷寒」という語の表す意味は、その当時猛威

を振るったこれら伝染性の急性熱性疾患を指すものであったと考えられる。とすると、その自序から、仲景は既に傷寒、すなわち疫病と、その他「雑病」と呼ばれる慢性疾患等とを別《わ》けて考えていたことがわかる。また、彼が長沙の太守という高位の行政官であったことから察するに、この記述からは、彼が疫学調査を行い統計を取っていたことも窺い知れる。

仮に、仲景の一族が二一〇人いたのだとしたら、うち一四〇人が死亡し、さらにそのうちの九八人が傷寒で亡くなったことになるから、雑病で亡くなったものは四二名である。仲景の一族を襲った災いが他の人口にも等しく訪れていたと仮定するなら、人口の約四六パーセント余りがこの時期流行り病で没したことになる。さらに、太守を輩出するようなエリート家系においてすらこのような有様であったことを勘案すると、一般の庶民にはより甚大な被害が及んだであろうことは想像に難くない。現代の言葉で言えば、パンデミックと呼ばれる状況に匹敵するものだったのではないかとも考えられる。

『傷寒論』はまだ後代の医書のようには陰陽論、五行説、そしてそれらから演繹される臟腑経絡論（身体の臓器を五行に基づく各経絡の分類と密接に結びつけて考える医学理論）などの理論的潤色を受けていない、比較的にすっきりとした叙述である。古方派の医師たちは、理論的整合性に過度にこだわることを忌避し、『傷寒論』に見られるようなより単純で平明な考え方で病気を捉え、傷寒病だけではなく、それ以外の病気にも仲景流の処方を応用し、硬直化した医療を刷新する気概を示した。

この学派からは先述の後藤艮山（一六五九－一七三三）が出たが、彼は、すべての病は一元気が鬱滞することにより生ずるとする「一気留滞説」を唱えた。艮山自身は著作をほとんど残さなかったが、門弟たちが彼の行状を文章にして多く残している。それによると艮山は次のように語ったと伝えられる。

病気を生じさせる原因としては、一般的には、環境や生活習慣、あるいは喜怒哀楽といった人の感情等種々挙げることができようが、これらはすべて元気がうっ滞することからなるのだ。要因はこのように列挙できたとしても、滞るのはいつも一元気なのだ

『師説筆記』[11]

さらに、陰陽論、五行説、臓腑経絡論を批判し、そこから離れるべきであると次のように説く。

宋や明の多くの医家たちが説く陰陽やその臓腑配分の論に惑わされることなく、ただ百病は一気の留滞にのみ生ずるということを知れば思い半ばに過ぎるものがあるだろう

『艮山先生遺教解』[12]

彼の考えを尊重すれば、滞った気の鬱滞を取除くことができればそれがすなわち治療であるし、気が滞ることなくうまく流れるように維持できさえすれば、そもそも病気にかかることもないはずである。であるとするならば、医者が注意するべきはひとえにこの気の流れのみであるということになる。すべての病は、気が滞ることによって生ずるのであるとする艮山のこのような考え方は、伝統的中国医学においては未だかつてなかったものである。そこでは極端な単純化が図られていることが容易に見て取れよう。

もしそれでいいのであれば、それではこれまでの二千年以上になんなんとする大陸での医学の発展の歴史とは一体何だったのかと思わずにはいられない。あなたたち日本の医者たちは、それを理解し、それに追いつき、それを手に入れるために千年以上もずっと頑張ってきたんじゃなかったんですかと改めて問いたくもなってくる。一体、陰陽とか、五行とか、中国医学の根幹に関わるような大切な概念をそんなに簡単に捨ててしまってもいいものなんですかと聞いてみたくもなるだろう。もちろんいいと思ったから、いやむしろそうするべきであると思ったからこそ艮山はそれらを放擲してしまったわけではあるのだが。

本来中国医学においては、もちろん気の流れやその流注といったものにも配慮はするし、よく考えられてもいたが、それよりも大切なことがあった。それは、気がさらさらと気持ちよく流れるということではなくて、むしろ、気の間に成り立つ平衡を上手くとるということであった。陰の気と陽の気があるのであれば、うまく陰陽の平衡を取ることに意を用いるべきであった。（文献21）例えば、既述のように老いるとは、陽の気ばかりが残って陰の気が一方的に減ってゆくことであるから、不足していく陰気を補うことによって病的に老いてゆくことは避けることができた。しかし、艮山の言葉からは、そのような気の平衡に対する配慮は伺えない。さらに言えば、伝統的中国医学においては、虚とは正気が欠けることであって、一方、実とは邪気が勝ることであった。正気が欠け邪気が勝った状態をそのまま放っておくといずれは虚実の平衡が崩れ、人は病に陥ちる。それゆえ、実を瀉するとはすなわち邪気を追い払うことであり、虚を補するとは失われてしまった正気を再び取り戻すということに他ならなかった。虚実を弁ずるということ、そしてその平衡を保つとはつまりそういうことであった。

ところが艮山の口振りからは邪気を実体として把握しているようには思えない。むしろ、気が滞っている状態、それを以て邪気と把《とら》えているようにしか見えない。つまり、艮山は、「気の鬱滞」なるものを実体として把えていて、それをこそ病の本態と考えているふしが見受けられるのだ。このことは非常に重要な指摘である。なぜなら、艮山がやろうとしていることは、本来普遍的な価値であるはずの気を、「鬱滞」という身体的な現象に翻訳しようとすることであるからである。[13]

晩年病を得た艮山は自分の腹にしこりのようなものを感じたという。そこで艮山は生業をしばし休むこととし弟子と連れ立って旅に出た。しばらくして帰ってきたところ、しこりは綺麗に消えてなくなっていたという。それを見て艮山は自らの学説に恃《たの》むこと以前にも増して大きくなったということである。この逸話は、彼が「一気の留滞」を身体的な実体と把えていたことをはからずも露呈している。

古方派のもう一人の重要人物、吉益東洞《よしますとうどう》（一七〇二－一七七三）は、「万病一毒説」を唱えた。東洞の万病一毒説は、陰陽、五行、営衛、運気などの中国医学の骨格となる理論はすべて抽象的観念に過ぎないとしてこれを斥け、疾病の原因は生体に何らかの理由で後天的に生じた「毒」であり、その毒が体内で活動することによって様々な症候が表れるとするものであった。

> 全ての病気は体内にある毒が動いて発病するから、その毒さえ取り除けば病気は治る
>
> 吉益東洞『家約』、『医事或問』

そのためには次のようにするしかないと言い切った。

毒薬を用いてその毒を攻める以外に方法はない

吉益東洞『家約』、『医事或問』

東洞は艮山を批判的に乗り越えようとしたが、東洞の万病一毒説と艮山の一気留滞説との間には、とはいえ明らかな連続性も見てとれる。

さらに東洞は医学に理論は必要ないとして次のように言い切る。

病機はもちろん必ず存在するだろう。しかし、それを証明することができない以上そのことについて考えてみたところで無駄である

吉益東洞『医断』

見ることも触れることもできないことについては語らない

吉益東洞『医事或問』

東洞は、金元四大家（金、元朝期の中国で活躍した高名な四人の医家）やその影響を色濃く受けた日本の後世派のように、症候を内経流理論で解釈して「証を立て」（理論に基づいて診断を下すこと）、病機を推論して処方を決定するという「弁証論治《べんしょうろんち》」の方法論は取らなかった。それに替えて、現れた症状を、臨床効果を確認されている『傷寒論』の処方の薬効に当てはめて薬方を選択する「方証《ほうしょう》相対《そうたい》」の方式を開拓したが、東洞のこのやり方は、現代風に解釈すれば、施術の標準化ということに

他ならないだろう。この方法論の影響力は絶大で、その後の日本漢方の行方を決定づけることとなった。

この一派は、理論の整合性と治療効果との間には何の脈絡もなくて、唯一の判定基準とすべきは実際の臨床効果のみであると考えた。そこで、施術を標準化するためには「親試実験」を行うべきであると主張した。親試実験というのは今日でいうところの臨床効果試験のことである。臨床試験で効能の確認された処方を、それが効果を持ちうる症候に対してのみ用いるという「方証相対」の考え方は、今日のエビデンスを重視した医学のそれにとても近い。

また、診断では、伝統的な脈診よりも腹部の触診所見をより重視したことはこの一門において共通して見られるところである。彼らの開発したこの診断法は「腹診」と呼ばれ、その後の日本漢方を大陸における医学から画する一大特徴となった。艮山は、実際の診察では脈診も重用したが、大小、浮沈、遅数の六脈をまずは基本にするべしとして、診断すべき脈状を大幅に簡略化した。その一方で、触診は全身くまなく丁寧にこれを行うべきこととし、特に背中の触診は重視して念入りに行っている。これらのことは、彼らが臓腑経絡理論を軽視し、そこからの離脱を図ろうとしていたことを示唆している。（文献21）

理論を抛擲し、診察法を放棄し、近代の処方をも捨てて古い医方だけを残し、それで一体何が残ったというのだろう。これではもはや「中国医学」とは言えない。きっとなにか違う別の何ものかだろう。彼らは中国医学を文字通り「叩き壊して」しまった。山田の言う通りにこれは「中国医学の廃墟」なのかもしれない。（文献22）しかし、彼らは、ただ破壊してそれだけで終わりだったのだろうか。いや、むしろ、その後に何かを作るために壊したのではなかったのか。だとするならば、破壊の後に、彼らは一体どんな医学を作ろうとしていたというのだろうか。中国医学の廃墟の果てに彼らが見出した「古方派的身体」とは、一体どんな医学を可能にする「身体」だったのだろうか。

気の平衡から身体の平衡へ

「病は悪い姿勢や背骨の歪みとして表れる。したがって、姿勢や背骨の矯正こそが治療である」という考えは、中国医学の最も基本的な疾病観、「気の平衡を喪失すると病になる。それゆえ、気の平衡の回復こそが治療である」というものからはかなりかけ離れた考え方である。しかし、この前者の疾病観こそが、実は中国医学をラディカルに換骨奪胎した日本医学が次に目指そうとした医学を支えるべき新しい身体観に由るものであった。

「気の身体」から陰陽と五行を取り除き、さらに道家的気を大胆に漂白した上で医者たちが改めて虚心坦懐に人の身体を見たときにそこに見えたものが、「身体の歪み」であった。

「気の身体」から、今までになかった「日本的身体」（ザ・ジャパニーズ・ボディ：the Japanese body）へ、古方派の医家たちが目指した医学は彼らに新しい身体観の創造を要求した。脈診だけではなく全身の触診も重視した江戸期の医師たちは、背骨や身体《からだ》の歪みとその人が持つ疾病との間には強い関連があることに気づかされざるをえなかった。

古方派を代表する医者の一人で艮山の下で学んだ香川修庵（一六八三－一七五五）はその著『一本《いっぽん》堂行余医言《どうこうよいげん》』（文化四年（一八〇七）刊）において背骨の歪みと疾病との間には強い相関が見られるということを次のように述べる。（以下修庵の引用には参照の便のため通し番号を付すこととする。）

（一）慢性的な病に苦しんでいる患者を診る時には、必ずその人の背中をよく診なければならない。なぜなら、そういう患者は必ず腹の裏側に何か硬いものがあるからである。それは、病が軽ければそれほど深くないところにあるが、病が重くなればより深いところに位置し背中でしこりとなる。背中は腫れて膨満する。背骨は右に曲がったり左に歪んだり、後ろに飛び出したり腹側に沈んだりする。

香川修庵『一本堂行余医言』

修庵は、ここで、背中のしこりや背骨の歪みは病と関連があるとはっきりと指摘している。さらに、背骨の歪みを左右前後への四つの典型に分類している。次いで、修庵は、それらが生ずる原因とそれに対する施術法に言及する。

（二）このような症状（しこりや背骨の歪み）が現れるのは病巣が硬結を誘導するからである。医者がこれらの症状を認めた時にはその部位に直接、あるいは、経絡に関係なくその近くの経穴に灸を据えれば良い。

前掲書

修庵のこの指摘は非常に重要である。なぜなら、ここで修庵は、しこり（硬結）や背骨の歪みは病の表象であると明確に定義しているからである。これは今までになかった疾病観である。『行余医言』のこの一節は同時に次の二点においてもまた重要である。まず第一に、これらのしこりや歪みに直接術を施すべきであるとしていること、そして、第二に、その際には経絡にこだわる必要はないと述べていること、この二点である。つまり、修庵は、病はしこりや背骨の歪みとして表現される、そして、そこに直接施術するべきであると考えているということである。換言すれば、人の健康状態や病を表象するものが「気の平衡の喪失」や「陰陽の不和」から、「身体のしこり」や「背骨の歪み」に、つまり、気から身体的な現象に置き換わってしまっていて、それにともなって施術の対象も「気の平衡」から「身体の平衡」に変わってしまったということである[14]。

陰陽を捨て五行を捨て最後には気までもが捨てられてしまった。中国医学は根底から換骨奪胎され全くの別物になってしまった。これまで中国医学が記述してきたものが「気の平衡の病理学」であったとするならば、古方派が目指した医学が再定義しようとしていたものは「身体の平衡の病理学」であったと言わざるをえないだろう。ここにおいて全く新しい身体意識と疾病観が発明され、それに基づく医学が生まれようとしていた。医学を可能にする身体観(このような身体観のことを本書では「身体」と定義している)のこのラディカルな転換は、日本医学が中国医学の模倣をやめ、独自の道を歩みだそうとしていたことを端的に示唆している。

修庵は、艮山の元でよく勉学に励み、『素問』『霊枢』『難経』から隋唐金元に至るまで、古今の医籍のほとんどを渉猟しつくした結果、これらすべてに信をおくことはできなかったと言って切って捨てた。修庵は、その著『一本堂行余医言』ではっきりとこう言う。

(三) 古今の医籍、特に『素問』、『霊枢』、『難経』などに書かれてあることは実際の医療には役

に立たない邪説である
前掲書

唯一『傷寒論』のみが群書に勝って優れてはいるものの、それでもなお『素問』流の陰陽論の影響を受けていることを批判する。

（四）張仲景の『傷寒論』の医説は、正に信ずべきであると思い至ったが、惜しむらくは、その理論は『素問』より出て、陰陽者流が混在し、一、二の誤謬妄説もある。まことに千載の一大遺憾である
前掲書

修庵は慨嘆する。

（五）二千年の歴史を通観して、ついに師表と仰ぐ先人にも規範と仰ぐ書物にも出会えなかった
前掲書

そこで修庵は決意する。

（六）我より古《いにしえ》を作る

ここでは、それまでの中国医学とは決別すべきであるということがはっきりと謳われている。そのための方法論も修庵は考えた。それは、有用な処方は取り入れるにやぶさかではないが、理論は御免蒙るというものであった。「理屈は自分で考える」（我より古を作る）という気概の表れであろう。

前掲書

（七）本草や古今の医書を学んで採るべきところをとり、これを親試実験によって確かめれば新しい医療の道が開かれる

前掲書

「我より古を作らん」とする道程で修庵が出会った病の表象が、「身体のしこり」と「背骨の歪み」であったことは誠に興味深い。身にしこりや、背骨に歪みが発生することが、身体の平衡の破綻（フィジカル・インバランス：physical imbalance）と捉えられるとするならば、中国医学と修庵の医学とにおける診断と治療の差異をチャートにして図示すると次のようになるだろう。

中国医学：気の平衡の病理学
診察：病→気の平衡の破綻→脈診
治療：施術→気の平衡の回復→治癒

修庵の医学：身体の平衡の病理学

診察：病↓身体的平衡の喪失（身体の歪み）↓触診

治療：施術↓身体的平衡の回復↓治癒

気の平衡の破綻は脈状に現れ、脈診によってそれを知ることができる。施術の目標は気の平衡を取り戻すことである。一方、修庵の提唱する方法論では、病は身体のしこりや背骨の歪みとして表現される。触診によって探知されたしこりや歪みが施術の対象になり、その目標は歪みを除去して身体的平衡（フィジカル・エキリブリウム：physical equilibrium）を回復させることにある。この両者の間には、断絶と連続を同時に見て取ることができるだろう。

脊椎骨盤矯正法

古方派の医家たちがそれぞれ並々ならぬ決意と覚悟をもって医学の刷新に臨んでいたことはよくわかった。彼らが俎上にあげたのは、「陰陽とは何か」、「五行とは何だ」、「木火土金水の間に相生相克があるとするのはまだいい、しかしそれが五臓五腑にも当てはまるとはどういうことか」、「一体何故そんなことが言えるのか」、といった素朴といえば素朴な疑問であった。結果、これらはすべて彼らによって実体のない虚妄であると判断されるに至った。根拠は、「脈を診れば気の状態が判ると言っても触れているのは『脈』であって気ではない」、という当たり前といえば至極当たり前の事実である。あるのかないのかわからないようなものはもうよい、そうではなく、真実目に見え手に触れられる確固とした基盤となるものが欲しい。

さらに、「そもそも気とは何か、全身をくまなく巡っているとは言うが、見ることも触れることもできないではないか。気の流れる道筋（一二経絡）があるというが、どこをどう探してみたところで身体の中にそのような実体はない。にもかかわらず何故そんなものがあると言えるのか。また、天人は気を介して相応しているというが、ではどうやったらそれは証明できるのか」という中国医学の根幹に関わるセントラル・ドグマに対する疑いもあったのだろう、そうして彼らがたどり着いたのが、「一気の留滞」であり、「一毒」であり、「身のしこり」や「背骨の歪み」であった。中国医学に初めて触れた者なら誰でも抱くようなこれら基本的かつ本質的な疑問を実際の議論の俎上に載せるまでに日本人は千年ほどかかったということである。人の思い込みとはかくも甚だしいものなのだということをよく示す一例でもあろう。

ここで、我々は、中国医学で言われている「気」と艮山が言う「一気」は、実は全くの別物なのではないかと疑わなくてはならない。陰陽や五行は機能を考えるためのモデルであって、それ自体に内容はない。それはただの容れものにしか過ぎない。しかし、気は違う。

気は、確かに、抽象的な概念ではあるが、それは内容をともなっている。たとえ陰陽の二気に別《わか》れたとしても、あるいはたとえ正気と邪気として現れたとしても、気は気であって、他のものから生じたり別のなにかになったりはしない。それは万物の根底にあり万物の存在を支える「あると言える本当にあるもの」だからである。

あくまで中国医学の文脈で考えるとするならば、気の鬱滞は病因を呼び込む契機にはなっても、それそのものが病の原因や病の表象になったりはしないはずである。もし、艮山の一気留滞説を伝統的な中国医学の文脈で語るとするならば、その表現は、「気の留滞があれば邪に傷《やぶ》られる」とでもなるはずである。つまり、伝統的中国医学の理論を尊重するならば、気の平衡の破綻が病なのではなくて、気の平衡が破綻すると病につながるのである。

さらに、艮山の言う気の鬱滞は身体的な現象であるが、中国医学の説く気の平衡の破綻自体は身体的な現象ではない。そうではなくて、それは、身体的な現象を引き起こす何かなのである。なぜなら、気は身体を構成する部品の一つなのではなくて、生命をしてかくあらしめている原理であるからである。つまり、「身体的現象の根底にある本質は身体的なものではない」というのが中国医学の根本的な哲学である。

にもかかわらず艮山は「身に鬱滞する一気は天にある気と同じものだ」ともいう。もし艮山のいう「天にある気」が中国哲学で言うところの気を意味するのだとしたら、それはいささかおかしなことになってしまうだろう。なぜなら、仮にそうだとすると、気が「鬱滞」という身体的事実として現象したことになってしまうからである。（これはおかしい。なぜなら、中国思想の言う気はあくまで真実在だからだ。）だから、だとするならば、艮山のいう気はもはやそれまでの気と同じものではない。道家的気の思想のラディカルな書き換えがここで行われていることに、我々は気付かねばならない。

これを中国医学と呼ぶのはもはや誤りであるといっても決して過言ではないだろう。日本的中国医学という意味で漢方と呼ぶのさえいささか気がひりるほど彼らは遠くまで来てしまった。何か別の、もっと相応しい呼称をこそ与えるべきであると筆者は考える。

後藤艮山、吉益東洞、香川修庵らの学説の中では、東洞のものが最も広く支持され、それ以降、古方派の中では東洞の学統が主流となっていった。「方証相対」という実践的な方法論が多くの医家に支持されたからであろう。

明治維新を迎え日本は西洋的な意味での近代国家として生まれ変わった。明治政府は西洋医学のみを正統的な医療として認め、それ以外のものは正統ではないとして脇に追いやってしまった。そのため、以後漢方医学は一気に周縁化して急速に廃れ、日本伝統医学の歴史はここで唐突に終了した。

では、艮山や修庵の作り出そうとしていた新しい医学も消えてなくなってしまっていたというのだろうか。いや、そんなことはない。その命脈は受け継がれ、地下水脈のように流れ続け、今日の日本でよく見られる多様な手技療法として花開いていったというのが筆者の見解である。特に、脊椎の矯正に焦点を当てたものや、今日いわゆる整体の名で呼ばれているものがそれにあたる。カイロプラクティック[2]、スポンディロセラピー[15]、オステオパシー[16]といった主に米国由来の脊椎矯正療法が巷間よく知られているが、これらは全て一九世紀半ばに派生したとされるものである。修庵の指摘はそれらに先立つこと百年以上早くになされた。

第二章　肩こりの発見

1　肩こりの発見

肩こりとクルバテュール

「肩こり」といえば我々日本人にとってはたいへんなじみの深い言葉で、肩こりと聞いて「何を言っているのかよくわかりません」という日本人に出くわすことはまずないだろう。しかし、海外に行くとこれがそうでもない。まず、そもそも肩こりに相当する単語がない。和英辞典を引けば肩こりという日本語には「Shoulder stiffness」であるとか「Stiff shoulders」といった訳語があてられているはずだが、実際に我々が現地に行ってそう言ってみたところで、それはおそらく通じまい。我々日本人が日頃感じている「肩こり」をこれらの語によってイギリス人やアメリカ人に正確に伝えられるとは筆者にはとても思えない。

では、フランス人にならどうか。フランス語にはクルバテュール（Courbature）という単語があって、この語が日本語の肩こりという言葉で表現される内容にはおそらく一番近い意味を有しているのではないかと思われるのだが、厳密に言えばやはり違う。というより、フランス語のクルバテュールは語の指す意味が日本語の肩こりよりももっと広く、かつ、互いにずれている。この語は、筆者の見たところ、どちらかといえば「筋肉痛」や「筋、腱の疲労」「身体の節々の重だるい感じ」等を指して言うようであって、日本人が思う肩こりの意も含まれているのかもしれないが、決してそれそのものを指す語ではないし、それだけを指す語でもない。それに、日本語ではそもそも筋肉痛のことを「こる」という語を用いて表現したりはしないだろう。「こり」は揉まれれば気持ちがよいが、筋肉痛を揉んでもらいたいと思うものはいないだろう。もしそんなことをすれば余計痛くなって治るものも治らなくなってしまうかもしれない。

「肩がこる」と我々が言う時に私たちの頭の中で反芻されている肩がきゅーっとしてくるようなあの感じは、フランス人が「クルバテュール」という言葉を発する時にはおそらくほとんど意識されてはいないだろう。あるいは、たとえもしされていたとしても、それが本筋ではおそらくない。ある日本人医師がドイツに留学した際、「この患者には肩こりがある」と現地の教授に説明したところ、「それは一体どんな病気のことを言うのか」と何度も問いただされ、くだんのドイツ人教授には結局のところ肩こりのなんたるかをどうしてもうまく理解させることができなかったという。（文献1）我々日本人にはかくもなじみ深い「肩こり」と、その語が思い起こさせる肩が凝った時のあの感じは、英語でもフランス語でもドイツ語でもどうしてもうまく表現できそうにもない。

では、ヨーロッパ人は肩がこらないのだろうか。いや、そんなことはあるまい。彼らだって肩ぐらいこるだろう。前述のように、ただ、普段それをそうと意識していないからそれを表す言葉がないだけのことだ。自分が癌に冒されていたことを知らずに死んだ人が、本人がそうと知らずに逝ったからといってあの人は癌ではなかったとは、本人を除いては誰にも言えないだろう。それと同じことだ。

肩こりの歴史

日本の伝統的な医学用語は多く中国伝来の医学によっているので、「肩こり」もその語源や認識の淵源を辿ってゆけばいずれそこに行き着くのではないのかというのがまず一つ考えられることだ。しかし、ハーバード大学の栗山茂久によれば、「従来日本に数多くの医学用語を提供した中国語にも、肩こりの苦痛を表す言葉はない」という。（栗山、一九九七）となると、「肩こり」はますます日本人独自の発明品、あるいは、彼らが勝手に発見したものだという疑いが濃厚になってくるが、果たして、本当にそうなのだろうか。もしそうであるというのなら、日本の独自産品と言ってもいいであろうこの「肩こり」は、いつ、どこで、どのようにして、誰によって見つけだされたというのだろう。

しばらく栗山の報告に基づき日本における肩こりの発見史を繙き、さらにそこに筆者なりの見解を付け加えていきたいと思う。（栗山茂久「肩こり考」『歴史の中の病と医学』、思文閣出版、一九九七、文献2）

栗山は、山脇東門（一七三六－一七八二）の『東門随筆』をあげて江戸時代中期にはすでに「肩がこる」「肩のこり」といった表現が見られるという。さらに遡って、『狂言記』（一六六〇）に「かたがつかへましょう程に、かたを打てしんぜましょ」と記載されていることより、「肩がつかえる」という感覚は江戸の初め頃よりもうすでに広く知られていたのだともする。しかし、この頃はまだ「肩こり」という名詞は出現が確認できず、代わりに名詞としては「痃癖」（けんぺき、けんべき等の読みがある）の語を用いていたという。栗山は、この痃癖という語自体は中国医書からの移入であるというが、その意味も用法もどちらもオリジナルとは違う日本独自のものであったという。

痃癖はもと中国医学の用法では脇腹の痛みを指す語で、医学者の間でのみ用いられる専門用語であったが、江戸期の日本では「痃癖を打々《うちうち》戻る蔵の鍵」と川柳にも歌われているように、広く人口に膾炙した表現であった。もちろんこれは本来の意味からすれば語の誤用であって、教養ある江戸の医療人たちはそのことをよく弁えていたようである。しかし、右にあげた川柳もよく示しているように、一般の人々の間では肩こりを表す言葉として広く用いられていた。栗山は、この間の事情をここまで説明した上で次のように述べる。

中国では脇腹の病を指す医者の専門用語であった「痃癖」が、日本では一般の庶民が訴える背中の疾患に変身したのである

前掲書（2）

現代に生きる我々はもう肩こりの意味で痃癖という語は使わないように思われるかもしれないが、どっこい日本のある地方では今もこの言葉は生きている。「けんびき」と発音するようであるが、関西地方ではある程度年配の人と話しをしていると、この語が使われるのを耳にすることがある。例えば、「けんびきがこって堪らんのでちょっと揉んで欲しい」というように。この場合、「けんびき」というのは身体のある部位を指し示す用語になっていて、それは左右両肩甲骨の内縁に沿ったあたりを指す。「その辺りがきゅーっとなって堪らないので少し揉んでくれないか」というほどの意味である。その場所を頼まれた通りに揉んでやると確かに指先に何か硬くなったものを感じる。そんな経験をした人も大勢いることだろう。

自分がまだ子どもだった頃、両親や祖父母、親戚の年長の者たちにそう言われて実際に彼らの肩こりを「揉んだ」り、「手で掴んだ」りしたことがあるという人も少なくないはずだ。あるいは、大人になっ

た自分が誰かにそう頼んだのかもしれない。その時も「あ、そこじゃなくて、えっと、もっと左の、そう、それで、そこより少し下の方。あー、うまいうまい、そこそこ」などとこりの「在りか」を揉んでくれる人に対して指南していたのかもしれない。その時には、そこには「きゅーっとなって硬くなってしまったものがあるはずだ、それは指先で触知できる何かだ」、そう確信しているからそういう言葉が出てくるのに相違ない。肩に硬く結ぼれたその「何か」は、手で触り、指で感じて、揉むことができるはずだ。多くの日本人はきっとそう思っているに違いない。

　江戸時代にはこの「きゅーっとして硬くなる感じ」が痃癖以外にも実に様々な語を用いて表現されていたという。栗山によれば、それらは、曰く、積《しゃく》、癥《ちょう》（腹部が膨れ上がる病気）、結《けつ》、聚《しゅう》（何かが一ヶ所に集まること）、瘕《か》（腹の中にしこりができる病気）、疝《せん》（腹や腰の痛む病気）、痞《ひ》（痞えると送り仮名を打って「つかえる」と読む）、そして、「こり」。どれもが何かがつまって滞り、その部分が硬く凝《しこ》りになっているという印象を与える語ばかりではあるまいか。

> 癖《へき》、積《しゃく》、癥《ちょう》、結《けつ》などを貫いたのは滞りの不安であった。血気が滞り、痞《つか》え、結《むす》ぼれ、久しく積もって凝りになり、塊になり、癖、積、癥になる。江戸時代はこのような病の想像が深く根をおろした時代である
>
> 前掲書（2）

　こう述べた上で栗山はそのような「滞りへの不安」を最も端的に表現したのが後藤艮山の「一気留滞説」であると指摘する。

凡そ人の病を為す也、千品万類と雖も、本より唯一元気の溜滞

『師説筆記』『近世漢方医学集成』第一三巻（3）

百病一気の溜滞に生ずる

前掲書（3）

「一気留滞説」とは、読んで字の如く「あらゆる病は全て気が滞ることによって引き起こされる」とするもので、第一章でも見た通り、元禄時代を生きた江戸の医師、後藤艮山によって唱えられたものである。栗山は、この時代、「病を気の滞りと結びつける発想は、日本で広く浸透し、一般の常識として定着していった」のだと述べる。（栗山、一九九七）栗山は、宮脇仲策や大久保道古の例を挙げて、そのように発想したのは一人艮山だけではなかったことに言及する。「凝り」は滞りの体験の記憶であって、その感覚の析出はこのような時代背景と深く関わりあっていたのだとする。

艮山を遡ることさらに三〇年年長の福岡藩士であり儒者でもあった貝原益軒《かいばらえきけん》（一六三〇－一七一四）は、当時ベストセラーとなった『養生訓』（一七一三）を著したことで今もよく知られている。伝統的な中国医学は「気を減らす」ことをまず何よりも恐れた。下手に元気を漏らしてしまうと、その機に乗じて様々な外邪が侵入しそれが病を引き起こす、そう考えられていたからだ。「中国の養生家が何よりも危惧したのは『虚』の害であった」と栗山は指摘する。（栗山、一九九七）しかし、益軒は、この虚の害にもう一つ別の害を付け加えてしまったのだと栗山はいう。それが「気を滞らせる」こと

による害であった。

養生の術は、つとむべきことをよくつとめて、身をうごかし、気をめぐらすをよしとす

貝原益軒『養生訓』（4）

栗山は、気の滞りを虚と同列に論ずる益軒の養生論は、中国医学の伝統に鑑みる時かなり異質なものであるとして次のように指摘する。

たしかに、気の結滞が種々苦痛をきたすことは中国でも古くから言われていた。江戸時代の導引家が愛唱した「流水腐らず、戸枢くちず」は、『呂氏春秋』からの引用であった（…）。ただ、中国では益軒の二害論のように、気の鬱滞を気の虚損と並べて論ずることはほとんどなかった。養生の最大問題はなんと言っても「虚」であり、鬱滞は虚の二次的結果として派生するのが多かった。（…）積聚《しゃくじゅう》にしろ、癥《ちょう》にしろ、その究極的な原因は陰陽の不和、臓腑の虚弱にあり、気の聚結《しゅうけつ》はその虚に風寒の邪が乗り込んで形成されたものであった。積や癥自体の起こりは最終的に「滞り」より「虚」にあった

栗山茂久「肩こり考」『歴史の中の病と医学』、思文閣出版、一九九七（2）

つまり、栗山の指摘によれば、艮山よりも前に益軒によってもうすでに「滞り」は「虚」と同じ位相にまで引き上げられていたということになる。そして、このパラダイムシフトの中に艮山もいたわ

けである。しかし、益軒が示した滞りへの危惧に明確な形を与え、理論として析出したのは艮山であって益軒ではなかったと言ってよいだろう。

> 江戸時代の留滞観の特徴は「滞り」を「虚」と同じ次元の問題として重視するところにあった　前掲書（2）

これをさらに一歩進めると、「虚がなくて滞りだけがあった場合でも病気になりうる」のだとする説も出てくる。こう指摘した上で栗山は、江戸時代の医師と一般人とのやり取りに関する以下のような逸話を引用する。「気をいたずらに虚することのないよう常日頃気をつけていたある富貴な人が病気になってしまった、なぜか」。こう問われて大久保道古は、「それは気血が鬱滞して体内に膏結《こうけつ》ができたからだ」と答えた。（栗山、一九九七）

> 「虚」を中心とする病因観から見れば不可解な現象である。本来なら、この豪家富人は病気になるはずがない。（…）道古は「気滞れば結肉が生じ、血滞れば膏肉が生じる」と論じているから「膏結《こうけつ》」はすなわち気血が結滞して、固まったものを指す。虚していない人が病気になるのは、すなわち、虚とは別に滞りという病因があるからである。無病の身体を作るために、元気の消耗を防ぐだけでは足りない。元気をめぐらすのも不可欠である。江戸時代に結晶した「凝り」の体感は、流れに執拗にこだわる身体観に支えられていたのである　前掲書（2）

江戸時代の日本人は、それまでの中国医学理論をラディカルに換骨奪胎し、挙句それを根本から書き換えてしまったようだ。彼らが提出した新しい理論とは「陰陽の不和や、気が虚することよりも本質的に重要なことがある。それは、気血がさらさらと滞りなく循環していることである」というものであった。なぜなら、「病の原因はただ一つ、気血の鬱滞に他ならない」(後藤艮山)からである。我々がまず第一に意を用いるべきことがらは、それゆえ、鬱滞があるかないか、あるとするならばそれはどこにあるのか、ということであった。「こり」とは、この気血の鬱滞が手に触れる形で現れたものであり、それは、鬱滞することそのことは身体において現象するのだという認識に支えられている。だからこそ、次段に見るように、「肩こり」は診断の根拠としてだけではなく、治療の対象としても捉えられ、そこに直接施術することができたのであった。肩こりは江戸期の日本において析出された「新しい概念」であった。

肩こりの発見

気血の鬱滞やこりは、ではどのようにして実際に見出されていったのであろうか。手で触れて掴めて癒せるものならば、やはり手で探っていって見つけ出したのに相違ない。

中国医学にはもと望《ぼう》、聞《もん》、問《もん》、切《せつ》の四つの診断法があり、合わせて四診《ししん》と呼ばれた。順にそれぞれ、患者の顔貌等を見る「望診《ぼうしん》」、声の張りや排泄物の臭い等を知る「聞診《もんしん》」、患者との質疑応答から体調の如何を推測する「問診《もんしん》」、直接肌に触れる「切診《せっしん》」の四つだ。これら四診のうち中国では、早い段階から切診の一種である脈診にのみ過度に依存する傾向があった。前述のように、脈診とはもちろん患者の手首（寸口《すんこう》という）で脈を診て、病のありかを識る方法論のことだ。中国では、有能な医者であればあるほど寸口の脈に触れただけですべてがわかるものだとされた。しかし、江戸期の日本の医師たちは脈診にのみ頼るのはやめ、それ以外の触診法、特に「腹診」と呼ばれる診断法を開発し、これを多用する傾向があった。栗山は、この腹診の採用が日本医学のその後を決定付けたという。

手が掌握する情報は、江戸時代の身体観にも多大な影響を及ぼした。しかし身体の触れ方において、日本と中国の医療は分かれた。日本の医者たちは、脈をうかがい続けたものの、腹、胸、背中の入念の触診に、脈診と同じ、あるいはそれ以上の重きを置いた。ことに腹診の発達は江戸時代の医療を決定的に方向づけた

前掲書（2）

江戸時代を通じて腹診は広く受け入れられ、多くの腹診専門書も編まれたほどであった。一方、中国においては、脈診書はその歴史を通じて星の数ほどあったが、腹診の専門書は一冊たりとも書かれなかった。このことを考えると、日中間における腹診に対する意識の違いは誠に対照的であったと言わざるをえない。とりわけ、艮山の弟子であった香川修庵は、腹診と背診を独立させて四診に加え、合わせて六診にするべきであると提唱したほど身体の触診を重視している。このような体表からの触診に執拗にこだわることによって、「こり」の発見は促されたのだとも言えるだろう。

留滞説は実験や論理学で実証されたわけではない。だが、腹診がこれらに代わる「証拠」を提供

してくれた。修庵が言う。「今時の人のほとんどに結や癥があることは、試しに腹肚を模索すれば分かる」と

前掲書（2）

やはり手で探って見つけ出していたようである。そしてその事実にこそ論理を超えて留滞説が一世を風靡していった真の要因があるのだと栗山は言う。

腹診家の癥《ちょう》や癖《へき》は（…）推測される状態ではなく、手で掴む実体のある事実であった。「癥は腹裏の塊物を謂う。手を以って徴すべきものなり」という定義が示すように、修庵にとって癥は直接指でさわれる塊であった。この実体感に滞り理論の説得力の肝心な要因があった

前掲書（2）

さて、修庵がいうように、彼の一門は腹診だけではなく背中の触診にも、背診として腹診と同じだけの地位を与えるほどにまで重視した。そうであるならば、患者の背中を注意深く満遍なく触診していけば、いずれ肩こりの発見にも至るであろうことは十分に納得のいくところではなかろうか。

栗山は折衷派の医師（後世派と古方派、両派の折衷を標榜した）和田東郭（一七四二－一八〇三）より次の一文を引く。

小児、屢《シバシバ》驚搐《きょうちく》（驚いてひきつけを起こすこと）ヲ発スルモノ両肩必石ノ如ク凝ルモノ也。此

時ニ当タリテ両肩ヲツヨクモミヤワラグレハ驚搐発スベキ勢ヒノモノ発セズシテスムコト多年手ヅカラ試ミテ効験ヲ得ルコト夥シ

和田東郭『蕉窓方彙解』(5)

それに対して栗山は次のように言明する。

両肩の硬直をもみほぐせば腹痛が治まる。背中はかくの如く診断の場であると同時に治療の対象でもあった。手によって発覚された痃癖《けんぺき》は、手によって癒された

栗山茂久「肩こり考」『歴史の中の病と医学』、思文閣出版、一九九七(2)

揉む技法を重んじた江戸の医療文化の中では、診察と治療、腹と背中などは連続的なものになりがちであった

前掲書(2)

冒頭予言した通り、「こり」はやはり手で探り出され見出されたもののようである。そして、その「具体性」が何よりの説得力をも備えていたのだと栗山は指摘する。江戸期の「触る」、「揉む」医療文化が、肩こりの発見と留滞説の確立に本質的に重要な役割を演じていたことがよく解った。

肩こりの認識論

「こり」や「しこり」が、本来さらさらと気持ちよく循環していなければならないものが滞ったがために発生した害悪であったとするなら、江戸時代の医者たちは、何故それほどまでに健全な循環にこだわったのか、栗山は問う。

それにしても、滞りが何故この時期に、身体の想像の中核的テーマになったのだろう

前掲書（2）

栗山は一つの仮説を立てる。

流れに対するこだわりは、あるいは当時勢いづいてきた貨幣と商品の循環と何らかの関係があるのではないか

前掲書（2）

江戸時代は平和な時代が長く続き商品経済、貨幣経済が大いに発達した時代である。京、江戸、大坂に代表される都市が各地に形成され、人口の集住とそこでの分業化が進んだ。特に江戸は、消費するだけで生産しない武士階級が多く住んだため一大消費地として栄えた。各地の物産を江戸表へ廻送する必要が生じ運輸業が発達、金融を刺激し、農村における商品作物の作付けにも拍車がかかった。その結果、貨幣経済は都市ばかりではなく一部農村にまで及んだ。参観交代がこの傾向を一層推し進

めたわけだが、その一方で、年貢の貢納や武士階級への封禄の支給は依然米で行われていたため、両替等の金融業は刺激されてさらに過熱し、大坂堂島の米市場では先物取引ももうこの時代すでに行われていたという。このように、旺盛な貨幣経済の発達を眼前にして、益軒を始めとする江戸期の知識人層は「流れ」に着目するようになっていったのだと栗山は主張する。

商人は財をめぐらすことによって利を得る。財がめぐらないと、利益が其の分減る。元気の滞りなき流れを養生の要とした貝原益軒は、このように商売の活力も「めぐり」に求めた

前掲書（2）

流れが途絶えると経済は死ぬ。留まり滞ることはそれゆえ死活問題である。この経済のアナロジーが人の身体へと写像されたというのか。

富は絶えずめぐりまわり、一ヶ所に久しく留滞しない。また、一ヶ所に久しく留滞してはならない。留滞すれば災いがおこる。経済社会において、人体において同様、「積《しゃく》」と「留滞」は「災い」と「死」を導く。流れこそ貨幣の命である

前掲書（2）

なるほど、そうかもしれない。かつてないほど勢いよく貨幣が奔流する社会の出現が、循環のモデルを人体へと投射することを促したのかもしれない。それは決してありえないことではないだろう。

しかし、栗山の仮説が正しいのか否か、今の段階では筆者にはそれを判断することはできない。この仮説の検証と、新たな展開に関しては、栗山の今後の研究を待つこととしたい。ところで、栗山自身この類推にはさらなる検討が必要であることは自覚しているようである。

先ほど、留滞の病因観を勤勉革命・経済社会の成立などと関連づけた。だが「滞り」の隠喩が「凝り」という肉体体験になってゆく過程を、やはりこうした巨視的歴史変化だけでは十分説明しきれない。隠喩とその体現を架橋する、より身近な要因も必要だ

前掲書(2)

わたしはその要因は腹診と按摩という揉む医療にあったと思う

前掲書(2)

栗山は、それを「揉む」ことに求めた。

凝りは揉まれるものである。揉まれて診断され、揉まれて和らぐ。また揉まれることによって自覚される。身体の病を掌握・対処する手段として腹診・背診・按摩が広く浸透すればするほど、揉まれている病人の間に凝りの体感がより広く、より明確に経験されるようになったのに違いない

前掲書(2)

気の平衡や陰陽の不和が重視される文化にあってはそれしか見えないし、留滞こそが本質であるとなると何よりもそこに着目するようになる。ある一つの要因が支配的になると、そこにばかり目がいくことになる。

気の平衡から一気の留滞へ、これは一つのパラダイムシフトだろう。その転換を先導したのが徒手による「揉む医療」（栗山、一九九七）であったということである。次節では、腹診を契機としてそのことについてもう少し考えてみたい。概念の運動を跡付けることができる何かが、そこには隠されているかもしれないと思えるからだ。

2　気の身体化

腹診の認識論

江戸時代、先行する中国医学の影響を排して独り立ちした日本医学（一般に漢方と称される）を特徴付けたものは、栗山の指摘にもあったように腹診であったわけであるが、日本医学の独り立ちを可能にしたもの、それそのものこそがまた実は腹診であった。

日本腹診の発達史を追った現代中国の科学史家、廖育群《リョウユグン》は初期の腹診書八冊を択び、分析した。（文献6）このテクスト分析を通じて廖が明らかにした興味深い点はいくつかあるのだが、筆者にとって最も重要と思われる指摘は、廖がいうところの「理論の実在化」であった。

初期の腹診書は、その当時のほかの医学著作に劣らず理論的な説を含んでいるというよりも、むしろさらに重視していると言い得るであろう。強く印象づけられるのは、それらの著作が太極・陰陽などの抽象的な概念を自由自在に運用することを通して、腹診の理論的な枠組と診察方法の原則とを打ち立てていったということである。いいかえれば、腹診の成立は、まさにこれらの虚、

説としての究極的な理論を腹に実在化しようとしていった過程と言えるであろう（傍点筆者）

廖育群「初期腹診書の性格」『歴史の中の病と医学』思文閣出版、一九九七（6）

　廖のこの指摘は極めて重要である。なるほど、確かにこの時期の日本の医家たちの眼差しは、彼ら独自の腹診を通していたとしても、中国の医者たちの脈診の先にあったものとほぼ同じところを見ていたと言える。しかし、その認識においては、互いに遠くかけ離れていたと言わざるを得ない。

　中国の医者たちは、寸口部の脈を診ることによって、各臓腑と経絡、そしてそこに属する気の乱れ、病理を、探ろうとしていたのであった。つまり、抽象的な価値を、脈という身体的な現象を媒介にして解釈しようとしていたと言えるだろう。ところが、それとは対照的に、日本の医者たちがやろうしていたこととは、道《タオ》や陰陽、太極、気、元気、といった抽象的な価値を、腹部の硬結やしこりといった身近な身体的事象に置き換えて、翻訳して理解しようとすることであった。それは、思弁的な中国医学の諸概念に無理矢理にでも形を与えてしまおうという試みであった。そして、栗山の指摘に見える「揉む医療」（栗山、一九九七）という表現が示唆する通りに、あわよくばその「形」に直接施術してしまって、それをもって治療となそうとしていたふしさえも窺える。これは、「気の身体化」とでも呼ぶべきラディカルな、中国医学という文脈で考えた時にはおよそ中国医学的とは言い難い所業であって、それは理論に直接形を与えてしまって、結果、脱理論化するというかなり強引な手法である。そして、これこそが、筆者の見るところ「気の平衡」から「一気の留滞」へと至るパラダイムシフトを可能にしたものの正体に他ならないのだが、それは、気を脱構築していったその果てに、「古方派的身体」を析出させる軌跡でもあった。さらに、この古方派的身体こそが今日的手技療法を可能にする「日本的身体」の直接の母体ともなるのであった。

ひとたび腹に抽象的な概念を実在化させてしまえば、もはや理論は必要なくなる。なぜなら、直接それらを操作してしまえばそれでよいからである。それが証拠に、彼らは腹部における（抽象的な概念としての）臓腑の実在化後、理論を放擲してしまう。

> この系統の腹診では、腹部に夫々臓腑を配当して、これによって邪気の部位を診断できるとし、経絡を無視する傾向があった（傍点筆者）
>
> 大塚敬節『腹診考』、一九六〇（7）

　凝《こ》り、滞《とどこお》りといった身体的現象によって表象される「一気の留滞」の発見は、中国医学を支える気の理論をラディカルに書き換え、最終的にはその否定へと至った。とすると、艮山のいう「一気」は、中国医学で言われるところの「気」とは、かなりその様相を異にするのではないかと疑ってかからなければならなくなってくる。

　中国医学の「気の身体」の本質は、「気」という概念装置を使って超越的な真実在たる「道」へと直接繋がってしまうことにある。生理的（正常）であるのか、あるいは、病理的であるのかを指し示すレフェラン（指標）は、常にこの彼岸の真実在としての道なのであって、道に適っていればそれは生理的で、そこからかけ離れていればいるほど病理的なのであった。その時、その道へと、我々をして至らしめるものこそがすなわちこの気なのであった。

　中国の医者たちが寸口の脈を診ることによって到達しようとしていたものもまた実はこの道であっ

た。彼らが患者の寸口部で己の指先に触れる脈状から判別しようとしていたものこそが、つまり、まさしくこの道との隔たり具合であったわけだ。彼らをして脈を通じて道へと至らしめる装置が気であったわけである。

とすると、翻って腹診によって古方派の医家たちがなそうとしていたこととは一体何だったのか。脈診を捨て、その替わりに患者の腹を探ることによって、「虚説としての究極的な理論を腹に実在化しよう」（廖、一九九七）としたことの目的とはそもそも一体何だったのか。それは、一言で言えば、彼岸の真実在である道や、臓腑経絡といった抽象的概念と、彼らが見つけ出したこりやしこり、硬結といった身体的現象との間にある紐帯を断ち切ってしまうことにあった。なぜなら、そうすることによって、これら身体的現象から超越的世界観を脱色することができるからであるし、彼らにとってより重要なことには、彼らの医学そのものをもまた、内経的医学理論の軛《くびき》から解放させることが可能となるからであった。

説明しよう。それまでに日本医学は、古方派も後世派も、中国医学の中心に位置する思弁的な臓腑経絡論を支える諸概念を身体に実在化させるための努力を惜しまなかった。その具体的な方法論が腹診であって、患者の身体をくまなく触診するという実践の結果見出されたものが、こりやしこり、硬結、背骨の歪みといった身体的現象であった。古方派は、彼らが抽出したこれら身体的現象を形而上学的な真実在から切り離したいがために、一度《ひとたび》抽象的概念を身体に実在化するいなや、気や陰陽、太極、五行といったような概念群を抛擲してしまったのだった。その代わりに、彼らの見出した身体的現象を裏打ちする理論として採用したのが、伊藤仁斎の「一元気」論だったわけであるが、それは、ひとえに、形而上学的な思弁とは無縁のものであったからに他ならない。（仁斎が意図的に切り離してしまっていた。）

認知体系としての身体

西洋医学の歴史を見たときその最大の山場は、ルネッサンス期から始まり以後数世紀を費やして達成された、それまでのドグマを廃して科学的な医療を打ち立てていこうとする試みにあった。では、その変革の本質とは何だったのか。これはいささか大きすぎる問いで、近代西洋医学を可能にした変革の本質を一言でまとめることなどはなかなかできない相談だろうが、少なくとも、一つには、予断を排した客観的観察に基づく解剖学的な身体観が確立されたことにその一端があるとまずは見てよい。そして、もう一つには、宗教的合目的論などを排したデカルト的な機械論的自然観が近代西洋医学に与えた衝撃の大きさもまた計り知れない。いずれにせよ、この二つの世界像が、まるでコインの両面のように二つで一つの「身体」を構成しながら近代西洋医学確立期に果たした役割の大きさは、看過できるものでないことだけは確かだ。

例として腰痛の歴史を掲げよう。イギリスのヒポクラテスと呼ばれ、今日にまで続く近代的な疾病分類を創始した人物であると看做されているシデナム（一六二四－一六八九）は、腰痛はリュウマチであると考えたが、シデナムが腰痛をリュウマチという疾病の綱（クラス）に帰属させたことに、この変革の本質が垣間見えることもまた事実である。（文献8）

シデナム以前は他の疾病に付随して現れる随伴症状としてしか考えられていなかった腰痛が、シデナムの分類によって初めて独立に認められたことになる。つまり、リュウマチという項目（タクソン）に分類されて初めて、疾病としての腰痛が誕生したわけであるが、それを可能にしたものこそが「解剖学的身体」であった。

それ以降の数多くの腰痛をめぐる医学的議論や、多様な処置法の出現と、それら処置法の間の競争発展消長はあくまでもこのパラダイムの内でなされたことであって、そこから逸脱するものではなかった。そして、これからも、社会状況や我々を取り巻く生活上の諸条件の変遷につれてさらに多くの学説が現れ、それに基づく新奇な処置法が考案され、提唱されて、腰痛を取り巻く状況はその都度複雑さの度合いをより一層増しながら変遷してゆくことになるだろう。それに伴い診察の難易度も上がり、適切な施術の選択までには時間がかかり、勢い過誤も増えてゆかざるを得ないだろう。

肩こりは、英語にもフランス語にもドイツ語にもならない。中国語にも肩こりの苦痛を表す言葉がない。なぜか。もうお分かりだろう。肩こりは、江戸時代の日本の医師たちによって析出された「身体」によって画されたものに他ならないからである。

この日本の「古方派的身体」は輸出もされなかったし、中国医学における「気の身体」がそうだったようには、これまで他の文化圏の医学パラダイムに影響を与えるということも全くと言っていいほど、なかった。日本人によって生み出され育まれ愛されてきたこの「身体」は、それゆえ極めて地域的（ローカル）なものであったということができる。だから、肩こりを感じ、それに悩まされ、肩こりを揉んでもらって気持ちよくなれたのも、また、日本人だけだったというわけである。つまり、こりやしこりによって表される一気の留滞こそが病の本態なのだという認識がない限り、肩こりが発見されることはなかったのだと言える。ところが、その逆もまた然りであって、つまり、こりやしこりに意識的であったからこそ一気留滞説のようなものもまた生まれ得たのだとも言える。

腰痛と肩こりというひどく身近な二つの症例の歴史を知るに及び、西洋医学においても、また東洋医学においても、「身体」の果たす役割がいかに本質的であったかについて我々は気付かされることとなった。

前章で筆者は、「漢代までに中国医学は、診察法としての『脈診』、新しい治療技術としての『針』、そして、それらを下支えする医学理論としての『道家の気の思想』を手に入れることに成功した」と述べた。この三つを要素に還元すると、それぞれ医療実践としての（一）診断方法と（二）治療技術、そしてそれらを裏打ちする（三）医学理論ということになるかと思うが、これらをその手中に収めるということとは一体何を意味するのであろうか。わかることは、この三者が揃えば「医学」が可能になるということである。つまり、これらは、医学、医療をしてそうあらしめるための不可欠の要素ということになる。

この三者を同時にもたらすもの、それを以って本書では特別にそれぞれの名を冠した「身体」として定義付けたい。例えば、伝統的中国医学を可能にするものであれば、それは「気の身体」であるし、古方派の実践によるものであれば、それは「古方派的身体」である。

道家的気の思想と、陰陽、五行を受け入れ、それらから演繹される臓腑経絡論を容認すれば、診断と施術が同時に可能になる。一つの医療がその体系の中で完結する。その体系を与えるもの、いや、その体系そのものが、本書で言うところの「認知体系（エピステモロジカル・システム）としての身体」に他ならないのだ。

現代医学もまた一つの体系であり、それを可能にしているものは「気の身体」とは異なる、近代科学的な探求に基づいた別の「身体」である。それを本書では「解剖学的身体」と呼んでいるわけであるが、そこでは、「気の身体」とは異なり、彼岸の真実在としての「道」や、それへと至る装置としての「気」を前提としてはいないし、その道に適うことによって宇宙の似姿としての人の生が十分によく全うされうるのだとする思想もない。そうではなく、「解剖学的身体」においては、病は局所的に存在するとされ、その存在の場は、器官から組織へ、組織から細胞へ、細胞から各種生体物質へと、時を経るにしたがい漸次細分化され焦点が絞り込まれていって議論されるのが常套である。

「解剖学的身体」は「気の身体」とは異なる認知体系（エピステモロジカル・システム）なのであって、それゆえ、それは中国医学とは別の医学を与えることとなる。だから、もし、この二者の十全な統合を目指すのであれば、複数の認知体系の並存を認めるプリュラリスム（複数主義）か、双方を包含しうるような、より一般的な身体を創造するかのどちらかしかなくなるだろう。しかるに、前章において筆者が指摘しておいたように、この二者を統合するに際して深刻な問題が発生してしまうという事実は、一方によってもう一方を併呑させてしまおうとする無理からきているからであると言っても過言ではない。

さて、話を日本の身体に戻そう。以上の考察に鑑みれば、「古方派的身体」もまた一つの認知体系としての身体と見なせる。なぜなら、「古方派的身体」は、修庵や東洞の残した記述からも明らかなように、「超越的真実在へと至る概念装置としての気」（道と現世の我々とを繋ぐ紐帯としての真実在）という中国医学の本質を拒否してしまっているからである。それは、とりもなおさず認知体系としての「気の身体」を拒否してしまっていることと同じで、それゆえ、「古方派的身体」は、不可避的に、中国医学のパラダイムからは離脱せざるを得なくなる。中国医学のパラダイムから出奔したこの古方派的身体は、今度はそれ自身が別のパラダイムとなって、異なる医学を導くこととなる。この文脈から鑑みるに、「古方派の創始した医学＝日本漢方」は、その本質において、伝統的な中国医学とは異なる医学であるというのが筆者の見解である。

さらに言えば、今日の日本手技療法を支える「日本的身体」とは、実はこの古方派的身体の正統発展系に他ならないのだ。実際のところ、日本的身体とは、「古方派的身体」に「解剖学的身体」が流入することによって形作られていったものであると筆者は考えている。この「日本的身体」とは、では、どのような疾病や症状の析出を可能にし、いかなる医学を画する可能性があるというのか。それを知るための探求が、本書を貫く最も大きな問題意識の一つである。

第三章

背骨の歪みは万病のもと

1　藤守式脊椎骨盤矯正法

藤守基

筆者の祖父である藤守基《ふじもりもとい》は、一八九九年徳島県に士族の子として生まれた。実父（すなわち筆者の曽祖父）は鉄崖と号し、蜂須賀藩学問方の武士であった。漢学をよくし、書に秀でていた鉄崖は維新後もそのため私塾を経営したり、書を揮毫したりすることによって日々の生計《たつき》とすることができたという。基は旧制中学四年生の時、第三高等学校を受験するも失敗、そのまま旧制中学には戻らず早稲田大学に進学する。早稲田大学の政治経済学部と商学部を卒業した後、郷里の徳島県に戻り銀行に就職する。銀行員時代に妻を娶り、一女児をもうける。（つまり筆者の母である。）

第二次大本教弾圧の時、基は不敬罪で追われていたある人物を匿ったという。その人は名を井上方軒といい、合気道創始者の植芝盛平は彼の叔父にあたる。武術に優れ、理論の盛平、技の方軒と並び称されていたと聞く。基は方軒から親しく技の薫陶を受けることとなった。筆者の母親が後年述懐したところによれば、その当時、近くの寺のお堂で基は方軒から技を授かり、二人で技をかけあっているその様は、まるで舞を舞っているかのごとくに美しかったということである。昭和一〇年頃、西暦で言えば一九三五年前後、先の大戦に突入するよりも前の出来事、基三〇代後半のことであった。

その後、基は施術を始めたということである。彼の実践していた療法は、今日の日本語でひろく整体という呼称で呼び習わされている手技療法の一種であり、姿勢を正し、身体の平衡を回復することによって健康を維持することを目的とするものである。その施術は脊椎骨の転位や骨盤の位置異常といった人の背骨に由来する身体の歪みにとりわけ着目し、その矯正を主たる目的としていた。すべての操法は徒手によって行われるが、基の療法の著しい特徴は、椎骨一つひとつを確実に指でもって動かしてしまうというところにあった。これにより、より確実に、かつ安全に、背骨の歪みを矯正することが可能となる。

療法の良好な結果に関しては実際に目撃してきたし、自身施術者として多くの患者を診てきてもいるので、筆者にとっては実体験済みのことである。米国由来といわれているいわゆるカイロプラクティック（第一章注2参照）やオステオパシー（第一章注16参照）等と見たところ似た施療技術であるともいえるだろうが、古方派以来の伝統を見てもわかる通り、それらとは出自の異なる、それらよりもより古い歴史とより長い伝統を有した療法であることは間違いのないところだ。（むしろ、私見ではあるが、カイロプラクティックやオステオパシーの発祥には、実際のところ、日本の手技療法が深く関与しているのではないかと考えている。）

筆者は、その独自性に鑑み、基の実践した療法には本書においては特に「藤守式脊椎骨盤矯正法」との呼称を与えることとした。一方、今の日本では整体という語がひろく人口に膾炙《かいしゃ》しているようであるため、今日、日本で行われている一般的な手技療法に対しては、整体、あるいは、手技療法といった語を用いることとしたが、特に基の実践に深く関わる場合には、藤守式、あるいは藤守式脊椎骨盤矯正法の語を用いることとした。

ところで、今日ひろく日本で受容されている手技療法の多くは、本書で言うところの「日本的身体」を基盤とした身体観に拠って構築されているものと筆者は認識している。なぜなら、道家的気の理論を漂白していった先に析出されてきた古方派の実践に、西欧的な解剖学的身体観が合流して初めて（これを「日本的身体」と本書では定義している）、整体のような医療実践が可能になったと筆者は考えているからだ。（このことは、本章以降の記述においてこれから、手技療法の言説を分析することによって明らかにしていく。）いずれにせよそのような認識のもとに本書は書かれているということをここではひとことことわっておく。

基の話に戻ろう。最初は銀行に勤める傍ら友人や親戚の者たちを無料で診ていたようであるが、腕が良いとのことで評判を呼び、ついには銀行を辞し施術が本職になってしまったということである。銀行を辞めたのは基が四〇の頃のことであったそうである。筆者が物心ついた時には祖父はもうすでに老齢ではあったが、徳島市内でまだ施術を行っており全国から患者が来ていた。中には遠く北海道から子どもを基に診てもらうために施術所の近くに部屋を借りて家族でそこに住み、一、二年ほど加療に通っていたものもいた。

実に多様な症状に悩む者が、多く基の施術所を訪れていたわけではあるが、それらのものの内からここでいくつかの例を挙げるとするなら、肩こりや腰痛に悩むものはもちろんのこと、喘息の症状に苦しむもの、リュウマチの痛みに悩まされている婦人、全身アトピー性の皮膚炎が出ている子供、母乳の出が悪い母親、子供のできない夫婦、勉強のできないやる気が起きない子供、心臓が痛む若い女性、血糖値が上がったきり下がらなくなった中年男性、高血圧の人、疲れやすい、倦怠感が抜けないもの、しゃべりだすと止まらなくなる人、目が見えにくく、あるいは、耳が聞こえにくくなってしまったもの、味がわからなくなってしまったもの、匂いがしなくなってしまった人、歩けないもの、走れないもの、朝起きれないもの、頭がすっかり回らなくなってしまったもの、その他、その他。いろいろな症状に悩むものが多くいたが、結果は、施療を長く続けなかったものはその限りではなかったかもしれないが、少なくとも続けて通ってきていたものはほぼ例外なく皆元気になり喜んで帰って行ったと記憶している。（施療期間に関しては、症状の重篤度にもよるし、人によっても違うので一概には言えないが、筆者の施術所の経験から言えば、月に二回から四回程度の加療を、おおよそ一年半から二年程度続けられればかなりよくなる、とひとまずは言える。しかし、もちろん全てがそうですというわけではないことはご理解いただきたいところだ。）

これらの事例から判《わか》ることは、またこのことはひとり基の施術だけにかかわることではなく、代替的な医療実践一般に妥当することであるとは思われるが、生活習慣病や、不定愁訴と呼ばれるような慢性的な疾患には比較的奏功する場合が多かったということである。それとは対照的に、急性期にあるもの、例えば今現在心筋梗塞を起こしていたり、脳出血、脳内出血等の脳血管障害に襲われたり、感染症に罹患したりといった場合や、あるいは外科的な処置が必要とされる場合には基の実践していたような施術の対象にはならない。そういった時には補完医療や代替医療には頼らずに速やかにしかるべき医療機関にかかった方がよい。（そういった疾病に対して我々の施術が意味を持つのは予防的な場合や、むしろ急性期を過ぎたその予後であろう。）実際、基は自らの施術の対象にはならないものに対しては施術を断っていた。

高校生になると筆者は祖父の家に預けられてそこから地元の公立高校に通うこととなった。その頃、祖父の旧制中学の後輩にあたる地元選出のとある旧内務官僚出身の有力代議士が施術に通ってきていたが、彼が来るたびに大きな黒い車が数台祖父の家の前に停まり、ダークスーツに身を包んだ眼光鋭い壮年の男たちが家のあちらこちらにいたことを思い出す。

高校に通いながら祖父の施術所に出入りすることを許された筆者は、そこで初歩的な技術を学んだ。手取り足取り教えるような人ではなかったので見て覚える、技を見て盗む、そんな修行方法だったように思う。それでもその年代で間近に彼の施術の実際に触れることができたのは良い経験だった。老齢になっても、基の療法の探求への情熱は已むことがなく、死の直前まで患者を診続け研究ノートの推敲を続け一九九一年に没した。

このような基の出自や経歴が、彼の実践した療法とどの程度深い関わりがあったのかは今となっては筆者にもわからない。ただ、漢学の素養があることは、日本の伝統医療のなんたるかを知る上で欠かせない教養であったことは間違いのないところであるし、武道の修練は、人の身体の使い方をよりよく観察することに通じたであろうことは想像に難くない。

手稿

筆者の祖父は大学ノートにしておよそ数百冊分の手稿を遺し、逝った。生前何度出版を勧められても「日々新しい発見があるのでどうしても本を完成させることができない」と言ってはその申し出を断っていたことを筆者は今でもよく覚えている。理論的な記述から施術の実際まで、また、診療記録も含むそれらの手記は、今筆者の手許にある。

これらの手稿群はすでに戦前から書き留められていたものであったようだが、戦前戦中までに書き綴られていたものは終戦間際の米軍の空襲によって遠い武士の時代の思い出を伝える種々のものどもと一緒に全て灰燼に帰してしまった。伝統的な日本の家屋は木と紙で造られているので米軍のばらまいた焼夷弾の前にはひとたまりもなかったということである。それらがもし今も残っていたなら、きっと日本の療術の歴史を塗り替える貴重な史料となっていたであろうことは想像に難くないが、失われてしまったものを後になってどういってみたところでもはやどうにもなるものでもあるまい。いくらかでも残されたものがあったことをむしろよしとしよう。

今筆者の手許に残っている戦後に書かれた手稿群の中には、断片的な覚書のようなものもあればまとまった、目次を備えた本のような体裁のものまである。これから取り上げるものには、ナンバー5、7、8、9、10と、アルファベットとアラビア数字でそれぞれ巻号が打たれており、ナンバー5と7以外にはすべて標題が付されている。曰くナンバー8『肩凝』、ナンバー9『体癖』、ナンバー10『心臓』とある。ナンバー5と7には表題が付されてはいなかったのでその内容から推してそれぞれに、ナンバー5『脊椎』、ナンバー7『実践』と筆者が勝手に標題を与えることとした。次節からはいよいよこれら手稿群の詳しい内容の探求に進む。

2　西洋医学を超える手技療法

（一）一気の留滞から規範の遷移へ

もう一つの医学史

この節では、基の手稿を手掛かりとして整体的言説の描き出す領域の確定を試みる。ここに見られる記述は、もちろん彼の独創がその多くを占めているはずではあるが、必ずしもその全てが基の独創よりなるものであるとは筆者は考えてはいない。それだけではなく、むしろ、それまでの日本の代替医療たる「療術」の世界で語られてきていた言葉を多く含む、もう一つの医学史としての「療術の歴史」を知る上での、第一級の資料ではなかろうかというのが筆者の考えである。古方派的身体から、近代的な「整体」を支える「日本的身体」が析出されていくダイナミズムを、基の手稿は今の私たちに伝えてくれるのではないかと期待するのだ。

明治期に始まる我が国の近代化以降、それまでの日本の伝統医療が急速に周縁化されてしまったことはすでに述べた。しかし、その伝統は、日本の近代化とともに一気に失われてしまったわけではなく、まるで伏流水のごとく日本社会の底流を流れ続け、明治期、大正期、昭和前期と、時に宗教的な熱狂までをも伴った「療術」のブームとして幾度となく歴史の表舞台にその姿を現してはまた消えていった。（文献1）そして、現代の日本もまた、そのような幾度目かの「療術ブーム」の中にあるのではないかと思われる。というのも、筆者は永くヨーロッパと米国に滞在して、そこでの生活を体験してきたわけであるが、日本ほど手技療法が広くゆきわたり、誰でもが気軽にそれを利用できるほどにまで市民生活に溶け込んでいる国を他には知らないからだ。欧米以外の国の事情にはそこで生活したことがないので詳しくはわからないが、少なくとも筆者の知りうる限り、西欧型の先進各国においては見たことがない。

巷間これほど多くの施術所に溢れ、術者も数多《あまた》いるということは、すなわち、それだけ多くの需要があるということの反映とみてよい。日本人には「揉む医療」（栗山、一九九七）に対する抜きがたい選好があるのではないかと思われてならない所以である。そして、その性向、習慣は、栗山の肩こりの論考（栗山、一九九七）からもわかるように、昨日今日始まったものではなくて、そこには歴史と呼んでよいほどの厚みもあるということがみて取れる。このような代替医療や療術の歴史は、にもかかわらず、今までほとんど顧みられることもなく、歴史の闇に埋もれたままであった。しかし、今後は、日本の医学史、文明史を語る上では避けて通れない課題の一つになってゆくのではないかと筆者は考えている。それほどにまでよく療術の歴史は日本人の思考や性向を強く反映していると思えてならないからだ。本論における基の手稿の解読が、日本のもう一つの医学史を繙く嚆矢となればよいと思う。

(1) 体質、体癖、体型

まずは、藤守式脊椎骨盤矯正法が療法の対象としているもの、また、この療法が目指す目的を述べている箇所を、基の手稿ナンバー9(以下巻九と表記、他も同様)『体癖』(全三〇頁)より引用しよう。この手稿の冒頭は、体質、体癖、体型という語の定義から始まっている。

人の身体はその人の生活様式によって独特の「癖」を持つことになるという。時間の中で「癖付いた」特有の身体的ありようがその人の健康を条件付ける。外部に現れたその人固有の身体的特徴すなわち「体癖」は、同時に内部的な病理を表現するものであると捉えられている。(以下引用には、参照の便のため全てに通し番号を付した。)

(一) 刺激に対して反応する各個人独特の反応傾向を体質といい、我々は生まれつき固有の体質を持っている。そしてその固有の反応傾向は心の面では気質として現れている。この気質と体質を合わせたものが各個人の素質である。個性の別は人間だけが持っている特徴である。それは人間生活が分業化されたため、各人の使用部位が違うので、その発達の相違が感受性、適応性、生活力の使用方向の相違を作り出し、これが子孫に受け継がれてきたからである。人間は身体の全体を平均に使用しないで、部分的に偏った使い方をするために、姿勢を悪くし、筋肉群の発達を不完全にし、循環系統に不調を生ずる。内部の歪みは外部の歪みを作ると共に、外部の歪みはまた内部の歪みを作り出すものであって、我々が部分的に偏った使い方をしていると之《これ》が習慣性となり、やがて体の歪みは慢性化して終《しま》う。この体の歪みの慢性化した場合を体癖という。この体癖があると力の働きを無意識に歪ませたり、偏らせたりして、働いても全力が出せず、休んでも力が抜けない。

この体癖のある限り、我々はどうしてもその体癖の方向に自分の生命力を使用してしまうのである。我々が病もうと思わないのに病み、治り度いと願っても治らないのは、この体癖と観念中の病的な働きの仕業に他ならない。

最高度の健康を得る為には、内部的には神経系統とホルモン系統の働きが完全であることと、外部的にはバランスのとれた姿勢と動作とが必要である。


巻九『体癖』「1．体質・体癖・体型」、一頁一行目－一九行目

一定方向に身体を酷使すると、それが歪みに直結する。身体的な歪みは、人体の内部環境に影響を与え、惑乱する。調和を欠いた生理状態は、今度は逆に、外部的身体構造へとフィードバックされてゆく。この循環（ループ）を通じて、ある状態へと身体が固定されてゆく時、それが体癖と称されるものになる。この外部に現れた身体的特徴は、内と外とのフィードバックループによって実現されたものであるがゆえに内部の生理状態を反映する、と同時に、それは精神状態をも規定することとなる。
右記引用文中の、「我々が病もうと思わないのに病み、治り度いと願っても治らないのは、この体癖と観念中の病的な働きの仕業に他ならない」（基一）（「基の引用第一番」の意。以下これに準ずる。）という言辞からは、いささか逆説めくが、そこには無意志的な意図、つまり、表面に現れる意志以前の、生命の位相から発せられるような意図による選択があると考えることもできる。ならば、病は、人の生理の一つの本質的な特徴、つまり、生命の選択であるということにもなるだろう。[1]
以下の引用では、固有の身体的な特徴すなわち体癖と、精神的な性癖とが組み合わさってその人独

特の体型になると述べられている。体癖も、心の性癖も、どちらも歪みとして、すなわち、否定的な相で捉えられているのが興味深い。

（二）併《しか》し、我々の日常生活には、この内外の働きに悪影響を与えるもの、つまり偏った刺激があまりにも多すぎる。同一方向への感情の傾向や、好き嫌いによる食物の過不足や偏りを持続したり、体の使い方の不正による歪んだ姿勢を継続していると、心と体の習慣となって終《しま》う。この後天的な心の歪みを性癖といい、体の歪みを体癖というのであるが、この後天的の両癖と先天的の体質が固定化した時に各人特有の体型が出来てくる。

巻九『体癖』「1．体質・体癖・体型」、一頁一九行目－二五行目

内外のフィードバックループによって析出されてきたその人固有の体型は、したがってどちらも目には見えないはずの心の不具合も、生理的内部環境も、「形」として外に表すと考えられる。つまり、この思想に拠《よ》れば、外部に表現された体型を見ることによって、外部的身体はもちろん、内部的には、その人の生理状態と、それに加えて心理状態をも含めて知ることができることになる。そして、ここが整体的身体観の最も重要な論点の一つなのであるが、その外部に表現された型を操作することによってこれら見えない内部へと通じることができ、さらに、そこに、つまり内部に、改変を加えることができるのだと主張する。

（三）体型は心理学的・解剖学的な現れであるから、感情は体型を通して表現され、うちの生理

状態も亦《また》体型として現れるので、我々はこの体型を通してその人の感情状態と生理状態を推測することができるのである。
悪事を重ねていると悪い人相が出来上がるのと同様に、その人の感情状態と生理状態は人相のみならず、体相（体型）を作り上げて行くのである。そして感情と生理状態が体相を作るということは、逆に、体相を変えると感情と生理状態を変えることができるということを意味する。（傍点筆者）体型が動的なとき、これは無意識的な動作や感情となって現れる。それは過去の一切を集積したその人の全人格を表すものであって、心と体とは相互に影響し合って、その型と動の奥に思想・感情・体験・病気等すべての日常生活を仕組んでいるのである。この真理と事実とをよく理解するとき、心理学的現象が生理学的、解剖学的現象に如何に大きな影響を与えているかが理解される。また解剖学的な現象も、人為的に変化を与えることによって、生理学的現象や心理学的現象に変化を与えることも、当然首肯しうることである。

巻九『体癖』1．体質・体癖・体型」、一頁二五行目－二頁一一行目

目に見える「歪み」を看《み》ることによって診断を下し、それを矯正することによって心身の健康を回復させる、これが藤守式脊椎骨盤矯正法の目的であり、治療実践であるという。そして、それは体位を修正することによって実現され達成されるのだと主張する。

（四）体位を正常ならしめることによって、生理学的、心理学的異常を、正常にしようとするのが整体法のねらいである。

巻九『体癖』「1．体質・体癖・体型」、二頁一一行目－一二行目

その人本来の個性すなわち体質に則って一定の体勢で身体を使用することにより、あるべき身体からは却って逸脱してゆく。その逸脱が集積し固定化してしまったもの、それが体癖であった。それは内部へとフィードバックされてゆき、その人本来の心理的性向と相まって各人の性癖も構成していたはずである。そして、この体癖と性癖がその人本来の個性すなわち体質と合した時、各人の体型が析出されてくるということであった。一方で、この、その人本来の（固有の）体型が最高の出力を約束するということから、人はその体勢で身体を酷使することになるともいう。つまり、ここでは、体癖、性癖、体型の三者の間で論理的なループが形成されていることになる。ならば、このループを介してフィードバックが繰り返された場合、それがポジティブなものであれば、初期の逸脱、齟齬は、やがて大きく成長することになってしまうだろうことは容易に識れる。そしてこの齟齬がいずれは病理へ至るものとして認識されてもいた。であるならば、最高の出力を約束する体型がすなわち、健康面から見た場合は必ずしも最良の体型ではないということになる。基は、整体療法とはこのジレンマを解消する技術であると定義する。

（五）人は本来の体型傾向の時に於《お》いてのみその体力が最上級に発揮されるものである。そしてこの体型に依《よ》ってそのバランスをとるために生起される現象即ち第二次的な体型現象を修正して本来の体力を発揮させようとする方法が整体の技術である。

巻九『体癖』「1．体質・体癖・体型」、二頁一三行目－一六行目

引用文中の「バランスをとるために生起される現象」（基五）、すなわち「第二次的な体型現象」（基五）というのが基言うところの歪みや、筆者が言うところの齟齬と考えられているようである。

一般に人は身体に捻《ひね》りを加えることによってエネルギーを溜めて、その捩れを一気に解放して最大の出力を得ようとする生き物のようである。そして、その最大出力が、彼に最高のパフォーマンスを約束する。人は、己の身体を不安定な状態にもっていってエネルギー準位を高めておいて、そのエネルギーを一瞬のうちに解放することによって自身の出力を最大化するのだ。

「捩れ→出力→パフォーマンス」というこの一連のエネルギー変換を無意識のうちにでも上手く使いこなせるものが往々にして良い結果を残すことができる。というのも、実は、これが最も効率の良い身体の使い方だからだ。（実際のところ、左右対称の安定した体勢から最大出力を得られる体勢に瞬間的に移行することはほぼ不可能に近いということを我々は経験的に知っている。）この「斜《はす》に構えた」身体の使い方に精通したものが、スポーツマンであれば決勝に残り、サラリーマンであれば人より早く出世し、起業家であれば莫大な創業者利益を確保し、企業家であれば経営を磐石なものならしめ、政治家であれば政権を奪取するゲームに参画できるということになるだろう。

右記引用文中の、「人は本来の体型傾向の時に於《おい》てのみその体力が最上級に発揮されるものである」（基五）というのは、そのことを言っている、と同時に、最大出力を得られるその時の体勢は、人によって異なっているということも合わせ含意していると理解しておけばよい。最良のパフォーマンスを得るために無意識のうちに取る体勢は、人によって違うということである。ピッチャーも、バッターも、その選手なりの実に様々な個性を持っていることを想起しよう。

しかし、筆者の施術所での経験からすると、この位置エネルギーを運動エネルギーに変換するような身体の使い方は実はどうやら諸刃の剣であって、身体に加えられた捻《ひね》りは、すべてがうまく解放されるとは限らず、一部はねじれのエネルギーとなって身体のある部位、ある特定の椎骨に残存し貯まってゆく。（だから、優れたスポーツ選手になれるのは、必要な時にすべてのエネルギーを瞬時に解放させることができ、無駄な剰余を後に残さないでいられる者である。言い換えれば、エネルギー効率の良い身体の使い方を知っている者のことである。）残余のエネルギーが溜まったその椎骨は、結果、そこでじっとしていることができなくなってしまい、上に下に、前に後ろに、右に左に、と位置異常を来すことになる。消費しきれなかった残余のエネルギーは物理的に椎骨のねじれとなって溜まっていくわけだ。この捩れを、都度うまく解放してやれないといずれ切れ味は落ち、成績も下がってくる。人はもはやかつてほどの成果が出せず、結果も残せなくなる。料理人ならば味が落ち、客は離れる。歌手ならば音域が狭まり、音程はあやふやになる。ピッチャーならば球速が落ちるだけではなくて、球威も失する。政治家であれば権謀術数において人後に落ち、挙句権力闘争からは落伍する。経営者であれば会社を潰す。ついには、往年の輝きを失ってしまう。場合によっては、それは身体を蝕んでゆくことにもなる。

多くの患者を診てきた筆者の経験からすると、人間の身体とはかくも健気なものである。というのは、身体は、身体が歪んで残余の（負の）エネルギーを受け止められるうちは自らが歪むことによってそれを受け止めようとするからだ。しかし、ある一定の閾値を超えてしまってもうこれ以上は受け止められないとなった時には、歪みはついに疾病として表現されることとなる。そこからは坂道を転げ落ちるようにして体は悪くなってゆく。

それゆえ、右の基の引用文中の、「第二次的な体型現象を修正して本来の体力を発揮させせようとする方法が整体の技術である」（基五）という記述は、そのような歪みを矯正し、本来の実力をもう一度取り戻させることを指してそう言っているのだと理解しなければならない。そして、それは、同時に、健康を維持するための技術、もし健康が損なわれた時にはそれを回復させるための技術でもあるということを我々は認めなければならない。

基によると、人は、「本来の体型傾向の時に於《お》いてのみその体力が最上級に発揮される」（基五）ということであった。つまり、身体的なものであれ精神的なものであれ、何かことをなそうとする時には、その行為の出力、効力、効率といったものが最適化される体勢、体型があるはずだということである。それは、言葉を換えて言えば、特定の目的に適った身体的規範を人はその都度創造しているということである。

生命とは、本質的に動的である。それがわかりやすく現れているのが、この目的に合わせて変わりうる身体である。都度最適な規範を生み出すことができるということは、生命や、健康の本来的なありように適《かな》っている。

このような解釈に依拠すると、最高の出力を出し続けるために生じた歪み、すなわち、「この体型に依ってそのバランスをとるために生起される現象即ち第二次的な体型現象」（基五）というのは、一段「劣った」規範に他ならないと考えられる。というのも、「第二次的な体型現象」（基五）には、最高出力を約束する「本来の体型」（基五）とは同じ価値がないことが自明であるからである。最高の出力が得られる体勢と、もうその体勢が取れなくなってしまったから取らざるをえなくなって取った体勢とがあったなら、後者には前者と同じ価値はない。なぜなら、次善の体勢は、その時点での規範ではあるけれども、それ以前の体勢と比較してみれば、それはより劣った規範であるからである。「第二次的な体型現象を修正して本来の体力を発揮させようとする方法が整体の技術である」（基五）というのは、だから、劣った規範しか実現できなくなってしまっている身体を手技によって本来の身体へと戻すということである。

端的に言って、健康な人とは（本来そうあるべき）自身のあり方を独力で創造できる人のことである。言葉を換えて言えば、健康であるとは、自らの生命に対して規範的であるということだ。手技療法が目指すべきなのは、だから、人がその都度最適な状態を自ら創り出せるようにしておくことと、そして、そればかりではなく、より高位の規範を自ら創造できる状態に保っておく（そうできる状態に戻す）ということである。

（２）姿勢

では、あるべき体型、回復すべき状態とはいかなるものを指してそういうのであろうか。「体位を正常ならしめることによって、生理学的、心理学的異常を、正常にしようとする」（基四）というからには、正常な体位がどういうものなのか、予め知られていなければならない。それを知るためには、普段の我々の身体の使い方の現われ、すなわち、姿勢とは何ぞやということを知ることから始めなければならない。以下の引用では、端正なる姿勢が、内外の条件を最適化することから、心身の最良の活動状態を約束するものであると考えられていることがわかる。このことから、端正な姿勢、正しい姿勢が、目指すべき標準の一つ、すなわち、回復されるべき規範として捉えられていることが知られる。

（六）全身の骨格筋の筋緊張の配布を姿勢という。分かり易く言えば、姿勢とは我々が最も普通にとる身体の位置を云うのである。直立する場合の正しい姿勢は、頭を真直ぐに肩を幾分後ろへ引いて張り、胸を高くして腹を平となし、脊椎は背部の所で僅かに後方へ突き出し、腰の所で前へ僅かに円味を起させ、膝を充分のばし、足を前へ突き出した姿勢である。而《しこう》して端正なる姿勢は、我々に対し、最良の活動状態を与えるものである。それは単に骨・関節及び筋肉を用いる肉体的行動のみならず、胸腔及び腹腔の状態を最もよき條件に保ち、生命器官の機能を最大限に発揮させる為に必要な活動状態である。従って悪姿勢を矯正すれば、労力や精力を充分節約することができるのみならず、多くの疾病を未然に防ぎ又疾病を克《よ》く治療し、更に従来治療効果の上がらなかった疾病もよく治し得るものである。

巻九『体癖』「2．姿勢」、二頁一七行目－二七行目

姿勢には、「正しい」姿勢と「悪い」姿勢があるという。正しいということも、また、悪いということも、どちらも価値に基づいた判断であることは論を俟《ま》たない。つまり、ここでは、ある客観的な指標からの偏差に拠った、異常の、正常からのふるい分けが行われているわけではなくて、ある種の価値に基づいたふるい分けが行われていることがわかる。そして、我々が最も注意を払わなければならないのは、その価値が、姿勢という概念によって身体化されているということである。つまり、抽象的で、必ずしも客観的には把握できないような指標が、目に見えるかたちに翻訳されているということである。（目で見えるということは、その翻訳された指標は測ることができるということでもある。）

この、価値の身体化を可能にする手法は、江戸期古方派の医師たちが、気や、陰陽、五行といった目には見えない概念群を腹診によって腹に実在化しようとした時に採用したそれと軌を一にしている。整体の技術によって悪い姿勢を良い姿勢に変えうるということは、自ら規範を生み出す力を失ってしまった身体にはもう一度その力を取り戻させるということであるし、劣った規範しか実現できなくなってしまった身体には、もう一度より高位の規範を実現させる力を与えるということである。

筆者の施術所の経験から言えば、脊椎や骨盤の歪みを矯正することによって実際に身体全体の平衡は回復されてゆくわけであるが、その時回復される良い平衡状態とは、ここで基が述べているようないわゆる「普通の」姿勢のことである。逆に言えば、悪い姿勢とは、「普通の姿勢ではいられなくなったから取らざるをえなくなった」体勢と言ってもよいものである。

そのような姿勢の、いくつかの例を挙げるとするならば、正面から見たとき、頭は向かって左側に傾いているのに、その人自身の左肩は下がって右肩よりも低くなっており、腰は中心線が身体の右側（つまり相対する人から見て向かって左側）に移行してしまっていて全体としてはS字状になって平衡している。あるいは、肩幅が狭くなって両肩が前のめり気味に前方に突出し、背中は胸部において丸みがきつくなり、あごが前に出て上に挙がっている。歩くときには片方の脚を外側に向けて振り回すようにしなければ歩けない、等々。実にさまざまな現れ方をするものである。それらが、成果を最大化する本来の体勢の「バランスをとるために生起される現象即ち第二次的な体型現象」（基五）の結果であるならば、その都度修正して本来の姿勢がとれるようにしてやればまた本来の力を発揮できるようになるはずだ。

ところが、修正を施すこともなくこれら悪い姿勢を放置したままにしておくと、「筋肉群の発達を不完全」（基一）にして、いずれはそれが内部の環境にも影響し、「循環系統に不調を生じ」（基一）させてしまう。「最高度の健康を得る為には、内部的には神経系統とホルモン系統の働きが完全であることと、外部的にはバランスのとれた姿勢と動作とが必要である」（基一）と基は言っているが、それは、脊椎や骨盤の歪みを矯正することによって達成される。それゆえ、重篤な症状に襲われる前に悪い姿勢を修正することができればそれはすなわち予防になりうるし、すでに症状が出てしまっている場合には脊椎や骨盤の歪みを矯正することによって治癒へと至らしめることができる。

一定の姿勢を維持するには相応のエネルギーが消費されるはずだ。その条件を考察することによって姿勢を保つ機構も探れるだろう。その際には、以下の記述より、解剖学的な知識が利用されていることが知られる。

（七）人間でも一日の半分は体を横たえて休む必要があることを思うと、直立姿勢を維持するためには多くのエネルギーを必要とすることが分かる。直立姿勢を維持するには各部の関節の回転を停止し、骨を一定の位置に固定しておかねばならぬ。それには関節の囲《まわ》りの筋肉や靱帯が適度に拮抗的に働いていなければならない。

巻九『体癖』「2．姿勢」、三頁二行目－六行目

生前の基の言葉で筆者がよく覚えているものに、「人間は二足歩行をするようになって体制が不安定になった。それで背骨がよくゆがむようになった」というものがある。なるほど、言われてみれば確かにそうで、脊椎動物の脊椎が重力に抗して鉛直に直立することを考慮して設計されたものではな

いだろうことは想像に難くない。むしろ、脊椎動物の脊椎は本来重力がかかる面に対して水平であった方がよほど安定しているのは間違いのないところだろう。実際、哺乳動物の体制が二足歩行よりは四足歩行に適していることは自明である。人体の中でも極めて重い器官である脳をわざわざ頭頂部に持っていくことはことさらに重心を高くして体勢を不安定化させることであるし、下部に連なる脊椎骨には重い頭部を支えるという仕事が課されることになってしまう。事実、常時直立して二足歩行を営んでいるような動物は非常に稀で、それが常態になっている種といえばヒトくらいしか思いつかないのではなかろうか。（ペンギンも陸上では直立して時間を過ごしているようであるが、彼らの生活はどちらかといえば水中で営まれるものの方が主であって、実際のところその体制は水中生活により適応している。）

人類が直立し、二足歩行を始めたことによって得たもののうちでは、（そういうできごとが何時起こったのか筆者にはわからないが、人類史のどこかでそういうことがあったとして）歩行や身体を支えることから解放された前肢が自由な上肢となって細かい作業に従事できるようになったことが最も大きな利点の一つとしてあげられるのが常だが、それと同じかあるいはそれ以上に重要な利点としては、斜《はす》に構える姿勢が容易に取れるようになったということがあげられるのではなかろうか。四足歩行の動物であれば瞬発力を高めるためには事前に十分に身体を捻ってエネルギーを溜めておかねばならないが、翻って我々人間では、体制がもともと不安定であるために直ぐに運動エネルギーに変換できる位置エネルギーがより簡単に得られてしまう。（というより我々は位置エネルギーが高すぎるある種の活性化状態での活動を常に強いられていると言ってもよいくらいだ。）効率良く、かつ簡単にエネルギーが変換できるようになったことの代償としては、傷みやすい背骨を手に入れたということになるだろう。

基の手稿に戻ろう。ここまでの引用文の記述によれば、あるべき姿勢にあれば自然と最良の結果も得られるというわけであったから、したがって身体には常に本来あるべき姿勢に戻ろうとする生得的な機構が備わっているはずだということになる。以下の記述では、観察を通してその機構を知ることによって「立て直されるべき姿勢」を抽出しようとしている。

（八）姿勢を立て直すことは意思によっても行われるが、咄嗟の場合などは無意識的（反射的）に行われる。この反射に対して重要な役割を演ずるものは前庭器官（内耳にある平衡感覚を司る器官、迷路とも）、筋の自己受容器（運動の過不足を検出する感覚器）、視覚などである。人間や動物を異常な位置、例えば、さかさまの位置に置くと迷路が強く刺激せられて頭を正常位置に持ち来たすような反射が起る。

巻九『体癖』「2．姿勢」、三頁二五行目－四頁四行目

体勢反射によって回復される方向を見定めることによって進むべき方向を知る。また、スポーツをする際に用いられる体勢は無理のない自然なものであると指摘する。

（九）首の捻れによって起る反射的姿勢もある。動物が頚《くび》を地面に対して曲げると（水を飲む時など）後股が伸長し前肢が曲る。頚を左へ廻すと左手と左脚が伸び、右手と右脚は曲がり気味になる。砲丸投げや、槍投げの姿勢はこの種の反射姿勢に一致した最も自然な姿勢である。

生体は、非常に複雑な判断を一瞬にして行う。

巻九『体癖』「2．姿勢」、四頁九行目－一二行目

（一〇）身体の重心が失はれかかると、極めて複雑な反射が起って全身の抗重力筋の運動を起すと同時に全身の骨格筋の筋緊張配布が変化する。之を体位反射と云う。生体は異常な体位に置かれると正常体位に復帰するような運動を起す。

巻九『体癖』「2．姿勢」、四頁一四行目－一七行目

具体的な例をあげて考察する。

（一一）ネコを目かくしして、高いところから仰向けに落としても、落下し乍《なが》らくるりと身をひるがえして足で安全に着陸する。落ちる様子を高速度映画にとって分析してみると、この迷路反射によって頭が地面の方に向ってぐるりと回り、その為に頚《くび》が捻れ、その頚の捻れを元に戻すために身体がうまく回転して、地上に着く頃には足がちゃんと地面に向かうようになっている。ネコにあるこの反射は人間にも同様にあり、修練するとかなりの程度に敏感に鍛えることが出来る。相撲や柔道の技、いろいろの武術、水泳の飛び込みなどのコツとして伝えられる事項の中にこのクビの姿勢を重視したものが多い。その昔、武術家が苦心して編み出した秘伝の型が、人間自身の奥底に潜在するこのような生理学的な動きを達観することによって到達し得たというのは興味

深いことである。

巻九『体癖』「3．体位反射」、五頁八行目－一七行目

生物学的な正常は規範が侵されて初めて明らかになる。普通の姿勢ではいられなくなったがために取らざるをえなくなった姿勢が常態化してしまって初めて、我々は良い姿勢とは何であったかを知るのだ。

我々はなにものんべんだらりと毎日を過ごしているわけではない。皆それぞれにやるべきことがあって日々それに追われて生きているのである。人には好奇心や向上心といったものが必ずあるからどうせやるならもっとうまくやろうと、各人の課題をこなすにあたり努力したり工夫したりしたくなるのもまた人情である。その努力や工夫が、本来の身体の使い方から私たちをして逸脱させてゆくことになる。

「部分的に偏った使い方をしていると之が習慣性となり、やがて体の歪みは慢性化して終《しま》う。この体の歪みの慢性化した場合を体癖という。この体癖があると力の働きを無意識に歪ませたり、偏らせたりして、働いても全力が出せず、休んでも力が抜けな」くなる。（基一）だから、かつてほど力が出せなくなった時には、それに合わせて体の使い方を変えていくことになる。つまり、動的であることが生命の本質なのだ。そうせざるをえないからそうするのであるが、それは、まさしく、生命は、そのために用意された条件に関してはおよそ無関心ではいられないからである。

そのような生命のあり方は、それ自身が条件に合わせてその都度自らの規範を書き換えていくことによって示される。生命体が、傷やその範囲が広がることや、有機体の機能の秩序が失われていくこ

とに対して、悪い姿勢によって反応するという事実は、生命がその生存が可能になる条件に対して無関心ではいられないからである。生命とは畢竟一つの規範的な行為なのだ。

人の身体は、自らがゆがむことによって負のエネルギーを受け止めようとし、保ち堪えようとしていると先ほど述べた。それは、筆者の考えによれば、規範をその都度劣位のものに書き換えてゆくことによって歪みのエネルギーを受け止めようとすることと同義である。

悪い姿勢は、（そういう姿勢しか取れなくなってしまってそうしているのであるから）これもまた一つの規範である。ただ、それは、他のあり得べき規範へと変更が効かない（もう元へは戻れない）という意味において劣った規範である。

そこには段階があるのだ。病気も、生命体の一つのあり方であるからそれもまた一種の規範であるといえるが、病気という異質な規範に一足飛びに至るのではなくして、そこに至るまでにはいくつかの段階的な遷移があるはずだということである。そして、その段階は、姿勢の、劣位への漸次的な遷移や、背骨の歪みがだんだんにきつくなっていくことに対応している。そうした規範の書き換えの最終章にあたるものが病気なのである。悪い姿勢の（あるいは背骨の歪みの）極まった先にあるのが病気だという思想である。（後段の基二五参照）もうこれ以上歪みきれないとなった時には病気として表現される、というのはそういうことを言っている。

（3）精神《こころ》と身体《からだ》

外部から身体を操作して内部的生理状態を好転させるという考えはまだよいとしても、心理状態まで好転させうるというのはどういうことなのか。この理路を通用させるためには、まずは心理状態が外部的身体条件、すなわち姿勢に反映されるとしなければならない。そして、そのように、精神と身体を橋渡しするものとして基は姿勢を定義するのであるが、その際には、常に観察から出発していることは今までの引用からも明らかである。

（一二）「健全なる肉体に健全なる精神が宿る」という言葉がわが国では古くから格言のように伝えられている。しかしこれでは健全でない肉体ではどうか、不健全な精神の肉体はどうかなどの疑問が起って来る。ドイツでも之《これ》とほぼ同様なことが広く言われている。即ち「健全な身体にのみ健全な精神が宿る」と。これは日本に於《お》いて通説となっているものよりも更に語調が強い。何れも肉体と精神を二元的にみて、二者を分離する考えである。之《これ》をかりに便宜的にわけてみるとしても、両者の相関はそれ程簡単ではない。さらにドイツのカール・ディーム博士は次の言葉を残している。

「身体を作るものは精神であり、精神を作るものも亦《また》身体である」という極めて作動的で全体的な言葉である。これが今まで世界的に唱導されている「健全なる精神は健全なる肉体に宿る」という格言に比べていかに積極的で能動的であるか、味わうべきである。東洋に於《お》いては従来、身体と精神を一元的に見る哲学ないしは宗教上の思想が、あまねく普及していたようである。そして、夫等《それら》は「心身一如」とか「霊肉不二」などという言葉に端的に現れている。

実際、肉体の価値は精神によって具現され、精神の活動は専ら肉体の精力によるものであることは言うまでもない。之を肉体・精神の相関に於て創造しうる究極の一体性なるものは実に正しい姿勢から生ずると言えるであろう。

姿勢を正しくすることは、心身の健全、そして又教育の第一歩であると共に、その最終の目標でもある。

巻九『体癖』「4．正しい姿勢」、六頁一一行目－七頁二行目

これらの記述からは、日本的な身体観とそれに基づく伝統的な教育観といったものも垣間見られるが、それはここではひとまずおいておこう。ここでは、右の引用とその解釈から、「本来の体型」（基五）を「正しい姿勢」（基六）の相のもとに捉え直してみたいと思う。（そういえば基は常に正座をして端然と文机に向かっていたものだった。）

「正しい姿勢」（基六）で活動していれば「本来の体型」（基五）をさほど毀損しなくてもすむという理解もまた可能だろう。つまり、出力を最大化するその人本来の（固有の）体型で身体を酷使しても、極力正しい姿勢を保つようにしていれば、ありうべき体位からの逸脱は少なくてすむ。つまり、固定化してしまう体癖を最小限にくい止めることができるはずだという解釈が可能である。そして、その二者間の齟齬を徒手により解決する技術、それでもなお癖付いてしまった身体の歪みを解放する技術、それが整体であり藤守式脊椎骨盤矯正法であるという理解でよいだろう。

目指されるべきなのはしたがって「本来の体型」（基五）、言い換えれば無理のない姿勢を可能にする、あるべき体型である。

基は「端正なる姿勢」（基六）からそれを演繹的に抽出しようとする。本来あるべき体型とは、以下では、「最も能率的で疲労の最小のもの」（基一二）であると規定される。

（一三）然らば正しい姿勢とはどんなものであるか。正しい姿勢とはその場合に即応して最も能率的で疲労の最小のものをいう。即ち必要な最小の筋肉のみが作用し、他は緊張から解放されて徒《いたず》らな精力が使われない姿勢である。

巻九『体癖』「4．正しい姿勢」、七頁二行目－五行目

まとめよう。人間には本来的に個性が備わっており、それは、身体においても、また、性格的な面においても、必然的なものである。そのような体質、素質があるため、心身の活動においては各人固有の性向が生ずることは避けようがない。この性向の身体的な現れが体癖であり、心理的なそれが性癖である。この両癖が本来の体質と相まって固定化されたところに各人の「体型」が析出されてくる、と、ここまではひとまずこれでよいだろう。

理論の冒頭に論理的なループ、すなわちトートロジーがある。それゆえ、それが、「体型」の定義をいきおい曖昧にしてしまっていることは否定できない。そのことによって理解が多少ならずとも混乱してしまうのでもあるが、書かれているようにその体型が診断の根拠であり、同時に施術の対象でもあることはほぼ間違いのないところであるだろう。

固定化された体型が本来あるべき体型から逸脱してしまっていた場合、それは矯正する必要がある。このことを裏から言えば、固定化された体型が本来あるべき体型からあまり逸脱していなければ、それだけ健康であるということになるし、その解離が大きければ大きいほど、今度は逆に病理的ということになる。その解離を徒手的な技術によって解決するのが藤守式脊椎骨盤矯正法である、ということになるだろう。

一方で、後天的に形作られる体型とは別に先天的な体型も考えられているようだ。以下の引用では生まれつきの体型にみあった身体がより理想に近いとされている。本来の身体的平衡を遵守しながら最良の結果が得られるような体型が目指すものと考えられているのであろうか。

（一四）人は生まれながら固有の体型がある。それでその人本来の身体にあったバランスのとれた身体が理想的なプロポーションであると言える。従って体力を左右するものはその体型である。

巻九『体癖』「20. 体癖の基本」、二三頁二〇行目－二二行目

「従って体力を左右するものはその体型である」（基一四）という指摘からこの一文を冒頭のループに組み込むこともまた可能だろう。そうすることによって、「生まれながら固有の体型」（基一四）によって目指すべき体型をもう少し絞り込ませることができるのかもしれない。

さらに、体型、体癖はいくつかの類型（パターン）に分類できるとする。以下では六つの類型に分けて論じている。より実践的には各類型をさらに二つの下位グループに分けて認識しているので、最終的には六×二のマトリックスを構成することになると説く。遠く陰陽五行論の類型分けが木霊しているのが聞き取れる。

（一五）人間が黙って立っている時に、潜在的な運動のエネルギーが如何なる方向に向かおうとするかによって分類出来る。即ちエネルギーが（1）大脳昇華しやすいもの、（2）左右に偏るもの、（3）前後に屈もうとするもの、（4）体を捻り回転させようとするもの、（5）体を伸し

たり縮めたりすることに遅速のあるもの、(6)更にこうした全ての運動よりも感受性の過敏な性質、鈍感な性質の六種を基礎にして、その上に、そうした動作が緊張した時に発現しやすい性質と弛緩した時に発現しやすいものとに分け、前者に奇数番号を、後者に偶数番号をつけて十二種に分類し、これが体癖の原型になっている。

巻九『体癖』「20．体癖の基本」、一二三頁一行目－九行目

表3－1：体型の分類

エネルギーが進む向き	上下	左右	前後	捻れ	伸縮	敏鈍
奇数（緊張時に現れやすい）	Ⅰ	Ⅲ	Ⅴ	Ⅶ	Ⅸ	Ⅺ
偶数（弛緩時に現れやすい）	Ⅱ	Ⅳ	Ⅵ	Ⅷ	Ⅹ	Ⅻ

これまでの基の手稿からは、体型も、体癖も、性癖も、常に「全体として生きられた個」の相のも

とに考えられていたということがわかる。そして、その考察を支えていたものが常に観察であったということにももうお気づきのことと思う。

与えられた条件に則って、その個体にとってふさわしい、その個体がなさねばならないことを忠実に履行していればやがて「本来の体型」（基五）からは逸脱してしまい、「体の歪みの慢性化した」（基一）、固有の体癖が醸成されてゆくことになる。生命とは、畢竟一つの規範的な行為であるがゆえに、外部的、および内部的条件の変化に対応して、その都度規範は書き換えられてゆくわけであるが、その際には、生物学的規範に関して言えば、常に参照しなければならないものは個である。

我々が病むということとは、この「体癖と観念中の病的な働きの仕業に他ならない」（基一）と基は言う。そうであるならば、そしてまたそうであるがゆえに、体癖も、性癖も、そしてそれらの結果としての体型も、生きてあるものの病同様、有機体のある部位に存在するのではないと我々は言いたいわけである。それらが存するのは、あくまで全体においてであるのだと提案しもするのだ。それゆえ、（個体全体に関わる）体癖や体型を修正することが治療である以上は、病気に罹った器官や、組織や、細胞についてのみ語るというのは間違った処方であるということになるだろう。

（4）体型と病理

硬結や、凝りやしこり、あるいは知覚過敏や圧痛といった、手技療法において特異的に言及される病理が、香川修庵の記述に見られる、病人の肚の奥底に沈んでいるとされる手で触れるとその存在が識られる「何か硬いもの」（修一）や、病巣が誘導する（まさしく）「硬結」（修二）や、あるいはまた「背骨は右に曲がったり左に歪んだり、後ろに飛び出したり腹側に沈んだりする」（修一）（香川修庵『一本堂行余医言』、一八〇七）と描写されているものの、直系の子孫にあたるものであることはもはや明白であろう。（修一、修二は、修庵の引用第一番、第二番の意）さらに時代を遡ってこれらの淵源を訊ねてゆけばそれはやがて後藤艮山の「一気の留滞」（『艮山先生遺教解』）へと行き着くだろう。いささか抽象的な、ありていに言ってしまえば未だ思いつきの域を出てはいなかったかもしれない（艮山はせいぜい「思い半ばにすぎん」（『艮山先生遺教解』）くらいのことしか言っていない）、そんな艮山の一気の留滞も修庵に至って明瞭な意味と形を持つに至り、それが、手技療法を可能にする、「日本的身体」へと受け継がれていったと考えられる。

第二章で見た栗山の報告からは、「日本的身体」を支える概念の運動の軌跡が、「揉む医療」（栗山、一九九七）の歴史を繙《ひもと》くことによってあざやかに跡付けられていくさまがよく了解できたことと思う。さらに付言すれば、この「揉む医療」（栗山、一九九七）こそが、日本医学の真骨頂ともいうべき「理論の実在化」（「気の身体化」や「規範の身体化」といった）を推し進める上での秘中の秘であったことはもはや言うまでもないところだろう。

さて、特定の体型（あるいは、背骨の歪み）とある種の疾病との間には強い相関が見られることがある。外に現れた体型が内部的な生理状態をも現すという観点に立てば、体型を観察することによる診断も可能になるはずである。以下の引用においては、悪い姿勢が疾病に結果する機転を解剖学的見地から説明しようとしている。筋肉の不揃いな発達具合が疾病をもたらす原因となり、骨の発達においても、また、同様のことが起こるはずだとする。特に脊柱の形態異常は「脊柱の歪みは万病のもと」（基一六）というほどまでに多くの疾病に繋がるものだと主張する。

先述の修庵の指摘を想起しよう。遠く響き合っていることが確認できるはずだ。

（一六）人間の姿勢は各々の人体構造によって千差万別である。そしてある種の慢性病が、ある種の体型に多いのも確かである。併《しか》しこのような慢性病は明《あきら》かに悪い姿勢から生ずる不完全な身体機構によるものである。例えば、ある一群の筋肉が酷使されて肥大すると、夫等《それら》の拮抗筋は充分に働かずして筋萎縮を惹起する。そして関節部の可動性が制限される結果、靭帯にも同様の変化が起り、異常な刺激的圧迫が関節付近の神経に加えられて疼痛を発する。この状態が持続すると関節への血流の変化は余儀なくせられて異常な老廃物が関節組織内に停留するようになる。この状態が持続すると関節炎となる。このようにして悪い姿勢が特殊の疾病や症状をもたらすのである。骨に於《お》いても同様なことが言える。即ち人体の成長期に於《お》いて、生活作用は骨の形や長さを、それが課せられている機能を果すべく順応させようと試みる。姿勢が正しくて骨に課せられる仕事が、その体型に応じて正常な範囲内にあれば、骨格系統は正しい線に沿うて発達する。しかし若しアブノーマルな姿勢をとれば、異常な圧迫や緊張が発育上にある骨に荷重されて、骨の形態は変化するに至る。椎体は前後又は側面がV字型に細くなった楔形となり、関節面は位置的に、また拡がりに於《お》いて変化する。椎間板は圧縮され或《あるい》は肥厚したり、又楔形になったりする。これらの変化が脊柱の彎曲に変化を齎《もた》らし、若し悪い姿勢に加えて体重の過度の負荷や減少があれば、脊柱彎曲は更に変化を受けることになる。かくして脊柱の歪みは万病のもとと言われる程に色々な疾病の素地が作られる。

巻九『体癖』「9．姿勢と疾病」、九頁一行目－一二一行目

このように「脊柱の歪みは万病のもと」（基一六）と考えられているのであるから、体型と各臓器との相関関係を研究するには脊柱の理解がまず何よりも肝要であるということになる。以下の引用（基一七）ではその理由を解説している。

ところで、脊柱の歪みを万病のもとと捉える思想には、艮山の「一気留滞説」や、東洞の「万病一毒説」に一脈通ずるものがあると見るのも妥当ではないか。

（一七）人間の姿勢は、之を力学的に観る時は、骨格が中心となって構成されている。そして人体の骨格及び各部臓器の相関関係を研究するには、脊柱が骨組の中心であり、骨組織並《ならび》に軟性組織は凡《すべ》て直接、間接に脊柱に連結していることを念頭におかねばならない。故に脊柱に関する分析がボディメカニックスの第一歩である。

巻九『体癖』「10．姿勢と脊柱」、九頁一三行目－一七行目

悪い姿勢は多くの場合脊柱にその彎曲異常として反映される。脊柱の彎曲異常は骨盤の位置異常を惹起し（あるいはその逆も然り）、それと相まって生理状態に影響を与える。したがって、脊柱の彎曲異常、骨盤の位置異常が生ずる機構を知ることが今度は重要になってくる。身体は全体で平衡を維持している、それゆえ、部分的な平衡の逸失は他の部位の拮抗的な変異によって補償されるべきである。しかし、それも限界を超えると身体全体の歪みへと拡散してゆく。以下の引用では、ありうべき体型から逸脱していくさまがわかりやすく描写されている。

（一八）悪い姿勢というのは大抵脊柱の彎曲異常を伴ったものである。下向き加減の姿勢では、筋肉の弱化や職業的なものがあるが、下位胸椎の彎曲を大きくする。そしてそれは多分腰椎部の割合短い、鋭い前屈によって補整されるが、骨盤の前方傾斜をもたらしてくる。この姿勢は必然的に呼吸・消化・血行や月経に悪影響を与え、疲れ易くて疾病に冒されやすくなる。そり身や脊柱前彎も正常なカーブを超えている。その体型は著名に骨盤が傾き、出尻、凸腹や頭部が後方に引かれている。これは多くの腰背痛や骨盤異常・便秘等を生ずる。なで肩、猫背や脊柱後彎症では背部のカーブは上述の下向き姿勢よりも遙かに大きい。之《これ》は職業的なものや悪い体型による場合もあり、胸廓を侵《おか》し、心臓及び肺の機能を阻害する。人体の能率は低下して抵抗力が弱くなる。

巻九『体癖』「10．姿勢と脊柱」、一〇頁一〇行目－一一行目

（二）背部診の理論

（5）脊柱

身体の歪み、体位の異常というものは、では微視的にはどのように現れるのだろうか。脊柱の歪みが万病のもとだというのであれば、その歪みにはどのようにしたら至ることができ、また、対処しうるというのだろうか。なぜ部分に対する施術が全体の体位の回復を約束すると言えるのか。知りたいことはたくさんあるだろう。

これらのことを知るために、基の手稿巻五『脊椎』（全六三頁）より、脊柱が人体において占める体勢的な地位に関する記述の確認から始めて、次いで、脊柱に現れる病理をどのように診ているのかをまずは識ることから始めよう。

（一九）人体の骨格は二百余りの骨の集団であるから、一見したところでは甚だとりとめないように思われる。併《しか》しよく観察し、また他の動物の骨格と比較して見ると、この複雑な骨格に形態学的の秩序を見出すことが出来る。即ち人体の骨格は、一般に哺乳類と同様に、まず体幹と体肢とに大別される。体幹は、その名の示すように、身体の中軸をなすもので、これが脊椎動物の凡《すべ》てを通じての基本的な体型である。体幹の骨格は更に頭蓋・脊柱・胸郭の3部に区別される。体肢はいわば体幹から別れ出ている枝であって、上肢と下肢とがある。

巻五『脊椎』「1．骨格の全景」、一頁二行目－七行目

骨格から見た身体の全景である。この節は見て解る通り骨格の全景という最も基本的な認識から始めている。ここで留意すべきは、基本的な身体認識が、解剖学的な身体観に基づいているということである。本来、日本の身体観は、長く中国医学の臓腑経絡論に影響されてきていたため、前代においては、西欧において見られたような近代解剖学的な身体観とは必ずしも一致しなかった。また、宗教的な禁忌もあって解剖が禁じられていたため、解剖学的知識が蓄積されることもなかった。しかし、江戸時代に蘭学の受容を通じて徐々に浸透しつつあった解剖学的身体観が、明治期においてはそれまでの医学が排され西洋医学が唯一の正統的な医療として認められたことと相まって、以後、日本人

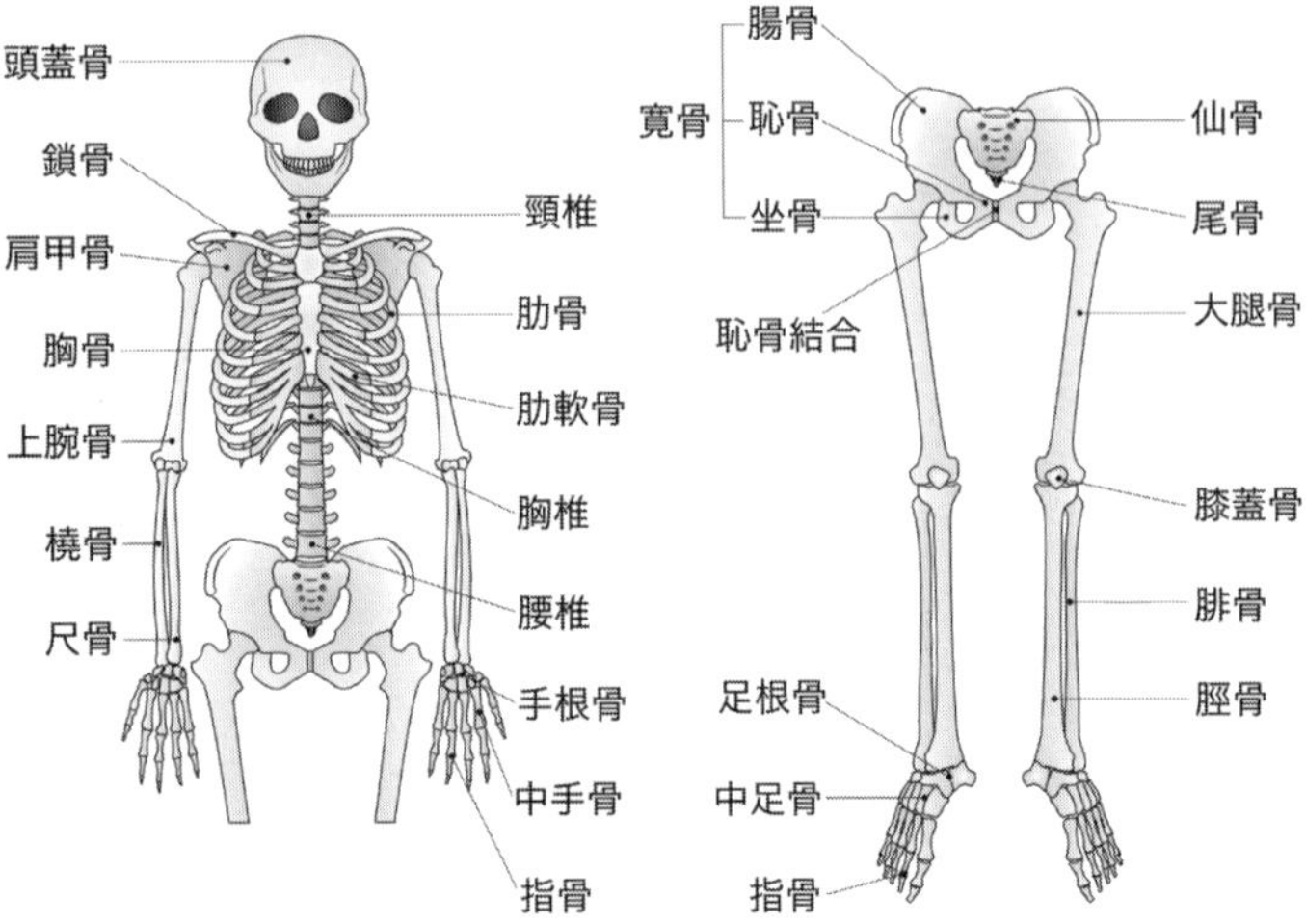

図３－１：人間の骨格

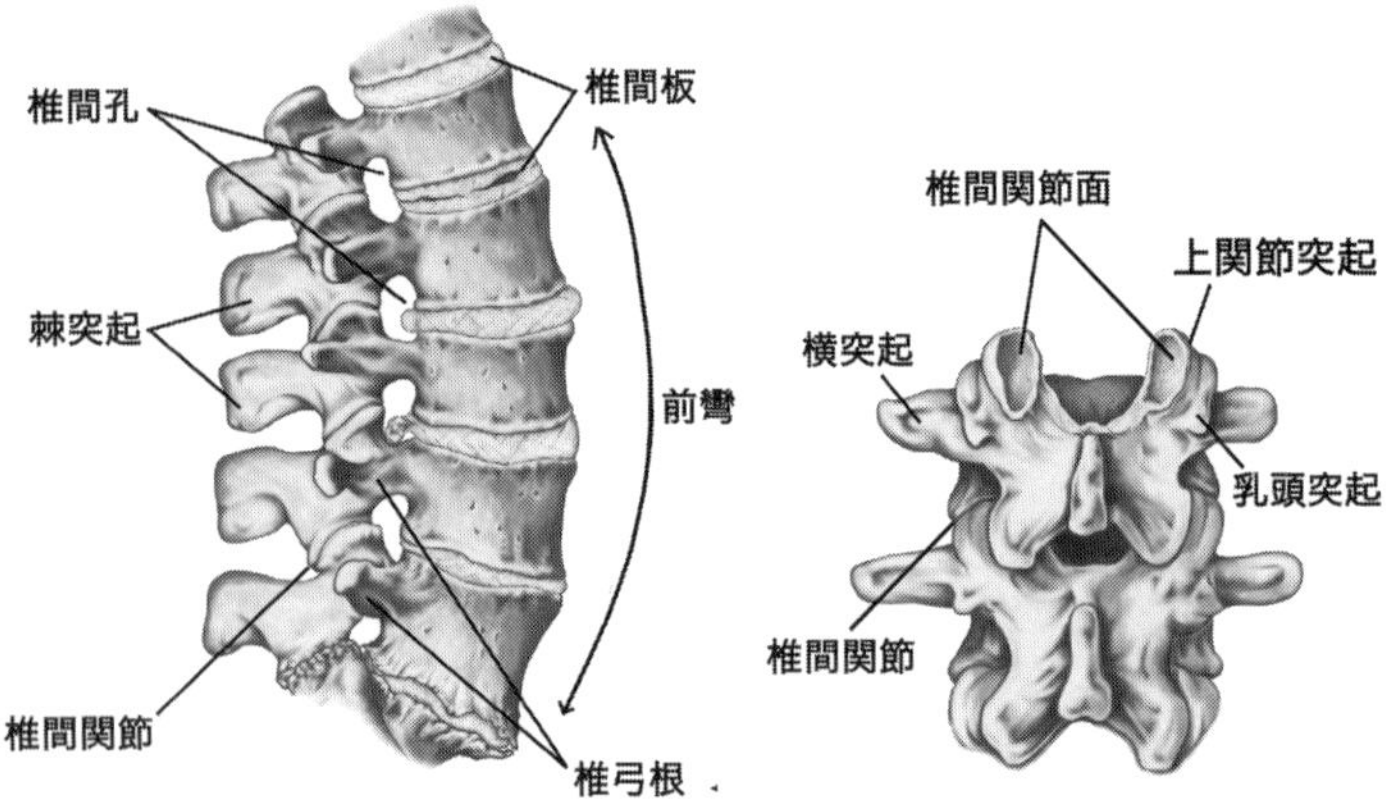

図３－２：椎脊および椎骨

の身体意識に深く根を下ろしていくこととなったことは歴史が示している事実である。ここに見る引用文の記述からも、整体の根底にある日本的身体の構築には、西洋医学の解剖学的身体観が深く関与していることがわかる。

（二〇）脊柱は人体の中軸をなす骨格部で、上下に連結された椎骨の連鎖で構成されている。即《すなわ》ち椎骨は左に述べるような装置によって順次に連結されて、一本の脊柱を作っている。（1）隣接する椎骨の椎体間には椎間円板という主として繊維性軟骨で出来た軟組織があって、各椎骨の間を連結している。（2）上位の椎骨の下関節突起と下位の椎骨の上関節突起の間は椎間関節で結ばれている。（3）各椎骨の棘突起《きょくとっき》間、椎弓《ついきゅう》間、椎体《ついたい》の前後両面などには多数の丈夫な靭帯があって、椎骨間の連結を補強している。

巻五『脊椎』「2．椎骨の可動性」、一頁一一行目－一六行目

脊椎は、一本の棒のようなものではなくて、いくつかの部分が連結されることによって構成されていると説明する。もちろんそんなことには大昔から人類は気付いていたわけではあるが、少なくとも日本においては、前代までは、それらの連結を椎間板や繊維性軟骨、あるいは靭帯、椎弓、椎体といった概念を用いて解剖学的に把握するということはなかったはずである。そして、部分が連結されているということからは、それゆえにこそ一つひとつの椎骨を操作することができるのだという理論も可能になってくるわけである。その意味において、この認識は、藤守式脊椎骨盤矯正法にとっては本質的に重要なものであると言える。つまり、この部分の引用は、脊椎への操作法が脊椎の構成の解剖学

的把握を前提にして組み立てられているということを記述しているとみてよい。

以下は、藤守式脊椎骨盤矯正法を理論的に支えることにもなる、その一つひとつの椎骨において触知される「可動性」についての言及である。

（二二）上述の如く椎骨は相互に関節によって連結され、各椎骨は可動性を有しているのであるが、内臓の疾患やストレス等によって、その可動性が鈍化しあるいは消失することがある。（…）知覚過敏帯とか過敏点とかいうものは、その神経系統の根元たる脊椎を調べてみると、そこには脊椎の可動性の悪いことが触知され、同時にその脊椎上に知覚過敏とか圧痛というような知覚変化のあることが発見される。

巻五『脊椎』「2．椎骨の可動性」、一頁一七行目－一二行目

脊柱を構成している各椎骨は、先に引いた引用文中でも説明されている通り、関節や靭帯によって順次連結されているものであるから、所与の条件の許す範囲内でその位置を変異させ得る。この性質を椎骨の可動性とここでは定義している。骨格および身体の構造上本来自明のものであるその可動性が減じた時には、原因として疾患やストレスの存在が疑われてくると説く。つまり、椎骨の可動性の有無を触知することによって診断が可能になるということになるだろう。

以下引用では、逆に、動きすぎるのもまた病理的であると指摘している。術者の触知しえた情報と、被術者自身が感じる知覚過敏や圧痛といった感覚とをすり合わせて診断を成立させてゆく。

（二二）僅少な力で余分に動くものは知覚過敏であり、可動性が過敏な場合には知覚も亦過敏である。そして可動性の鈍っている場合には知覚も亦鈍っている。

巻五『脊椎』「2．椎骨の可動性」、一頁二六行目－二八行目

表3－2：椎骨の可動性と、知覚過敏、圧痛との関係

可動性	過剰	鈍化／消失
知覚	過敏	鈍化
圧痛		有

次の文では過敏と圧痛とについてより詳しく論じている。

（二三）その知覚の鈍っている時に強く力を加えると圧痛という感じになる。過敏というのは恰《あたか》も針で刺された様な感じであり、圧痛はグーッと押した時、丁度膿んだ所を抑えられた様な痛みを感ずる感覚である。

巻五『脊椎』「2．椎骨の可動性」、一頁二八行目－二頁一行目

過敏と圧痛は時によって位置的に重なることがある。このような場合には硬結（こり）の有無によって弁別することができるという。この言及に読者は古方派以来の伝統を見ることも可能だろう。こりにこだわる日本人の身体感覚が遺憾なく発揮され、それが本質的に重要な役割を果たしていることが明らかに看て取れる。

（二四）可動性の過敏或は鈍化によって過敏と圧痛は容易に区別されるが、脊椎の中には動かないのに、一寸《ちょっと》触っただけで過敏があったり、グーッと押してみると圧痛のあるものがある。こういう場合には背骨の上をよく注意して触ってみると、ある部分が非常に弛緩しており、その弛緩した中に小さな硬結がある。この硬結に触ると過敏となり、弛緩部位に触ると圧痛になる。

巻五『脊椎』「2．椎骨の可動性」、一二頁二行目－五行目

手技療法には、過剰も不足も、そのどちらもが病理的であるという認識があるようだ。望まれるべきは良き平衡であるという健康観が根底にあるからこそそのように認識されもするのだろう。この平衡が一層崩れた時には右に掲げた表のような関係さえも崩れてゆき、椎骨の可動性の有無と、知覚過敏および圧痛との間に成り立つ基本的な関係が失していくことになると指摘する。過敏や圧痛は、したがって椎骨の可動性の有無と合わせて評価した場合には、より本質的な病理を知らせる指標になりうると定義される。

（一一五）可動性がないのに過敏や圧痛のある場合は、之《これ》は変調であって、こういうものの末端には普通病気と言われるもの、或はある体の歪んだ傾向、即ち体癖と言われるものがある。

巻五『脊椎』「2．椎骨の可動性」、二頁九行目－一〇行目

椎骨の可動性と、そこに現れる知覚過敏や圧痛を診ることによっても診断が成り立つということがわかった。

（6）脊柱側線

背骨から少し離れよう。背部診において重視されるのはなにも脊椎だけではなく、背骨の両脇に触知される頸部から腰部に至る体幹に沿って縦に走行する側線もまた重要な役割を果たすと考えられている。脊椎棘突起極近傍から順に、体幹に沿って縦に平行に走る三本の側線が触知でき、それぞれ脊椎側から一側《いっそく》、二側《にそく》、三側《さんそく》というように呼び習わすこととなっている。側線の中に現れる硬結を触知することにより実に多くのことが知られるという。（一側は、棘筋、最長筋、腸肋筋《ちょうろくきん》よりなる脊柱起立筋のうち、棘筋の内側縁に沿って、二側は最長筋の内側縁に沿って、三側は最長筋上で、各々指先に触れることができる。図3－3参照。）

（一一六）脊柱の側縁を触ってみると針金のような線に触れることがある。これが一側の所である。そして一側の側縁は筋肉が硬直していて、然もその下には極めて小さい硬結があるので、その硬結を触知するのは非常に困難である。それで硬結を探知するには先ず一側の線を緩めねばならぬ。

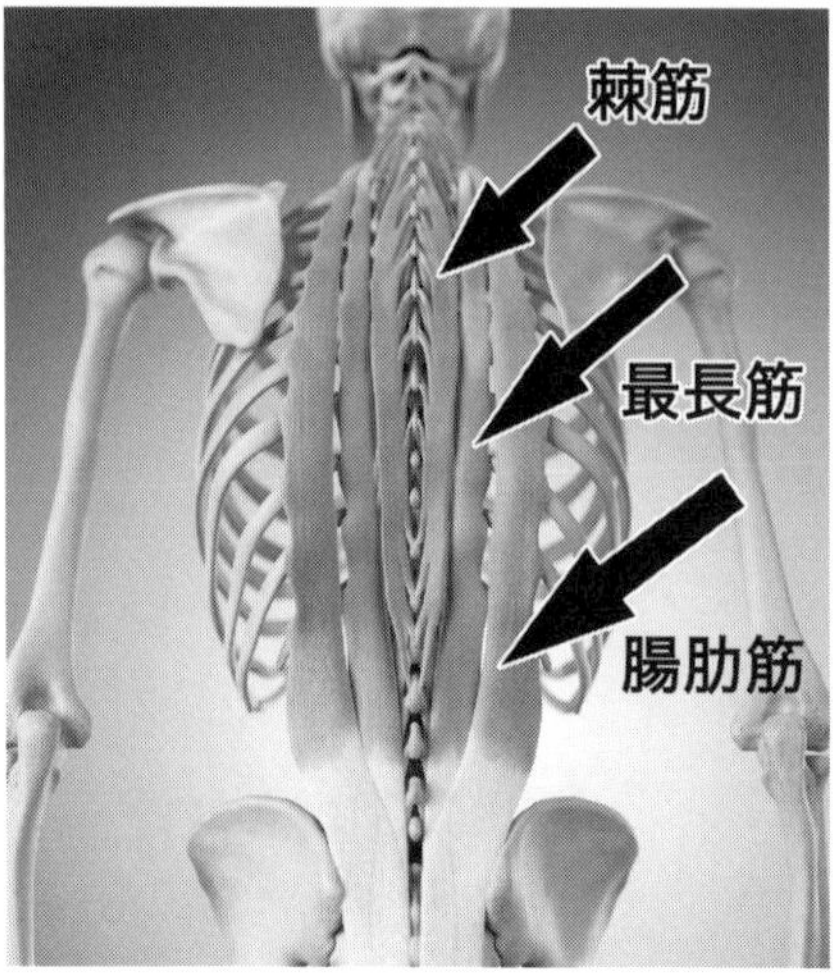

図３－３：椎脊起立筋

しかも一側は他所と異なり被験者が注意を集中すると硬くなって触知し難いものである。従って被験者はポカンとしていなければならない。ポカンとさせる方法は（1）呼吸を深くする、（2）一定の振動を与える、（3）思い込んでいたら何か喋らせる、といった三つの段階がある。之が検査の前提である。

巻五『脊椎』「4．各側の硬結」、三頁二〇行目－二七行目

指先に神経を集中させて脊椎棘突起の両脇極近傍を探ってみよう。指先に何か感じる線状の流れがあるはずだ。それが一側である。一側が見つかったら次にそれに沿って注意深く指先をなぞらせてみよう。指先が硬い何かに触れなかっただろうか。それが硬結である。指先に注意を集中させて一側上にあるはずの硬結を探ろう。それが多くのことを教えてくれるはずだからだ。

（二七）一側の硬結は針頭大の固まりである。それで相当指が敏感でなければ探知し難く、偶に触ったと思っても二度目に触ると最早感じない。

巻五『脊椎』「4．各側の硬結」、四頁一三行目－一四行目

硬結が見つかったらその性状を確認し、次いでその近傍の棘突起も探ろう。硬結の位置と性状、それと椎骨の可動性、過敏性、圧痛との連関を確かめてみよう。

（二八）硬結の新しいものは硬くて小さい。古いのは丸い。未だ硬結にならないものは柔らかくて大きく、一つの緊張という程度のものと見做《な》すべきものである。総て硬結のある場所は筋肉が固く、然も押すと下は軟らかいものである。そしてそういう所へ手を当てて待っていると大抵は下から硬結が出てきて指に触知される。硬結によって体のアンバランスや内臓疾患を発見することができるのであるが、脊椎部の硬結には脊髄の潜在性蜘蛛膜癒着或《あるい》は炎症のあることも考慮に入れておく必要がある。又硬結のある所は可動性が悪く、弛緩性のある所は可動性が良いものである。なお一層動き過ぎる所には知覚過敏が認められる。動きが良くて力或《あるい》は抵抗がない所には必ず弛緩と圧痛が並存するものである。棘突起上に過敏又は圧痛のあるのは器官実質の収縮又は拡張力の欠如している場合である。

巻五『脊椎』「4．各側の硬結」、四頁一三行目－一二二行目

右の引用には、「そういう所へ手を当てて待っていると大抵は下から硬結が出てきて指に触知され

る」（基二八）とあるが、これはまさしくここに書かれてある通りで、ある程度経験を積むと硬結の在処がある程度予測がつくようになるし、そこに手を当てて硬結を実際に誘導することができるようにもなる。毎日少しずつでも意識して触れていれば出来るようになるだろう。ここに書かれてあることが実感できるはずだ。

さて、一側の硬結は確認できただろうか。できたら次は二側に移ろう。二側は一側よりも外側にある線である。ここにも硬結が認められるはずだ。注意深く触知して一側の硬結との性状の違いを探ろう。

（二九）二側の硬結は椎骨の狂っている所を中心に、特に椎間孔の周囲や関節突起の周囲或《あるい》は横突起に脂がついている様な感じがある。それが二側の硬結であるが、古くなると押した指が痛くなるほど硬いものがある。然《しか》し二側の硬結は横に動かすと動くということが他の硬結と相違する特徴である。それで静かに動かしていると変化するので、椎骨の異常はその硬結がなくなると同時に解消するのが普通である。この硬結は米粒の半分位なもので筋肉中に挟《はさま》っている様な感じである。之《これ》は必ず椎骨の位置異常と関連しているものである。そして殆《ほとん》ど随意筋に反射している。即《すなわ》ち手や足やそういう系統の末端の随意筋を刺激すると変ってくる。

巻五『脊椎』「4．各側の硬結」、五頁一〇行目―一六行目

これが二側の硬結の特徴。ここに書かれてあることも大事だ。こういう細かい観察眼が実際の施術の際にものをいうのだ。「脂がついている様な感じ」（基二九）とはうまい表現で確かにそんな感じ

がするものだ。試しに触ってみたらよいだろう。さっと分かるはずだ。椎骨の歪みがちゃんと矯正できていれば脂様の硬結は触れている指の下で解けるように消えていくものだ。では、次いで三側に移る。

（三〇）三側の硬結は筋肉中にある米粒大の固まりである。この三側は臓器運動の関連する所である。それで始終過食しているものは、背中を見ると、胸椎六番から十番迄が盛り上がっている。三側の硬結は脂の固まった様な硬結で容易に触知され、普通米粒大の大きさであるが、時に小豆大、稀には指頭大のものもある。三側硬結の調整は外から内へ角度をとり、それに触れたら真下に押えて触手する。そして変化を感じたら右の場合であれば左を放して次いで右を放す。この時の押圧は放すための前提であって、その速度は遅くてもよいが、放すのは急であって、放された為にフッと息を吸い込むように放すのがその要領である。その息を吸わせることを三度繰り返す位が適当である。最初に相手の吐息と同じ速度で押えて急に放すということが肝腎である。

巻五『脊椎』「4．各側の硬結」、五頁一七行目－二四行目

筆者の施術所での経験から言うと、基のこの報告は正しい。筆者はここまで観察眼が鋭くはないのでいささか大雑把な把握になってしまうが、一側、二側、三側の順でその中に見出される硬結は大きくなってゆく感覚がある。もう少し細かく言うと、（一）一側の硬結は小さくて鋭くて固い。見つけにくく見失いやすい。（二）二側の硬結は一側のものより大きく、時々非常に固いものがある。椎骨の転位とよく対応していて、外側に向けてその硬結を弾くと対応する椎骨の転位が矯正しやすくなる。

体勢の平衡が悪くなっているものは大抵二側に硬結があり、施術すると奏功する。(三) 三側の硬結は二側のものよりさらに大きく、脂様のものもある、といったところだ。

(7) 脊柱側線の理論

体側線の確認が終わったら今度は各線が与える情報について知る必要がある。一側、二側、三側はそれぞれ被術者の異なった情報を我々にもたらすからだが、一側は、被術者の生理状態と心理状態、二側は、被術者の体勢平衡の良し悪し、三側は、被術者の病歴を、それぞれ術者に知らせるという。

(三一) 一側は、人間内界の活動状態の乱れ、即《すなわ》ち内界の機能的異常の表れる所である。而《しこう》してこの部は主として潜在意識的なものあるいは意識以前の心理作用の発現する所であり、また性欲や呼吸の反射状態をも現出する所である。即《すなわ》ち一側は神経系統・生殖器系統・呼吸器系統の変化の表れる所である。それで内界に機能的異常がある時には、一側に過敏又は圧痛或《あるい》は硬結等が発見される。かかる場合には椎骨の可動性の欠如或《あるい》は過剰がある。

巻五『脊椎』「3．椎側の変化」、二頁一三行目－一七行目

一側で被術者の生理状態と心理状態を確認できたら、引き続き二側を触診して自律的な運動の好悪を確認するのがよいだろう。

(三二) 二側は、脊髄神経の反射状態の表れる所で、人体の平衡が取れない時の異常が表れる所

である。即《すなわ》ち体の運動とか使い方の歴史といったようなもの、即ち姿勢の問題或《あるい》は大脳反射といったような骨格・筋肉上の変化或《あるい》は偏り疲労というような系統である。そして之《これ》等の異常ある時にはここに圧痛や硬結が触知される。

巻五『脊椎』「5．椎側の変化」、二頁一八行目－二一行目

さらに、三側を確認することによって被術者の病歴までをも知ることができるという。

（三三）三側は、交感神経系の変化の現れる所で、内臓の動きの歴史、言わば病気の歴史というようなものを表現する。それで内臓に疾患があると三側に筋の緊張度即ち強弱性の欠除せる異常状態が見られる。

巻五『脊椎』「3．椎側の変化」、二頁二二行目－二四行目

自律神経系は内臓、血管、腺などに分布し、呼吸、循環、消化、代謝、分泌、体温調節、生殖などの機能を司る。自律神経には交感神経と副交感神経とがあり両者は互いに拮抗的に働く。（図3－4参照）自律神経系の最高中枢は間脳視床下部にあり、目的の器官に達するまでに自律神経節で必ず一度はニューロン（神経繊維）を交替する。副交感神経は脳脊髄神経の中を走行するが、交感神経は脳脊髄神経とは別にそれ自身の経路を有する。

脊柱の両側に一対の交感神経幹が走り、神経幹は二〇個ほどの交感神経節の膨らみを持つ。交感神経幹は、ほぼ頭蓋骨の底部から尾骨までを縦走する神経線維の束である。この線維束の中に交感神経

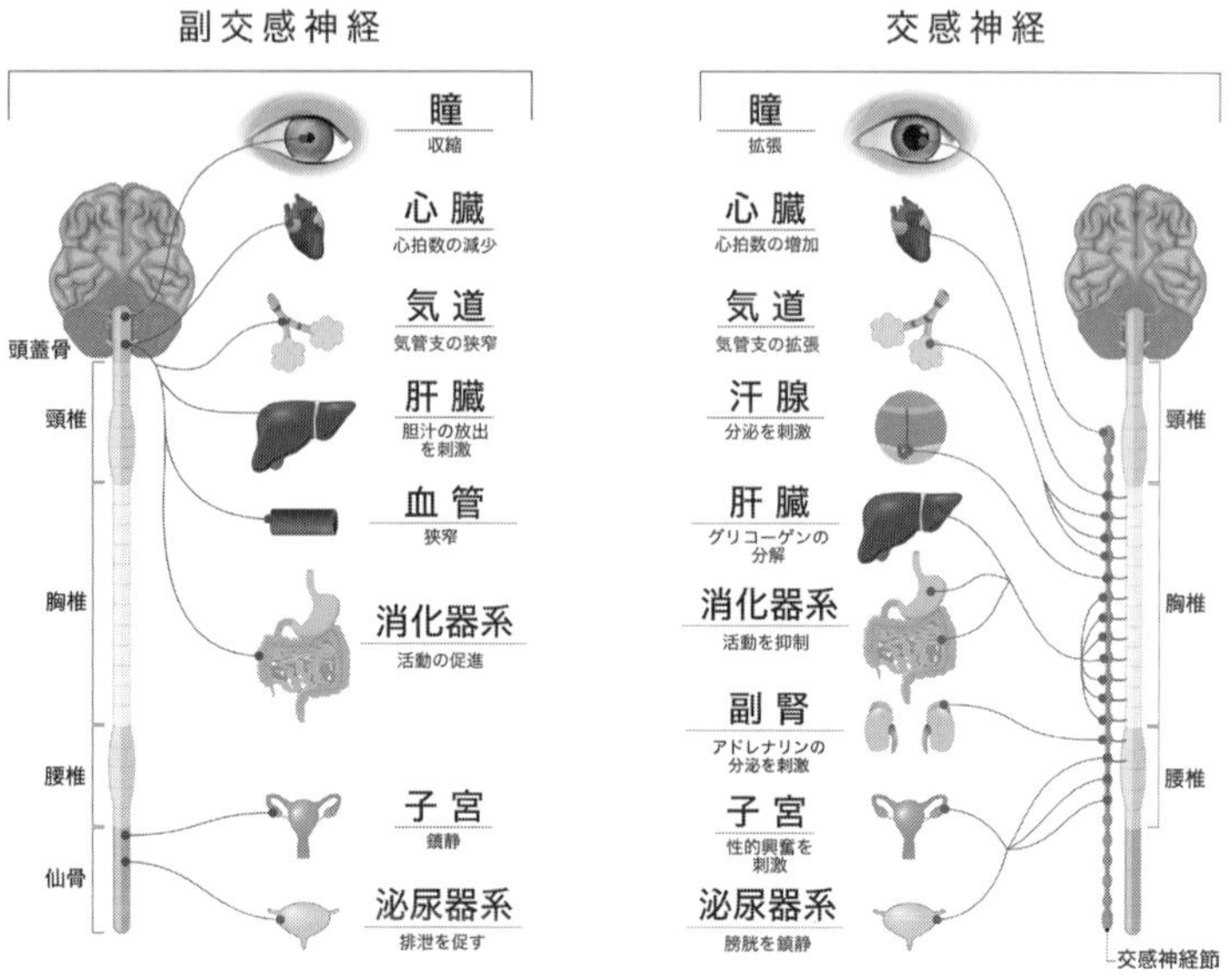

図３－４：自律神経系、交感神経と副交感神経による支配

の神経節が並び、ここでニューロンを交替する。三側はこの交感神経幹（および交感神経節）の直上に位置している。（図３－４参照）

手に触れてわかる硬結の性状は基の記述を見ても解る通り客観的な記述が可能であるし、また、各々が実際に被験者の背中に触れてみて確認することもできるので、第三者と共有可能な情報になる。しかし、その硬結が示す意義となると、これは一つの解釈であるから、右の基の説明が正しいのかどうか、それを今ここで確定的に言うことは難しい。ただし、一つの作業仮説としては非常に有用であって、筆者の施術所においては欠かせない実際的な知識の一つとなっていることは一言付言しておかねばならない。

特に、一側、二側、三側の硬結の解釈と実際の施術への応用はここに書かれてある

通りだと（筆者の経験からはそう）言える。しかし、その検証は今後の研究を待つしかない。硬結と症状との相関を示す十分な量のデータが確保できれば実証的にも検証は可能だろう。

「脊柱の歪みは万病のもと」（基一六）であり、その両脇を走行する側線からはこれだけのことが知られるというのであるからそんな基であれば次のように結論づけるのもまた当然であろう。

（三四）以上の如《ごと》く、背部は吾人の心理・行動或《あるい》は内臓の働き等心身両面に亘《わた》って、その異常状態の反映する所であるから、背部の線は、何《いず》れも人間を理解する一つの手掛りとなるものである。従って我等療術師は、病気の診断や治療に際して、背部の観察は腹部と同様最も重視する所である。

巻五『脊椎』「3．椎側の変化」、二頁一五行目－一八行目

江戸時代の医師たちが、望・聞・問・切の四診に加え腹診を重視するようになった経緯はもうすでに述べたが、古方派の修庵は独立した項目として、そこにさらに背診を加えて全部で都合六診とするほどにまで背部の診断への強いこだわりを見せた。（文献2）基のこの結語は日本的身体へのそのような古方派の影響の強さを如実に物語るものでもある。

藤守式脊椎骨盤矯正法が目指す目的を述べている箇所（1・2・3・4）と、この療法が施術の対象としているもの（5・6・7）を、基の手稿より、前者に関しては療法を支えている認識論を主体に、

後者に関しては主に背部診に関わる部分に焦点を当てて、それぞれここまで解読してきた。それにより、日本の手技療法を可能にする「日本的身体」が、一体どんな「身体」であるのか、かなり明瞭にその姿を現してきたのではなかろうか。

少なくとも一つはっきり言えることとは、整体を支える日本的身体の構成には次の三つの「身体」が関わっているということである。

まずその一つは、伝統的中国医学が漢の時代よりずっと拠り所としてきた、そして今も変わらずしている、道家的な「気の身体」である。

そして、そこから、道や陰陽、五行といった抽象的な概念群を強引に身体化してしまった末に挙句、それらを放擲することによって析出されてきたのが古方派的身体であった。

その経緯については、我々はもうすでに確認済みであるが、その際に、価値の源泉として古方派が拠り所としてきたのが江戸時代の儒者、伊藤仁斎の気論であった。ここでは、残念ながら、紙幅の都合もあり仁斎の気論については詳しく立ち入る余裕はないが、それは、一言で言えば、もはや道家的気の位相をはるかに逸脱してしまったものであった。いずれにせよ、この「古方派的身体」が、ここでの第二番目の身体である。

この古方派的身体に、さらに西欧由来の「解剖学的身体」が合流することによってかくして「日本的身体」は生まれてきたのだという経緯がよく理解できたのではないだろうか。そして、その際、いつも支点の位置にあって最も枢要な役割を果たしてきたのが日本の伝統医療の一大特徴ともいうべき「揉む医療」（栗山、一九九七）であったということはもはや説明の必要もないところだろう。

まとめよう。古典的な「気の身体」を漂白してそこから道家的（より正確には『淮南子』的）気論を脱色することに成功したのはしたがって仁斎の気論と、この「揉む医療」（栗山、一九九七）があったからこそであった。それによって初めて東アジア出自の身体認識に西欧由来の解剖学的身体を合流させることが可能となった。

（三）理論の検証

姿勢の劣化

それでは、二側に現れる事象を述べた次に掲げる一連の引用群（第三五番から第四三番まで）を吟味することによって、「正しい姿勢」（基六）ではいられなくなり、「本来の体型」（基五）からは逸脱してしまって、劣った規範である「第二次的な体型現象」（基五）へと縮退してゆかざるを得なくなるメカニズムを、現代解剖学を参照しつつ検証してみることとする。

この一連の記述では解剖学的な知識が体側線の理論に巧みに繰り込まれていて、そこからは日本的身体の認識論的戦略が透けて見えてくるようで興味深い。

基の残した手稿によれば術者は、被術者の一側で潜在意識を、二側では現在意識を識ることができるのであった。

（三五）二側は全部随意筋に関係する。二側は椎間孔《ついかんこう》・横突起《おうとっき》（図3－2参照）のある所で脊髄神経系統に関する所である。一側の観察が相手自身の意識せぬ面の変化をみるのに対して、二側の観察は相手が今現に感じている変化を観るのに用いられる。欲求不満とか内臓の異常等には直接関係はないが知覚や反射を介して要求を観察することができる。

巻五『脊椎』「5．二側の異常」、七頁五行目－九行目

基の引用第三一番によれば、一側は、「人間内界の活動状態の乱れ、即ち内界の機能的異常の表れる所である」（基三一）とされていた。だから、一側は主として「潜在意識的なものあるいは意識以前の心理作用」（基三一）が発現する所とされていたのだった。一方、基の引用第三二番では、二側は、「脊髄神経の反射状態の表れる所で、人体の平衡が取れない時の異常が表れる所である」（基三二）と述べられていた。それゆえ、二側は「姿勢の問題或《あるい》は大脳反射といったような骨格・筋肉上の変化或《あるい》は偏り疲労というような系統」（基三二）に関わる部位とされていた。であるならば、悪い姿勢への漸進的横滑り、より劣った規範への段階的縮退といった現象の秘密の一端が、この二側の観察によって我々に明らかにされるのではないかと期待されるのだ。（筆者の施術所よりひとこと。実際のところ、患者の多くは三側の硬結には自覚的であるが、二側の硬結には気づいていないものである。）

（三六）棘突起あるいは一側の異常は棘突起の可動性の有無によって過敏・圧痛となって自・他覚的に感知される。二側の異常は硬結として他覚的には触知されるが、相手には異常感がなく末端（手掌、手指、足等）の異常感として現われる。即ち二側によって我々は相手の現在意識の動きを観察することが出来る訳である。而《しこう》して二側の硬結はその殆どが随意筋に反射しているからそういうのは手や足など末端の随意筋を刺激すれば変るものである。

巻五『脊椎』「5．二側の異常」、七頁一〇行目－一四行目

動物には様々な感覚器が存在する。例えば光をとらえる目や音をとらえる耳、そして、圧迫や温度を感じる皮膚などである。それぞれの感覚器からのシグナルはすべて感覚神経の活動電位（刺激に応じて細胞膜上に発生する電位。膜内外の電位差によって興奮を中枢に伝えることができる）であり、最終的には脳の感覚野（感覚が成立する場）のどこに刺激が伝わるかによって、光か音か、痛みか圧か等の区別がなされる。例えば、眼球に強い圧迫を加えるとその刺激が光として感じられることがあるが、これは、興奮の伝わる先が光を感じる部位であることから起こる現象である。感覚は、受容器から大脳皮質にいたる経路のどこを刺激しても、感覚器のある場所から生じたと感じられるが、これを投射の法則という。例えば、腕を切断した場合にも、その失われた腕からの疼痛を訴えることがある。（幻肢痛）これも投射の法則があるがゆえにそう感じられるものである。

（三七）手や足が痛いというが、手や足は痛むものではない。居眠りをしておればもう痛くない。手や足の異常刺激を頭で感じて痛いと思い、それが異常刺激のある所に反射してそこに痛みを感じるのである。これを投射性という。感覚は大脳皮質だけにある。例えば、皮膚に何等かの刺激を与えると、これから興奮が神経を伝わって大脳の感覚中枢に行って始めて感覚となる。それなのに、我々は、感覚が皮膚にあるように思い込んでいる。これは感覚中枢の特性で、感覚を受容器にまで投射するのである。

巻五『脊椎』「5．二側の異常」、七頁一五行目－二〇行目

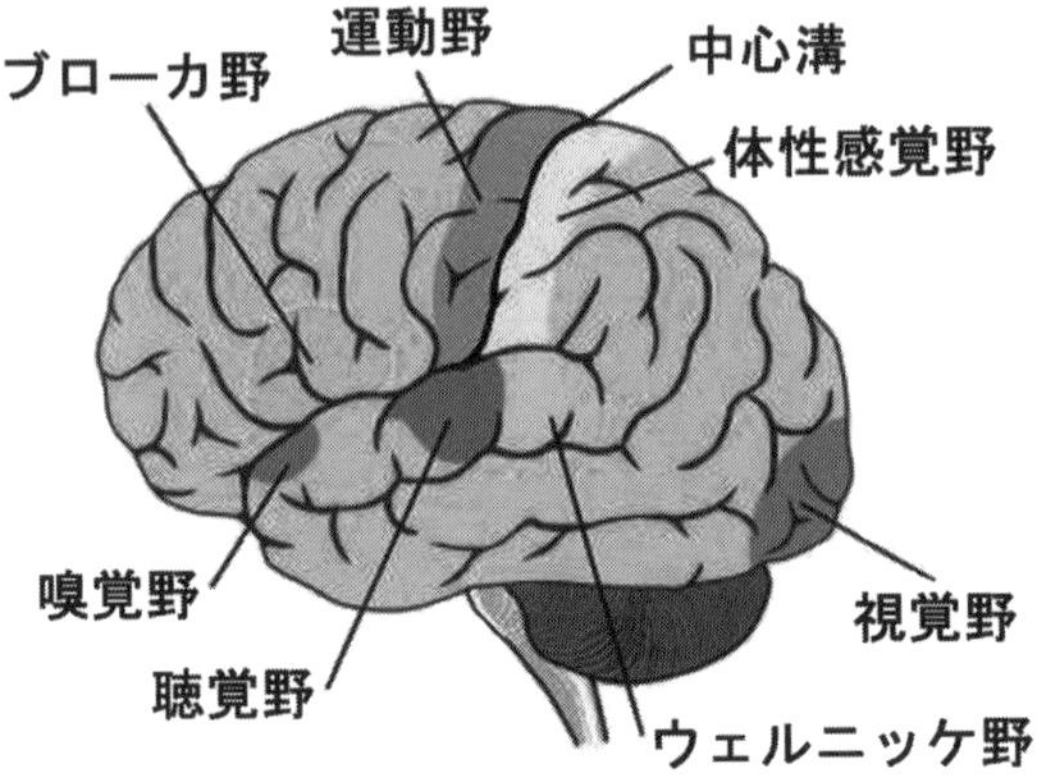

図３－５：体性感覚野

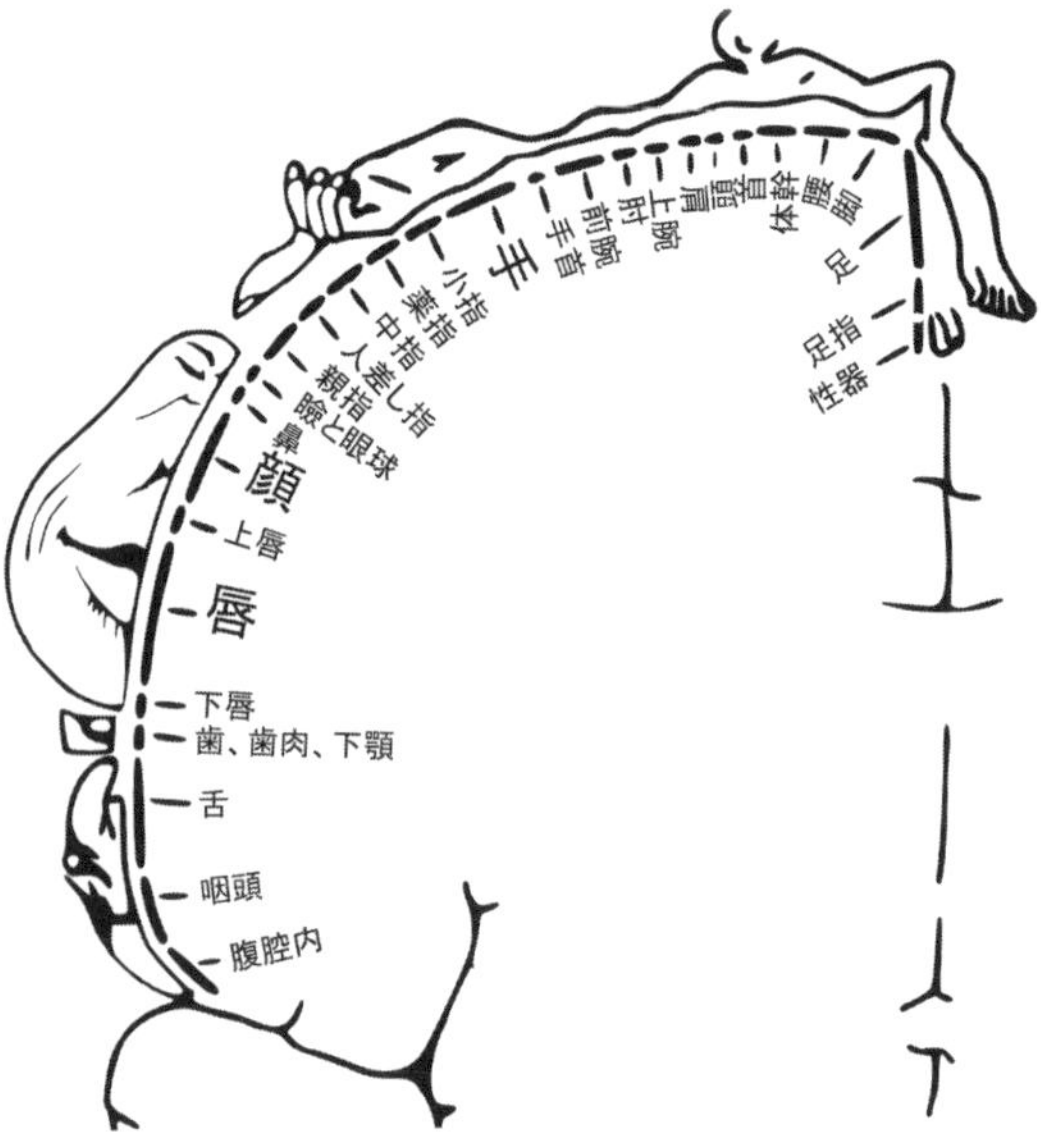

図３－６：脳地図

体性感覚のうち、触覚、圧覚のシグナルは、脊髄の後根（背側）から脊髄に入り、脳内にある視床（感覚の中継路）に向かって脊髄を上行する。（前脊髄視床路）温度覚、痛覚などの神経繊維（一次ニューロン）は脊椎後根から脊椎に入り、神経繊維を変えて（二次ニューロン）対側の脊椎内を上行し延髄から視床へと至る。さらに視床で神経繊維を変えて（三次ニューロン）大脳皮質の感覚野に至る。（外側脊髄視床路）感覚刺激を受けた体の場所によって感覚野の神経が連絡する場所は異なり、感覚は刺激を受けた場所に感じる（投射の法則）。

身体各部の感覚受容器からの神経繊維は対側の大脳皮質感覚野（頭頂葉最前部から左右に帯状に広がる部位）の特定の場所に連絡する。身体各部の受容器の数によって対応する感覚野の面積は大きく異なる。多くの受容器を有する部位（例えば、口唇、顔等）は面積が広く、体幹、下半身等は比較的小さな面積を占める。（図Ⅲ－6参照）

（三八）感覚はその種類の如何を問わず刺激があって感覚が起る為には、必ず三つの要素が区別される。第一は刺激を受けとる受容器であり、第二は受容器からの亢奮を中枢神経に伝えて行く感覚神経であり、第三は感覚の意識を起す感覚中枢である。感覚は感覚中枢で始めて意識となるのであるから、感覚は第一、第二の要素のうちにはない。それで感覚を意識から除外するには第一と第二の間に於《おい》て感覚神経を中断すればよい。だから、頭とその反射していく経路を椎間孔（脊髄神経の出入口）の所で圧迫して遮断して終《しま》えば痛みはなくなる。それで何《いず》れの場所の痛みでも抑えればすぐ止る訳である。

巻五『脊椎』「5．二側の異常」、七頁二〇行目－二六行目

実際、神経根（椎間孔から出てくる脊髄神経の根元）に直接麻酔薬を打ち込み痛みを消失させる整形外科的治療法がある。一般に神経ブロックと呼ばれる施術法で、右記引用文中（基三八）に述べられているような体性感覚が成立する機序を利用したものである。これと同様の効果を手技によって得ようというのが整体のテクニックである。その際には二側を目安にして痛みを軽減させる圧迫部位を探ることになる。なぜなら「二側は椎間孔・横突起のある所で脊髄神経系統に関する所である」（基三五）からで、実際に神経根直上に位置しているからである。

内臓痛は、内臓が感じる痛みのことをいい、体性痛とは異なる性質を有している。内臓痛を生じさせる刺激（適刺激）は体性痛とは異なり、管腔臓器（消化管、尿路、血管等の管状構造を有する内臓器官）の急激な拡張、平滑筋（心臓を除く内臓や血管などの壁をなす筋肉）の伸展や虚血時の強い収縮、そして、化学的刺激とされている。これらが内臓痛の適刺激となって痛みを生じさせることになる。例えば、腹膜の過伸展や、平滑筋の痙攣性収縮では痛みを感じる。一方、肝臓、腎臓などの実質臓器は痛みを感じない。また、内臓は、切ったり熱を加えても痛みを生じないことが知られていて、熱刺激には反応せず、管腔臓器は切られても痛みを感じることはない。

次の基の引用第三九番では、内臓痛を随意筋の反射と関連づけて理解しようとしている。

（三九）胃や腸は不随意筋であるから知覚神経はない。それで取り出して切っても痛まない筈であるが、胃や腸が痛いと訴えるのは何故か。それは胃腸に加えられた異常刺激の為に胃腸が収縮し、その収縮反射が随意筋を刺激して随意筋が収縮する時に痛みとして伝えるからである。だから痛みというものは殆んど随意筋の反射である。それでどれでも途中の神経を抑えれば痛みは止って終《しま》う訳である。

巻五『脊椎』「5．二側の異常」、七頁二七行目－八頁二行目

日常的なストレスや無理が我々の身体に緊張を生み出し随意筋に負荷を与えて、結果本人の体勢を崩すに至るという。基の引用第三九番でいうように内臓の不調もまた随意筋に反映されるものなのならば、それもまたこの機序を通じて体勢を崩していく要因になりうるだろう。

（四〇）私達の生活というものは、私達が意識すると否とに拘《かかわ》らず不断に緊張を強いられている。そしてそういう色々な有意的或《あるい》は無意的な緊張が皆随意筋に反射して体の何處《どこ》かの力が抜けないようになって来る。そして私達がそれを意識して力を弛《ゆる》めようとしても猶且《なおか》つ弛まない部分がある。之を不随意的緊張というのであるが、その緊張の殆《ほとん》どは脊椎二側の異常反射として現れてくる。この緊張は二側を調整しない限り弛《ゆる》まない。

巻五『脊椎』「5．二側の異常」、八頁三行目－七行目

身体のあちこちの筋肉が勝手に緊張したり逆に緩《ゆる》みっぱなしになってしまったりしたら、体勢が本人のコントロールのあずかり知らぬところとなるのは自明のことであって、もしそうなったら「端正なる姿勢」（基六）を保持し続けることなど到底叶いっこないことぐらいは容易に知れる。このよう

な事態が重合的に出来《しゅったい》すればおよそ「正しい姿勢」（基六）などではいられなくなり、「本来の体型」（基五）からは逸脱してしまって、より劣った規範である「第二次的な体型現象」（基五）をも招来しかねなくなることくらいは当然首肯しうるところだ。

「悪い姿勢」（基一六、一八）への漸次的遷移はそれゆえ二側を観察することにより察知することができるという。

（四一）所が二側に異常があると、痛みを感ずべきに感ぜず、硬直があり乍《なが》らその硬直を感じない。突然脳溢血に倒れたという様なものは皆二側に異常のあるものである。脊髄反射の異常を知るには二側の観察は重要なことである。

巻五『脊椎』「5．二側の異常」、八頁一〇行目―一二行目

ところが二側は観察するばかりではなく、さらには直接そこへ施術してしまってもかまわない。この二側への操法によっては次に見るように「不随意的緊張」（基四〇）や弛緩を「随意に弛張《しちょう》させ」（基四二）ることができるのだという。

この技術を用いれば劣位への段階的遷移にもどこかで楔《くさび》を打ち込むことができるのではなかろうか。そうしたら悪循環もどこかで押しとどめることができるのではないのか。

（四二）若《も》し又、如何《いか》に力を入れようと思っても入らないという様な場所があれば、それも二側の異常に関連していることになる。それで脊椎二側は、体の不随意的緊張又は弛緩を随意に弛張《しちょう》

させたり、体の知覚異常、痛みとか痒みとかいうものを適宜中断或《あるい》は発起させたりする時に用いられる。

巻五『脊椎』「5．二側の異常」、八頁七行目－一〇行目

その際には、二側上の硬結を操作することによって近傍の椎骨の歪みをも一緒に除去することができるという。

（四三）二側の硬結は筋肉或《あるい》は靭帯の中にあって、椎骨を矯正する方向に刺激すると決して動かないが、椎骨の曲る方向に刺激すると動くものである。それで硬結を動かしてみて、その最も動き難い方向に指を当てて力を入れれば転位椎骨は治って終《しま》うものである。

巻五『脊椎』「5．二側の異常」、八頁一三行目－一六行目

まとめよう。体を動かす骨格筋は随意筋であって、本来であればそれらは自分の意志で動かすことができるはずのものである。そうであるからこその随意筋であって、もしそうでなければ我々は我々自身の身体を自分たちの意の儘《まま》に操ることなどできなくなってしまうだろう。一方、我々の内臓の自律的な活動を支配している我々自身の意識的な制御からは埒外にある筋肉はだから不随意筋と呼ばれるわけである。ところが、自分の体勢を意識的に制御できるはずのこの随意筋が我々の意志にしたがわなくなり不随意な緊張や弛緩を強いられることになるという。その理由としては、日常生活の無理や不安やストレスが内臓等の不調和とも相まって、いずれは随意筋に作用して身体のあちこちの骨格

筋が我々の意識下にある制御の埒外へと逸脱してゆくことになるからであるという。

これが藤守式脊椎骨盤矯正法が考える、我々がそうでいたいと願っているのに、にもかかわらず「正しい姿勢」(基六) ではいられなくなってしまうメカニズムである。この理路が前提できていれば姿勢の段階的な劣化が引き起こされてしまう機序もうまく説明がつくはずだ。

この基の理屈にはなかなかの説得力がある。しかしだからといって今ここでこれを結論としてしまったのではいささか拙速の誹《そし》りを免れえないだろう。つまり、まだいくつかの留保があるということだ。ここではそのことについて考えてみたい。


一つ目の鍵は各体側線の位置情報である。

まず、三側の位置から確認しておこう。三側の定義は「交感神経系の変化の現れる所で、(…) 内臓に疾患があると三側に筋の緊張度即ち強弱性の欠除せる異常状態が見られる」(基三三) というものであった。そして、三側が位置する場所は、脊椎両側にある、まさしく交感神経幹(節)の上であった。

続いて二側。二側は「脊髄神経の反射状態の表れる所で、人体の平衡が取れない時の異常が表れる所」(基三二) であって、それゆえ「姿勢の問題或《あるい》は大脳反射といったような骨格・筋肉上の変化」または「偏り疲労というような系統」(基三二) が表現される場所であるとされていた。そしてその二側が位置する場所が「椎間孔・横突起のある所」(基三五)、つまり (運動や感覚を司る) 脊髄神経が出入りする椎間孔とその近傍にある脊椎骨横突起直上であった。

そして一側。一側については次のように記述される。「人間内界の活動状態の乱れ、即ち内界の機能的異常の表れる所」(基三一) であって、なおかつ「主として潜在意識的なものあるいは意識以前の心理作用の発現する所」（基三一）である。さらにまた「性欲や呼吸の反射状態をも現出する所」（基三一）でもあって、なかんずく「神経系統・生殖器系統・呼吸器系統の変化の表れる所」（基三一）である。それで、一側の存するところは、「脊柱の側縁を触ってみると針金のような線に触れることがある。これが一側の所」（基二六）と説明されているように、一側は脊椎骨棘突起両側極近傍に触知される。

そうして、体側線上に硬結や、過敏、圧痛があれば、即応する近傍の椎骨には「可動性の欠如或《あるい》は過剰」（基三一）が、あるいは「棘突起の可動性の有無」（基三六）が触知されるという。そうすると、硬結や、凝りやしこり、あるいは知覚過敏や圧痛といった症候が特異的に発する部位が脊椎近傍に縦に並んで存することが知られ、さらに、それらはそれぞれ特定の線を共有するいくつかの群に分類することができるということになる。そして、それら症状が乗る線が何処《どこ》にあるのかによって症候の示す病理的意義も決せられるのだという主張が加わる。

この主張は、先に述べたそれぞれの体側線が存在する部位の、解剖学的地位や意義を考えれば納得のいくところである。というのも、例えば、椎間孔直上にある二側は「体の運動とか使い方の歴史」（基三二）に関わるとされているが、椎間孔が脊髄神経の出入り口であることを勘案すればこの記述には大いに説得力があるし、同様に、交感神経幹直上にある三側は「病気の歴史」（基三三）を示唆する線と看做《みな》されているが、それも交感神経系が自律的な内臓支配に関与していることを鑑みれば深く首肯しうるところであるからである。そして、脊髄神経に最も近い一側であれば、これらよりもより多くの情報がもたらされるという具合にである。

二つ目の鍵は、基の主張する内臓痛が随意筋の痛みとして翻訳される（基三九）という理解が妥当であるのかどうかということである。

筆者が、心理的な、あるいは身体的な要因が内臓諸器官の不調和とも相まって「悪姿勢」（基六）へと、「悪い姿勢」（基一六、一八）へと写像されていく様がうまく説明できているのではないかと思うに至ったのは、二側に関わる記述を精査していた時にであった。そして、その時見た理論を繰り返し応用すれば、我々の身体がより低位の規範へと向かって滑り落ちていく機序もわかりやすく把握できるのではないかと考えたのだった。

それには、基の引用第三九番で示されている、「胃や腸は（…）取り出して切っても痛まない筈であるが、胃や腸が痛いと訴えるのは何故か。それは胃腸に加えられた異常刺激の為に胃腸が収縮し、その収縮反射が随意筋を刺激して随意筋が収縮する時に痛みとして伝えるからである」（基三九）という理屈が、正しいのか否かにかかっているように思える。

この解釈が基独自のものなのか、なんらかの解剖学的な裏付けがあってのものなのか、今のところ筆者にはわからない。わからない、が、しかし、たとえ解剖学的な裏付けがあったにせよなかったにせよ、この理屈を運用すると内臓の不調をも身体的および心理的要因と合わせ「悪姿勢」（基六）へと至る規範の段階的劣化のループ内にすべり込ませることができる。なぜなら、「有意的或《あるい》は無意的な緊張が皆随意筋に反射して体の何處《どこ》かの力が抜けないようになって」（基四〇）きて挙句、身体のあちこちの随意筋が「不随意的緊張又は弛緩」（基四二）に不断に曝されていてこそ、私たちの身体は私たちの意向を無視して勝手に「悪い姿勢」（基一六、一八）へと突き進んでいくことができるからだ。つまり、随意筋へのコントロールが効かなくなれば、正しい姿勢など維持したくても維持できようがなくなるということである。

そうすると、「だから痛みというものは殆《ほと》んど随意筋の反射である」（基三九）という基の断定が、戦略的に見た時、実は極めて重要な意義を持っていたことに気付かされる。もしこの言述が字義通りの意味を持つのだとしたら、身体的、心理的要因に加えて生理的要因までをも「悪姿勢」（基六）創造の機序へと無事参画させることができる理路が完成されるからである。

これが、藤守式脊椎骨盤矯正法において、より劣った規範である「体の歪み」（基一）や「悪い姿勢」（基一六、一八）がいずれ慢性化してしまい、やがてはそれが増幅されてついには病気へと至ると考えられている機序である。そして、これこそが、筆者が姿勢の段階的劣化という表現で言い表そうとしているものの本態である。

基は、鍵Ⅰ「体側線の位置情報」と、鍵Ⅱ「内臓痛を随意筋と関連付けて翻訳すること」とを自らの記述の裡《うち》に仕込むことによって、姿勢の、段階的な劣化の概念を現代解剖学とも矛盾させることなく地続きのままに成り立たせようとする日本的身体の戦略をあからさまに示して見せた。それは、日本的身体が、解剖学的身体をも自らの構成要素として内包させて、一つの医学的認知体系として独り立ちしていこうとしている限りにおいては避けては通れない必須の課題だったからだ。

鍵Ⅰ、鍵Ⅱを二つの仮説とすると、その検証は今後の課題ということになるだろう。そしてそれが立証されれば、姿勢の段階的劣化が起こる機序も現代解剖学と矛盾することなく接続させることが可能になる。特に二側に関して言えば、仮説Ⅰ（鍵Ⅰ）は、椎間孔上の皮膚への刺激と、それが及ぼす体性神経（感覚神経、運動神経）への影響を調べれば実証的にその相関を示すことができるのではないか。このような試みは藤守式を可能にしている日本的身体の客観的記述へ向けての重要な布石となるだろう。

施術所からの報告

それでは最後に基の手稿より、二側の観察の仕方について述べられている部分をここに抜き出して本項を終わることとしよう。

（四四）

1　先づ第一に硬結或《あるい》は硬直を探知し、それが発見されたら、その人の平生の動作中にそこに余分に力を入れることがないだろうかとそれを確かめる。

2　次に二側系統の末端神経の分布箇所を余分に使う傾向はないかということを調べる。そして末端部位に異常のあることが確定すればこの硬結或《あるい》は硬直は内臓の異常反射に起因することが判明される。若《も》し末端部位に異常がなければ大抵はそこに余分に力を入れ過ぎるという傾向があるものである。

3　総じて椎骨は重心側に転位するものであるから、転位の方向を察知して、末端に異常のない場合は二側の硬結は姿勢或《あるい》は体の平生の動作に関連のあることが知られる。

巻五『脊椎』「5．二側の異常」、八頁一八行目－一二六行目

筆者の施術所からの報告を交えつつ簡単な解説を加えておく。

〔報告1〕五〇代女性
主訴：脚に力が入らない、踏ん張れない
症状：足底の接地感がない。拇趾側に力が入らず小趾側のみで立ったり歩いたりしている気がする。
触診：腰背部二側に硬結を触知。対応する脊椎骨に転位を観察。
施術：骨盤の操法。腰部椎骨の操法。体側線上の硬結等の操法。
経過：転ばなくなった。足の接地感が復活し、バランスよく歩けるようになった。
所見：この患者は主訴以外にも腰の痛みや脚部の痛みもあったがそれらも寛解した。
解説：二側上に基の記述通りの硬結を触知した。これより、二側の硬結が基の記述に見られるように身体の平衡に関わっていることが推測される。（基二九参照）

この患者は右記以外にも胸部の狭窄感や、心理的な焦燥感等も合わせ訴えていたので、それらに必要な施術も並行して行い、（胸部および頸部の操法、胸背部の硬結の操法等）全ての症状が寛解した。

〔報告2〕六〇代男性
主訴：まっすぐに立てない。歩行中にふらつく。手に力が入らない。無意識のうちにしっかりつかんでいるはずのものが手から落ちる。肩から上肢にかけて痺れと痛みがある。
症状：疲れやすい。肩頸腕部《けんけいわんぶ》に痛みと痺れがある。不整脈。両手中指第一関節が内側に向いたままの状態で固着。

既往症：高血圧。糖尿病。
触診：頚椎、胸椎、腰椎全域にわたって椎骨の転位が触診される。一側、二側、三側上に硬結等観察される。（基二八、二九、三〇参照）
施術：骨盤の操法。椎骨の操法。体側線上の硬結等の除去。
経過：肩から腕にかけての痛みと痺れが寛解した。頚《くび》の痛みが寛解した。ものを落とさなくなった。まっすぐ立てるようになり、歩行中ふらつくこともなく、バランスよく歩けるようになった。
備考：住宅メーカーに勤務していた経験があり、当時は現場仕事が主であった。体を動かすことを好む。
所見：二側だけに限らず、一側、三側にも多く硬結や過敏、圧痛等も観察され、脊椎全般にわたって転位も観察されるので引き続き加療の要を認める。
解説：二側上に基の記述通りの硬結を触知した。（基二九参照）右記基の二側の観察の仕方1に則り問診したところ、力を入れるときに頚の特定の部位に力を込める癖があるとのことであった。これらより、二側の硬結が基の記述にある通りに身体の平衡に関わっていることが推測される。

この人物の場合は、体を動かすことを好み、手の中指が変形し力が入らなくなってしまっていることから、二側の観察の仕方2より、二側の硬結が高血圧、糖尿病、不整脈等の諸症状の反射に起因するとの推測も可能である。

第四章

手技療法と心臓疾患

1　心臓疾患

心臓の診断学

手稿巻一〇は『心臓』と題され、全五章三七頁よりなる。各章は、第一章「心機能の調整」、第二章「血管の機能調整」、第三章「血圧」、第四章「心臓反射」、第五章「心臓の検査」とそれぞれ主題が割り振られており、心臓血管系の疾患と、それに対する手技に関わる記述よりなる。この文献が書かれた当時（正確な日付がないので詳細は不明であるが、おそらく戦後間もない頃から書き継がれていたと思われる）までに主流であった内科診断学と症候学に基づいて記載されている。手稿巻一〇『心臓』は、字体、仮名遣いともに他の手稿と比して特段の古臭さを感じさせるのであるが、引用にあたっては可能な限りオリジナルを尊重することとした。

昭和の手技療法を支える日本的身体が古方派的身体をその源流のひとつとして持っていることはすでに繰り返し本書が主張してきたところではあるが、手技療法の、漢方医学と比しての著しい相違は、その名が示すように、投薬は行われず手技施術のみに依っているというところである。（それに対して漢方医学はもちろん漢方薬の投与を主体とした投薬医療である。）

また、日本的身体がその構成要素として西洋医学を画する解剖学的身体をも共有していることはすでに例証を掲《あ》げて述べてきたところであるが、以下の引用では、解剖学的身体に基づいた診断学と症候学とが椎骨に対する刺激の理論と違和感なく同居していく実際を確認しておきたい。

冒頭では、心臓及び血管系（循環器系）障碍《しょうがい》に対しては、心臓や血管に対して作用する生体反射を利用した治療技術を用いるべきであると主張する。

（四五）循環機能不全に対する治療法は心臓と血管の機能調整に大別する。甲は主として心臓に働く反射を喚起し、乙は主として血管に作用する反射を惹起せしむるものである。而《しこう》して循環障碍は或《あるい》は心臓の機能障碍のみに基因し、或は血管の病的変化のみに由来することもあるが、心臓及び血管が同時に障碍されて発する場合が多いから、従って此《この》両者は同時に使用されることもある。

巻一〇『心臓』「循環系統、総論」、一頁三行目－八行目

まずは診察の順序を確認する。視診から始まり、脈診を含めた触診の重要性を述べる。なんとも古めかしい表現で、戦前の医学部で使われていた教科書を読んでいるかのような錯覚にも陥らせられるのだが、内容は今のものと比してみてもそう大して変わらないだろう。

（四六）患者に接した際に、一瞬の間にその全貌を脳裡《のうり》に収め、次で手を取り上げて橈骨《とうこつ》動脈（肘から手にかけて走行する）を觸《ふ》れ、（手首の）脈拍を検する。その大体を知れば皮膚面、主とし

て前額部に手を置いて、一応体温の高低を評價《ひょうか》する。夫《そ》れから肌を出さしめて胸郭全般に関する視診を終え、左右の頸部を同時に觸《ふれ》て淋巴《りんぱ》腺腫脹の有無其《その》他を確め、鎖骨上窩《か》から肋間腔を漸次下方に比較打診（胸や腹を指頭を用いて叩いて診断する診察法）する。その間指頭を通じて胸部皮膚の湿度・温度・浮腫・緊張等に就《つい》て絶えず注意を怠ることは出来ない。打診の後には心尖《せん》搏動（収縮と拡張に伴う心臓の拍動。体表より触知できる）を觸《ふ》れ、次で聴診に移る。身体胸部背面に於《おい》ても同様打診・聴診を行ひたる後、腹部の視診・觸診に漸次及ぶのが一般診察の順序である。手の觸感を通じて身体の異常を発見する方法は總て觸診と言ふに属し、視診、打診、聴診と共に、四つの基本的検査方法をなすものであって、更に必要に応じて精細な補助的検査を選擇《せんたく》施行するのである。

脈搏は生命の原動力ともなるべき心臓運動の状態を直接反映するものであって、診察の順序から云へば脈搏の觸診は打診・聴診の何《いず》れよりも先に行ふべきものであるが、之《これ》に関する的確な知識は、脈管系の他の精細なる補助的検査による結果と相俟《ま》って始めて闡明《せんめい》される所である。

巻一〇『心臓』「循環系統、2．診察の順序」、三頁三行目－一九行目

心臓のポンプ機能が低下し、体の各臓器（脳、腎、肺、肝など）へ血液を十分に送り、また回収することが出来なくなった状態を心（機能）不全という。心臓が十分に収縮できない（収縮不全）ばかりではなく、十分に拡張できない（拡張不全）場合でも心不全になりうる。

心臓の収縮不全の原因は、心臓の筋肉活動を維持する血流不足である虚血性心疾患（狭心症や心筋梗塞）や、心臓の筋肉の病気である心筋症等である。一方、心臓の拡張不全の主因は高血圧であり、

心臓が少し硬くなった状態と考えればよい。収縮不全と比べると、高齢者や女性に多くみられ、また、予後（疾患の先々の良し悪し）は比較的良好ではあるが、肺うっ血を起こし易く、入退院を繰り返すこともある。

心不全の症候は軽いうちは気づかれないが、重篤度を増すにしたがってなんということもない坂道歩行でも息切れするようになったり、脚にむくみを生じ、夜間床についてから咳が出たり、発作性の夜間呼吸困難や、半ば体を起こして呼吸しないと苦しくなる状態（起坐呼吸）になる。

（四七）心臓の身体作業に適應《てきおう》し得る能力を其《そ》の作業能力といひ、作業能力の減退のため、日常の生活行動に困難を感ずる状態を心機能不全といふ。その最も典型的なものは代償機能障碍《しょうがい》（心ポンプ機能の代償機能の破綻）を来した辨膜病《べんまく》（心臓にある弁の異常による病気）の場合であるが、其《その》他また心筋の原発性病変即《すなわ》ち心筋炎（心臓の筋肉に発生した炎症）・心筋変性症（心筋の変性による病変、例えば心肥大等）・脂肪心（心筋や心膜における脂肪沈着）・或《あるい》は心筋の二次的変化即ち血圧亢進症患者の代償機能亡失（心ポンプ機能の代償機能喪失）等の際にも、亦《また》この範疇に属するものであるが、この場合には單に心臓だけでなく、血管運動神経の麻痺のため全循環系（体液を循環させるシステム）の機能減退を来すから、循環機能不全の名で呼ばれることが多い。

巻一〇『心臓』「循環系統、5．心機能試験法」、八頁二一行目－二八行目

心不全に向かっている状態はではどうしたら探り出せるのか。心臓は自らのポンプ作業に支障をきたすようになると、自身の果たすべき機能を全うするために種々の代替手段を講ずることになる。こ

れらを総称して心機能の代償機構という。一例を挙げれば、体内に五リットルの血液を循環させているとするなら、その循環量を四．五リットルに減じて役割を果たそうとする。そのためには、心臓は一種の利尿ホルモンであるBNP（脳性ナトリウム利尿ペプチド）を血中に出して尿量を増加させ、ポンプ作用で循環させる血液量を減らす。よって、心臓の力が弱れば弱るほどBNP値は増加してくるのでBNP値は心臓機能の状態を知りうる一つの指標となる。

（四八）生命の原動力ともいふべき心機能の検査は極めて重要なことであるが、之《これ》が良否を検するには、坐位から立位へ、又はその逆に体位を変へ（体位変換）、或《あるい》は一定の運動を課し（負荷試験）、或は呼吸を中絶せしめ（呼吸停止法）などして、是《これ》等に因る脈搏の変化、血圧の変化、呼吸の変化等を見るのである。
然《しか》し正常人でも、斯様《かよう》な作業乃至《ないし》試験に対する努力の程度は、職業・体格・年齢乃至練習の如何《いかん》等によって相当の個人差を示し、また心臓神経症の患者では、精神的影響によっても一見不良の成績を示すことがある。それ故《ゆえ》その判定は充分慎重であることを必要とし、従って諸書に記載されてゐる正常値・病的値もまた區々たるを免れない。その内、最も簡単にして且《か》つ何人《なんぴと》にも容易に行ひ得る方法を掲げると次の如きものがある。

巻一〇『心臓』「循環系統、5．心機能試験法」、八頁二九行目－九頁一〇行目

続く部分で基は特別な器具を用いなくとも実施可能な心臓の働き具合を見るための伝統的な臨床検査法（体位変換、負荷試験、呼吸停止法等を伴うもの）を九例ほど挙げ、その詳細を記述しているが、

それはここでは割愛する。それらの臨床的な方法論以外にも今日よく行われている現代的な医療器具を用いた検査法としては以下のようなものが挙げられるだろう。

表４－１：心機能検査法

胸部レントゲン	心臓の動き、駆出量の程度等を調べる。心不全の原因としての心臓疾患の有無を調べる。治療効果をみるときにも使われる。
心電図検査	心臓壁の肥厚の有無、狭心症や心筋梗塞を発症しているか否か、また、不整脈等を調べる。
心臓エコー検査	心臓の動き、駆出量の程度等を調べる。心不全の原因としての心臓疾患の有無を調べる。治療効果をみるときにも使われる。
心臓カテーテル検査	足のつけ根や腕の動脈から細い管（カテーテル）を入れて造影剤を冠状動脈（心臓を栄養する動脈）の中に流し、心臓の血管の狭窄部位や、心臓の機能を評価する。
血液検査	心臓に負荷がかかると合成、分泌されるＢＮＰ（脳性ナトリウム利尿ペプチド）という物質を測る。重症度をみるためにも有用な検査である。

心機能不全を予防するためには、過度なストレスの回避、適度な運動、禁煙、節酒、食習慣の見直し、減塩食等が励行されるべき留意事項としてよく挙げられているようだ。裏を返せば、これらの生活習慣が心機能不全に陥る危険度を高める要因とみなされているということでよいだろう。これら生活習慣以外にも感染症もまた心臓疾患を引き起こす原因となりうることが指摘されている。

（四九）（1）心臓病の原因

心臓病の原因としては、身心の過労・過度の喫煙・其《その》他の不摂生的生活様式等が挙げられる。而《しこう》して本病に対しては急慢性の感染が深い関係を持つものである。即ち多くの急性傳《でん》染病は心筋炎・心筋変性症を併発若《も》しくは後遺する可能性を有する外、敗血症は屢々敗血症性心内膜炎を発し、また緑色連鎖状球菌の感染は所謂《いわゆる》遷延性心内膜炎を惹起する。

巻一〇『心臓』「循環系統、6．心機能不全の原因」、一一頁一二行目－一七行目

感染性心内膜炎は、溶血性連鎖球菌《ようけつせいれんさきゅうきん》やブドウ球菌などの菌がなんらかの原因で血液中に侵入し、心臓内部に感染巣《かんせんそう》が形成されることによって惹き起こされる。病原微生物が繁殖してできる生息巣である感染巣が心臓の弁に付着し、弁構造を破壊し、弁逆流によって心不全をきたすことがある。また、感染巣が血流に乗って身体の別の部位に運ばれて、末梢血管を閉塞させる塞栓症状《そくせんしょうじょう》が現れることもある。塞栓症状は、脳、腎臓、腸、手足などあらゆる器官で起こりうる。

心臓の症候学

心臓の大きさは人の握りこぶしよりやや大きいくらいで、重さは成人で約二五〇グラムから三〇〇グラム程度ある。胸郭内の中央（やや左より）に位置している。心臓は、左右に分ける壁（中隔）と上下に分ける弁によって四つの部屋に分けられる。それぞれの名称と機能は次の通り。

〔右心房《うしんぼう》〕右上に位置する。上大静脈と下大静脈がつながっており（これらを通じて全身の血液が心臓に戻ってくる）、三尖弁《さんせんべん》（右心房と右心室の間にある弁）を介して静脈血を右心室へ送る。

〔右心室《うしんしつ》〕右下に位置する。右心房からの静脈血を受け入れ、心筋の収縮とともに肺動脈弁を介して肺動脈に押し出す。（これにより全身から戻った静脈血が肺へと送られ、そこで二酸化炭素を放出し酸素と結合する。）

〔左心房《さしんぼう》〕左上に位置する。開口している左右の肺静脈から、肺で二酸化炭素と酸素を交換し終えた動脈血が流れ込む。流入したその動脈血を僧帽弁《そうぼうべん》（左心房と左心室の間にある弁）を介して左心室へと送る。

〔左心室《さしんしつ》〕左下に位置する。左心房からの動脈血を受け入れ、心筋の収縮とともに大動脈弁を介して上大動脈に押し出す。（ここから酸素飽和度の高い動脈血が全身へと送られる。）

心臓の壁は主に心筋という厚い筋肉よりなる。心筋は骨格筋に似た横紋筋ではあるが、自分の意思

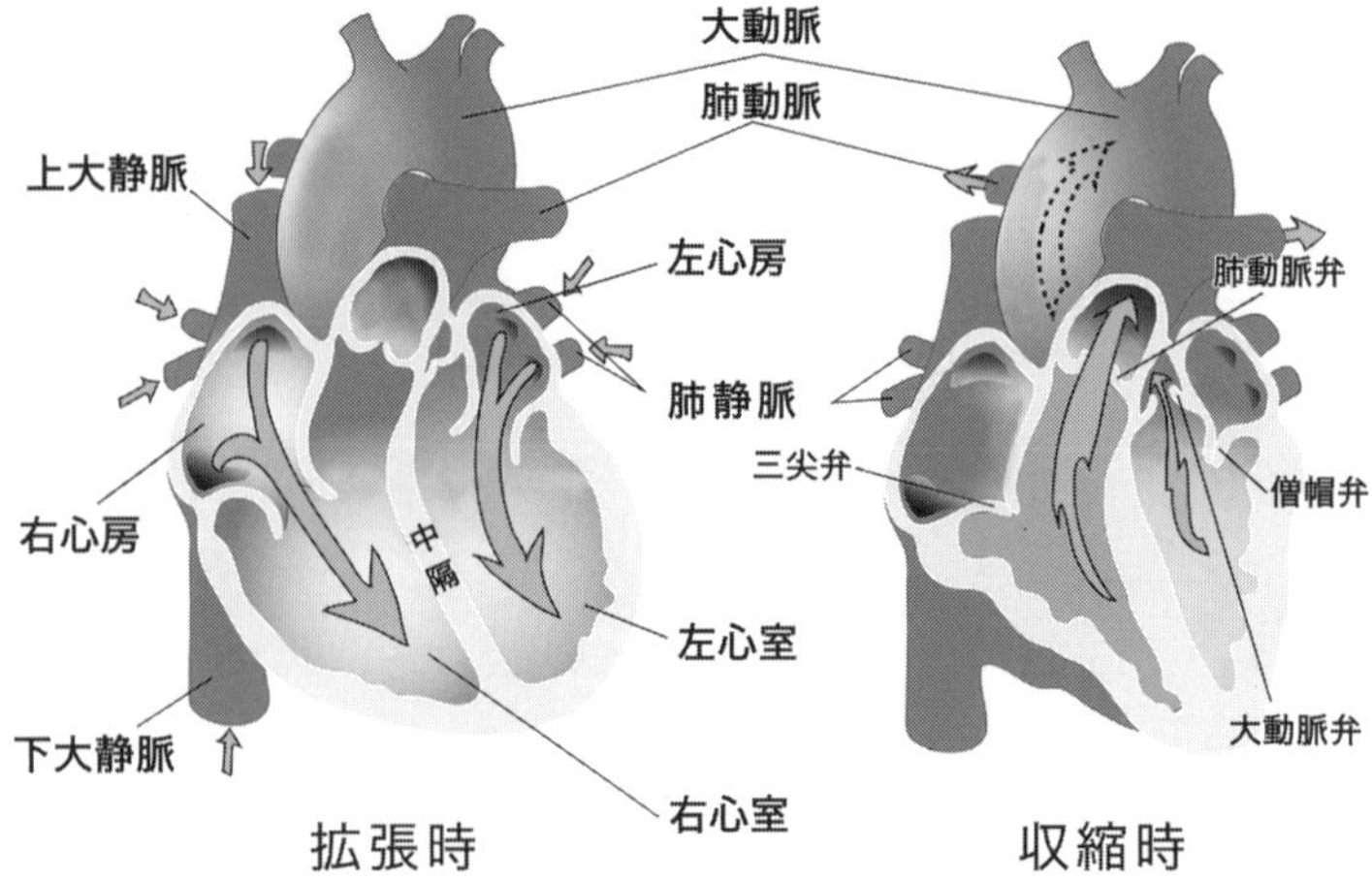

図４－１：心臓
（Clker-Free-Vector-Images による Pixabay からの画像を一部改編）

では動かすことのできない不随意筋である。この心筋の弛緩により心臓を拡張させて血液を受け入れ、収縮によって心臓を収縮させて血液を送り出すポンプの役割を果たす。血液の逆流を防ぐため四ヶ所に弁があり、それぞれの弁が順序よく開閉することによって円滑な血流が確保される。

心臓の働きが弱ってくると次のような症状をきたす。左心が侵された場合の症状としては、低酸素血症が病気の本態となるので、身体活動に必要な酸素が足りなくなり息切れがしたり疲れやすくなる。（労作時呼吸困難、進行して安静時呼吸困難）細い血管までは血液が行き渡りづらくなるので、手足の先が冷たく、肌の色が悪くなる。（四肢のチアノーゼ）肺に血がたまる（肺うっ血）と水分が肺にしみだし、さらに進むと酸欠状態になり、安静にしていても呼吸が困難になり、起座呼吸を行うようになる。（夜寝ていたのに息苦しくて目が覚め、座っていた方が息が楽な状態。）

　右心不全は単独で起こることより左心不全に引き続いて両心不全の一部として起こることが多い。右心が侵された場合の症状としては、全身から心臓への血液が還流できなくなることが本態となるので、顔面および四肢の浮腫、食欲不振、重症化すると腹部膨満、陰嚢水腫などを来す。うっ血肝、体重増加、頸静脈の怒張等が見られる。腎臓の血流が減るため尿量が減り、身体全体に水分がたまって体重が増える。夜間頻尿になり、何度も目が覚めるようになる。

（五〇）（2）心臓の衰弱

心臓衰弱には、主に左心が侵される場合・主に右心が襲われる場合・左右両心が平等に害される場合があって、長期に亘《わた》る過剰の労働・習慣性の過食・過飲・心臓辨膜障碍《しんぞうべんまくしょうがい》・慢性呼吸器疾患（肺気腫・慢性気管支炎等）・心筋炎・心筋変性・冠状動脈の病変・刺激発生及《および》伝達の障碍・心嚢《しんのう》癒着・腎臓炎・高血圧症等によって発する。心衰弱は其起始《そのきし》は突然か又は徐々で、心悸亢進《しんきこうしん》（心拍数が著名に増加した状態）・胸部圧迫感・呼吸困難・チアノーゼ（皮膚が青紫色になる）・不整脈（脈が不規則に打つ状態）・心拡大（心筋が肥大し、重量が増加した状態）・浮腫《むくみ》・肺脾の欝血肥大・心尖（心臓の尖端部）の収縮期筋性雑音（血液の乱流により生ずる）等が現はれ、最低血圧は高く、患者は起座呼吸を営むものである。而《しこう》して従来辨《べん》膜障碍症状（心臓にある四つの弁が炎症や外傷などによって血流を妨げられ心臓の活動に様々な支障をきたす）があって引続き上記症状を来せる場合には之《これ》をその代償不全症なりと称する。

巻一〇『心臓』「循環系統、6．心機能不全の原因」、一一頁二三行目－一二頁三行目

心不全には急性と慢性がある。急性心不全に結果する原因疾患は心筋梗塞や不整脈、肺塞栓（エコノミークラス症候群などで血の塊が肺の血管を塞ぐ疾患）等である。急激な血流異常により呼吸困難に陥り失神することもある。慢性心不全では、それが原因疾患となって、全身の臓器が循環障害を受け続けいずれ支障を来たす。

（五一）（2）心臓の衰弱（a）左心室衰弱

急性症は、過激の運動・発熱・梅毒・高血圧者等に於《お》ける急性左心室拡張として来り、慢性症は、大動脈辨《べん》障碍・高血圧症・環状動脈硬化症・血管硬化症・慢性腎炎・僧帽辨閉鎖不全・大動脈瘤等に於《おい》て現はれ、軽症では、先《ま》づ夜間咳嗽《がいそう》・粘稠性の喀痰《かったん》・胸内苦悶・圧迫感等が起り、労働能力・思考力は衰へ、階段の上昇困難となり、呼吸は促迫するに過ぎないが、重症では左心室は十分右心室から送られた血液を搬出することが出来ない為、高度の肺欝血が起り、強度の呼吸困難・屢々心臓性喘息が現はれ、咳嗽・喀痰（心臓辨膜障碍性細胞を含む）強く、時々には喀血し、左心室濁音は著しく拡大し、ラッセル（聴診器で聞こえる異常な呼吸音）が現出し、後には右心室も衰弱して浮腫や頸動脈の腫脹も加はる様になる。第二大動脈音及《および》僧帽辨音の強盛・橈骨《とうこつ》動脈の高緊張等も見られる。

巻一〇『心臓』「循環系統、6．心機能不全の原因」、一二頁四行目－一四行目

急性心不全とは、心臓に器質的、機能的異常が生じて心ポンプ機能の代償機転が急速に破綻し、心

室拡張末期圧の上昇や主要臓器への灌流不全を来し、それに基づく症状や徴候が急性に出現、あるいは悪化した病態のことをいう。急性心不全は、新規発症や慢性心不全の急性増悪により起こるが、症状や徴候は軽症のものから致死的なものまで極めて多彩である。

慢性心不全とは、慢性の心筋障害により心臓のポンプ機能が低下して、末梢主要臓器の酸素需要量に見合うだけの血液量を駆出できない状態にあり、静脈系にはうっ血がみられ、日常生活に支障を来した病態であると定義される。労作時呼吸困難、息切れ、尿量減少、四肢の浮腫、肝腫大等の症状の出現により生活の質（クオリティ・オブ・ライフ：ＱＯＬ）の低下が生じて、日常生活が著しく阻害される。また致死的不整脈の出現も高頻度にみられ、突然死の頻度も高い。

（五二）（２）心臓の衰弱（ａ）右心室衰弱

右心衰弱は、肥胖症・脚気・肺動脈辨障碍《べんしょうがい》・呼吸器疾患（肺炎・肺気腫・肺浸潤・慢性肋膜炎・肺血管詮塞症等）・胸腔内の大滲出物・心囊炎・脊柱後屈側湾症等に於《お》いて起り、軽症では、運動時殊に階段の上昇とか坂道を登る時とか少しく疾足《はやあし》に歩くとかの時に呼吸困難や心悸亢進が起り、肝臓が欝血して居るくらいであるが、重症では、肝臓の腫脹並《ならび》に欝血・欝血尿・夜尿・チアノーゼ・下肢の浮腫・腹水・頚動脈の怒張等が発現する。第二肺動脈音の強盛・心窩部搏動《はくどう》亢進・濁音界の上方及《および》右方増大等も證明《しょうめい》される。右心室衰弱は急激に起り、毫末も欝血性浮腫を来さずに高度のチアノーゼを呈し、数日で致死することがある。

大動脈辨《べん》閉鎖不全や僧帽辨《そうぼうべん》閉鎖不全等では、左右両心室を平等に侵して上記病状の混合型を惹起する。若《も》し閉鎖不全が高度なる場合は、心尖第一音の減弱を呈する様になる。心衰弱の脈拍は小・

軟且《かつ》虚である。

巻一〇『心臓』「循環系統、6．心機能不全の原因」、一二頁一五行目－一二三行目

先ほど心不全では収縮不全と拡張不全が見られると言及したが、近年では、心不全ではほぼ全例で収縮機能も拡張機能も低下しており、収縮不全と拡張不全を明確に弁別することは必ずしも実践的ではないことがわかってきた。そこで、最近では、収縮不全を「左室収縮性が低下した心不全」、一方、拡張不全を「左室収縮性が保持された心不全」と呼ぶことが多くなった。

(五三)（2）心臓の衰弱（a）右心室衰弱

左室収縮不全の場合は、動脈系の貧血及び静脈系並《ならび》に肺循環の欝血を呈する。この場合、右室の機能が尚《なお》比較的完全であると、静脈の欝血は少なく、主として肺欝血を来して危険なる肺水腫を起すやうになる。

又心臓全部の衰弱の場合は、肺の血容が減少し、血液の更新不全を起し、為に炭酸飽和・酸素缺《けつ》乏を招き、チアノーゼ及び呼吸困難を惹起する。そして著名な静脈性血液は内臓に集まり、身体は所謂《いわゆる》自家出血の状態に陥ることとなる。斯《かく》の如《ごと》き場合には第一に心作用を鼓舞して心機能を強化し、第二に内臓血管を収縮せしめて、心臓に多量の血液を輸送し、心機能に要する抵抗を賦与《ふよ》せねばならぬ。夜間頻尿は心衰弱の初発徴候である。

巻一〇『心臓』「循環系統、6．心機能不全の原因」、一二頁二四行目－一三頁六行目

以上本節引用文の記述からは、基の手稿においては、心臓の内科診断学と症候学とが当たり前の知識として前提されているということがよくわかったことと思う。このことは、とりもなおさず、日本的身体においては解剖学的身体が自明のものとして受け入れられているということをよく示し得ている。それでは、もしそうであるのなら、何もことさらに日本的身体などと言い募る必要などないのではないか、そんなものの必要性など実はどこにもなく、ただ西洋医学があればそれで事足りるのではないのか、そう思われた方はいないだろうか。いや、決してそういうことではない。そういうことを基の手稿は主張したいわけではない。なぜなら、たとえ診断は共通の言語でなされていたとしても施術は全く異なるからだ。

次節においてはいよいよこの診断に基づく藤守式の施術の実際を確認してみよう。「斯《かく》の如き場合には第一に心作用を鼓舞して心機能を強化し、第二に内臓血管を収縮せしめて、心臓に多量の血液を輸送し、心機能に要する抵抗を賦與《ふよ》せねばならぬ」（基五三）という。ではどうすれば一体そんなことができるというのか（しかも手技で）、その実際を見てみよう。読者は藤守式脊椎骨盤矯正法の真骨頂を目撃することになるはずだ。

2　心不全に対する施術

刺激と反射

読者はもうすでに心臓は血液を体内に循環させるために二つの機能を有していることを知っている。それは、全身へ血液を送り出すための「収縮機能」と全身から戻ってきた血液を取り込むための「拡張機能」の二つであった。

以前は、左心室の収縮力が低下し（左室駆出率が五〇パーセント未満）、左心室が拡大した「収縮機能不全」が心不全の主な原因と考えられていた。しかし、最近の研究からは収縮力が保たれているのにもかかわらず左心室が硬くて広がりにくくなっているために心不全症状を呈する「拡張機能不全」というタイプの心不全が特に高齢者では多いことも分かってきた。血液が心臓へ戻る力が弱くなっているとうっ血が起こり、浮腫《むくみ》などの症状が出やすいことも我々はもうすでに確認済みである。

いずれにせよ、この収縮と拡張の機能不全（どちらか一方あるいはその両方）が心不全の本態であることは間違いのないところである。こういった心不全の治療は、一般的には薬物療法が中心となり、例えば、血液のうっ滞に基づく症状を取り除くためには利尿薬や血管拡張薬などが用いられたりする。

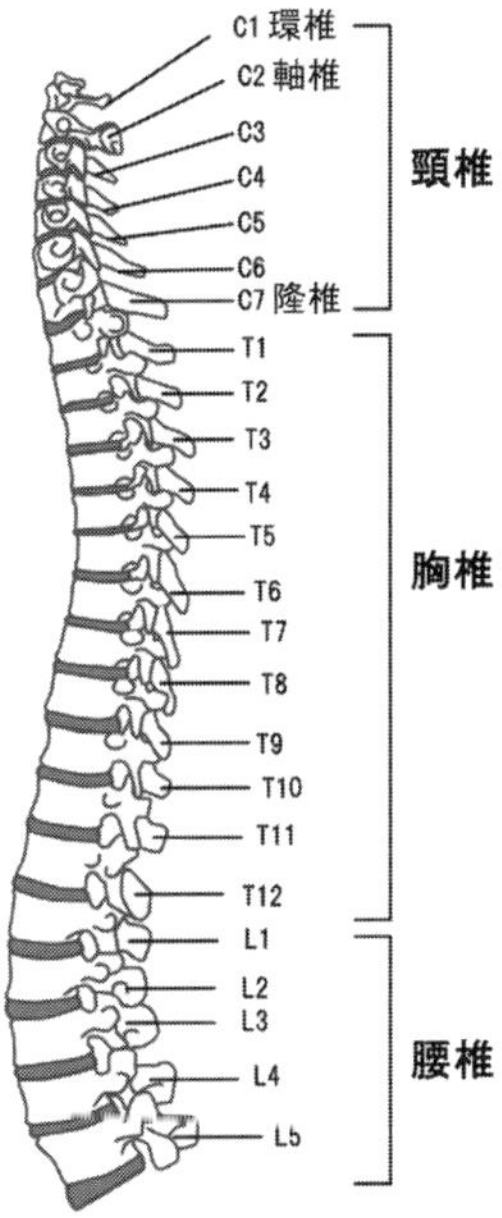

図４－２：脊椎骨の数

ところが、藤守式脊椎骨盤矯正法の場合には投薬は行われず、また、外科的な侵襲等も必要ない。

そうではなく、ある椎骨が心臓の収縮能、拡張能に直接関与しているのでそれを利用すればよいと説く。

人の脊椎は、頚椎が七個、胸椎が一二個、腰椎は五個、仙椎も五個（仙椎はこの五個がひとつながりになって構成されている）あり、都合二九個の脊椎骨よりなる。今、頚椎の一番をＶ（１）と書くと約束すると、頚椎の六番はＶ（６）であり、胸椎の三番はＶ（10）である。腰椎の三番ならＶ（22）である。

では、基の手稿において心臓の収縮能、拡張能に直接関与しているとされる椎骨をＶ（ｉ）（ｉは一より大きく二九より小さいある自然数）として、以下手稿の該当箇所を確認していく。V（i）への刺激は心臓の収縮機能にも拡張機能にも奏功するとしているが、それのみならず、血管へも肯定的な作用を有するとされている。

（五四）（1）V（i）の刺激

V（i）の刺激は、直接に心筋に作用して其《その》収縮力を強大にするばかりではなく、其の拡張を十分となし、尚《なお》迷走神経の中枢を刺激して心搏《しんぱく》を緩徐ならしめ、又は心筋内の刺激傳導《でんどう》性を減弱せしめる。又V（i）は血管に対する作用を有し、肝臓に於《お》ける血液流床《りゅうしょう》のみは之《これ》を拡張せしめるが、脳・肺・心臓・腎臓其《その》他爾餘《じよ》（それ以外の意）の血管は之を収縮せしめる。従って心筋の収縮は心臓を強化して、収縮不全に因《よ》る心衰弱を救治し、心衰弱高度の場合（細小頻脈・心室拡張・水腫《すいしゅ》・呼吸困難）は勿論、辨膜障碍《べんまくしょうがい》又は心筋の病変に由来する慢性又は悪急性心機能不全で、全身に於《お》ける血液分布に異常を来した場合に賞用せられ、殊にV（i）は右室の収縮をも強盛ならしめるから、僧帽辨《そうぼうべん》障碍は勿論、脚気・慢性気管支炎・肺鬱血等に卓効を奏するものである。

巻一〇『心臓』「循環系統、7．心機能の調整」、一三頁八行目－一八行目

もしこれが事実であるなら心不全で苦しむ多くの患者にとってはまさしく朗報であろう。では、V（i）への刺激は心血管障碍においては万能なのか、そこには副作用や禁忌事項はないのか。

（五五）又V（i）は恒久性不整脈に於《おい》て脈搏《みゃくはく》頻數なる場合に用ひられ、心臓性喘息には顕著な効果がある。併《しか》し房室間刺激傳達障碍《ぼうしつかんしげきでんどうしょうがい》のある場合には、V（i）は刺激の傳達《でんたつ》を抑制するから

使用しない方がよい。又Ｖ（ｉ）は脈搏数《みゃくはくすう》を減少せしめるから脈数が六十以下の場合は用ひぬがよい。其他《その》期外収縮の頻発する場合にＶ（１）を刺激すると却《かえ》って之《これ》を増加せしめるから、一層其《その》使用に注意を要する。神経性期外収縮にはもちろん不可であるが、心機能不全と共に期外収縮のある場合にＶ（ｉ）を用ひて機能不全を恢復《かいふく》せしめると期外収縮も消失することがある。

巻十『心臓』「循環系統、７．心機能の調整」、一三頁一九行目－二六行目

Ｖ（ｉ）への刺激を用いる際には注意が肝要とのことであった。

次は、Ｖ（ｉ）への刺激の血管障碍への応用である。この際にも禁忌はありうるのでその利用には注意を要するのは心臓疾患への場合と同様である。

（五六）血管の収縮作用としては脳溢血と其《その》他の出血に利用される。脳溢血の場合には脳血管を収縮して脳圧を下降せしめるのみならず血管の新なる破綻を防止する。同様の意味に於《おい》て動脈瘤にも使用される。併《しか》し冠状動脈硬化症や狭心症には禁忌である。心嚢炎《しんのうえん》の際には、心嚢《しんのう》の癒着を防ぐ為に応用される。尚《なお》心肥大及《および》拡張・脂肪心・呼吸困難・咳嗽《がいそう》等に対して頗《すこぶ》る効果的である。

巻一〇『心臓』「循環系統、７．心機能の調整」、一三頁二七行目－一四頁三行目

Ｖ（ｉ）への刺激療法の施し方とその際の注意事項を次に掲げる。強圧《きょうあつ》（手掌にてやや強めに圧を加える手法）は普通三十秒まで、叩打《こうだ》（手で刺激を与える操作法）に関しては五分間までの操法が推奨されている。（やりすぎはよくない。）Ｖ（ｉ）への刺激療法を施した後には必ずその結果を確認

しよう。その際には以下の記述が参考になるだろう。（ただし、以下引用文、基五七、五八においては、jはiとは異なる二九より小さいある自然数を表す。）

（五七）Ｖ（ｉ）の刺激が奏功すると、心力は恢復《かいふく》するから、血液分布は正常となり、脈搏及呼吸数は減少し、チアノーゼ・浮腫・内臓腫脹《ないぞうしゅちょう》等は消散し、利尿起り、胸内苦悶《きょうないくもん》・心悸亢進・呼吸困難等は去り、患者は爽快となるが、Ｖ（ｉ）を余り長く連続刺激したり又は刺激が強気に失する時は、脈搏が歇止《かっし》（一時的に脈が止まること）するに至るから、強圧《きょうあつ》は普通三十秒・叩打《こうだ》は五分間を超えざる様注意すべきである。

凡《すべ》て心衰弱又は収縮不全に由来する循環機能不全に対しては、Ｖ（ｉ）は確実に奏功するものであるが、左心室衰弱の起る迄《まで》には、心臓は既に其餘力《そのよりょく》を使ひ盡《つく》してゐる場合が多いのみならず、解剖的にも冠状動脈の病変の結果心筋の変性が甚大であることが多いから、斯《かか》る場合には寧《むし》ろＶ（ｉ）は之を従とし、Ｖ（ｊ＋３）を主として使用する。又刺激傳導《でんどう》系に病変を有するものや、俄然《がぜん》心臓麻痺を起したものにはＶ（ｉ）は禁忌である。又心筋緊張の異常亢進の結果生ずる心衰弱に対しても亦《また》禁忌である。

巻一〇『心臓』「循環系統、7．心機能の調整」、一四頁四行目－一五行目

Ｖ（ｉ）が禁忌の時にはＶ（ｊ＋３）への刺激が奏功するという。Ｖ（ｊ＋３）は心臓のみならず他の臓器に対しても著効を有する。

（五八）Ｖ（ｊ＋３）の刺激

Ｖ（ｊ＋３）は直接心臓の自動中枢を刺激して心搏動《はくどう》を強大にし、冠状動脈及《および》心臓実質を拡張する。又血管に対する作用を有し、脳・肺・肝・脾・腎及其他《およびその》の血管を拡張せしめる。従って冠状動脈の拡張は心筋に於《お》ける血行を佳良ならしめ且《か》つ心臓の栄養を復旧せしめて心臓の衰弱を救治する。腎血管の拡大は利尿作用を起し、脳血管の拡張は血管運動神経並《ならび》に呼吸中枢等の機能を旺盛となし、皮膚及《および》筋肉の血行盛んとなれば浮腫を消散せしめ、諸筋の疲労を減じ、殊に呼吸筋の機能恢復は肺循環の調整を補助する。

以上の理由によりＶ（ｊ＋３）は心臓辨《べん》口狭窄は勿論、心筋に解剖的変化が著名な場合、例へば老人の大動脈辨《どうみゃくべん》閉鎖不全の様に大動脈辨の附近、従って冠状動脈辨に変化を来し、其《その》結果心筋の変化著名である場合に対して応用され、又急性心衰弱・心機能不全（心臓辨膜障碍《べんまくしょうがい》・心筋の病変・動脈硬化・血圧亢進等の場合）・初期ショック・假《か》死等にも適用される。併《しか》し虚脱には禁忌である。尚《なお》Ｖ（ｊ＋３）は脳・肺・冠状動脈・内臓及《および》皮膚の血管を拡張せしめるから、狭心症・心悸亢進・動脈《どうみゃく》硬化に因《よ》る疼痛発作・偏頭痛・間歇性跛行症・レイノウ氏病（四肢末梢部の血行が阻害され冷感が生じたり皮膚色が蒼白になったりする症状。原因はよくわからない。）其他《その》總ての血管攣縮《れんしゅく》状態には特効を有する。

巻一〇『心臓』「循環系統、7．心機能の調整」、一五頁一行目－一七行目

心血管系障碍に奏功するのはＶ（ｉ）、Ｖ（ｊ＋３）への刺激だけではないという。Ｖ（ｉ＋３）、Ｖ（ｉ＋４）への刺激も著効を有すとされる。

（五九）Ｖ（i＋3）、Ｖ（i＋4）の刺激
Ｖ（i＋3）、Ｖ（i＋4）は迷走神経を麻痺せしめるから、迷走神経徐脈を消滅せしめ、心臓の刺激傳導《でんどう》を佳良にし、二次的刺激発生を抑圧する。又気管支筋を麻痺せしめて気管支収縮性呼吸を除き、呼吸中枢を亢奮《こうふん》せしめるので、モルヒネ中毒の呼吸困難や嘔吐・チェーン・ストークス氏呼吸（小さい呼吸から大きい呼吸になりその後無呼吸に至るという周期を繰り返す呼吸異常）に使用される。尚《なお》嘔吐中枢を安静ならしめ、眩暈《めまい》を除去する（モルヒネは迷走神経を亢奮せしめ、刺激傳導《でんどう》を阻害し、呼吸中枢を麻痺せしめ、嘔吐や眩暈を生じ又膀胱括約筋の痙攣《けいれん》を起すことがある）。

殊にヂギタリス中毒性嘔吐（医薬品のジゴキシンやそれに似た成分を含む植物のジギタリスを摂取した際に呈する症状）を抑制する。其《その》他冠状動脈《どうみゃく》及《および》内臓の血管を拡張し且《か》つ副腎分泌神経たる脊髄副交感神経を麻痺せしめてアドレナリン排出を抑制する結果、高血圧・狭心症・心悸亢進・血管発症等に対して奏功する。

又心悸亢進や心筋の変質症及び陳旧の辨膜障碍に基因する重篤の心機能不全に際し、Ｖ（j＋3）と併用して、心作用の恢復と著名の利尿とを見ることがある。


巻一〇『心臓』「循環系統、7．心機能の調整」、一四頁一六行目－一七行目

心疾患を例にとり藤守式脊椎骨盤矯正法の施術の実際について基の手稿からは該当部分を引用しつつ筆者に解る範囲内で解説を加えてみた。ここに書かれてあることがもし全て本当だというなら、そ

れは大変な発見であると言わざるをえないのだろうが、筆者の経験から言えば、そうだとしか言えない。実際のところ、今まで筆者の施術所を訪れた、胸に痛みを感じたり、重苦しさを感じたりしている患者たちにここで書かれてあるような施術を行ってみたところ奏功しなかった例が少なくとも筆者の施術所においては今までのところでは（症例数は数十人といった程度でしかないが）ないからである。参考までに次節において具体例を一つあげておく。

自分自身の人生を取り戻す

〔報告3〕二〇代男性

主訴：胸部違和感、不快感、胸痛、突然の動悸
症状：めまい、ふらつき、断続的な不整脈（頻脈）
触診：腰背部に硬結を触知。対応する脊椎骨に転位（ずれ）を観察。
施術：骨盤の操法。腰背部の操法。V（ｉ）およびV（ｊ＋3）への操法。体側線上の硬結等の処置。
医師所見：発作性上室性頻拍の疑いあり。
経過：数回の施術で主訴、自覚症状ともにほぼ寛解した。症状寛解後も本人の希望により継続加療を続けた。
筆者所見：医師の所見を参考にして刺激伝導系に起因する心疾患と判断した。
解説：発作性上室性頻拍とは突然脈拍が速くなり、しばらく続いたあとに突然止まる不整脈のことである。正常な電気刺激の通り道以外に別の通り道が存在し、回路を形成していて、その回路を電気刺激が回帰的に通過することで脈拍が早くなる。

発作性上室性頻拍の場合、症状だけから考えればV（i）への操法が奏功するようにも思われる。実際、基の引用第五四番には、V（i）への刺激は「迷走神経の中枢を刺激して心搏《しんぱく》を緩徐ならしめ、又は心筋内の刺激傳導性《でんどうせい》を減弱せしめる」（基五四）とあるし、第五五番には「V（i）は恒久性不整脈に於《おい》て脉搏《みゃくはく》瀕數なる場合に用ひられ」る（基五五）とも見えるので、V（i）への操法を試みてみたくもなる。しかし、発作性上室性頻拍は発作性であって恒久性ではないことと、一方では、「併《しか》し房室間刺激傳達障碍《でんたつしょうがい》のある場合には、V（i）は刺激の傳達を抑制するから使用しない方がよい」（基五五）とあり、また、「刺激傳導系に病変を有する（…）ものにはV（i）は禁忌である」（基五十七）ともあるので、刺激伝達系に起因すると思われる本症へのV（i）への刺激はこれを従とした。代わりに、心臓機能全体を賦活させることを目的としたV（j+3）への操法（基五八参照）を主として用いたところ、右記のような結果を得た。（とはいえ本症の場合には刺激の伝達は抑制したほうがよいわけであるから、必ずしも禁忌とはいえないのでV（i）への操法は間接的なテクニックを用いて実施した。実際ある種の発作性上室性頻拍の場合には、頻脈発作が起こっている最中には迷走神経を刺激して徐脈を誘発させるのが常套である。そこから考えれば、頻脈発作が起こっている最中であればV（i）への刺激は試してみる価値はあるだろう。）

　ところで、この人物は、筆者の施術所を訪れた当初はまだ二〇代の若者であった。彼の父親は東京近郊で手広く事業を営む資産家で、本人は後を継ぐべく期待されて育ってきたひとり息子であった。美しい姉と妹がいたが、男の子は彼一人だけだった。本人自身も自分の運命に従順で周りの期待に応えようとしていたが、いかんせん健康に不安があり、（よく発作を起こしその度に動けなくなったり、ひどい時には失神しそうになったりしていたらしい）また、そのせいで、それまでの彼の短い人生においては自分の実力を十分には発揮してこれなかったという忸怩たる思いがあったからでもあろう、自らの運命の重圧に圧し潰されそうになっていた。恵まれた境遇にあるにもかかわらず本人は自信を喪失し人生を謳歌することなど何処《どこ》かに置き忘れてきてしまったかのようだった。

ところが、長年悩まされ続けてきた症状がよくなったこともあって大変喜び、あれほど酷かった症状がここまでよくなったのだからさらに続けて施術を受けていればきっともっと元気になれるに違いないとのことで、その後も筆者が研究のために渡仏するまでは筆者の施術所に通い続けた。渡仏後は大阪にいた筆者の母親の元に通い施術を受け続けた。

日に日に彼が変わっていくのを間近で目撃していた彼の家族たち（両親姉妹とその配偶者たち）も我々の施術所に通うようになった。

初めて来た頃は、痩せていてヒョロッと背が高く華奢で、背中を丸めてとぼとぼと歩くいかにも自信がなさそうな影の薄い青年であったが、だんだんと胸が張り、腰は伸び、背中はまっすぐに立ち上がり顎は収まるべきところに収まり両肩は後ろに引けて肩幅がぐっと拡くなったようにも見え胸板も厚くなった。脚も腰もまっすぐと頑丈になってすっくと地に生えたかのように見えた。

父親の紹介で勤めていた会社での社会勉強も終え、美しい伴侶も見つけた。子宝にも恵まれた。事業の継承も滞りなく済ませ、今では受け継いだものをさらに大きく発展させ続けている押し出しのいい立派な壮年経営者だ。

「正しい姿勢」（基六）などではいられなくなり「本来の体型」（基五）からは逸脱してしまって、より劣った規範でしかない「第二次的な体型現象」（基五）へと落ち込んでいったら、その先には病気があった。規範の漸進的横滑りのその無間ループに楔を打ち込み「端正なる姿勢」（基六）を取り戻すことができたら悪循環からは抜け出すことができた。その人を今筆者は眼の当たりにしている、そう思った。

これは一体何なのだろう。こんなものは果たして医療と呼べるのだろうか。筆者の目から見た限りでは、彼は自分の人生を取り戻し、本来の人生を立派に生き直すことができているように思える。筆者は、彼が元気になってくれたことはもちろん嬉しく思うが、それ以上に彼が彼自身の人生を取り戻し、彼本来の運命を生きられるようになったことがなにより嬉しく、また、価値のあることだとも思う。

話を戻そう。基の手稿に取り上げられているものはもちろん心疾患だけではなく、他の臓器、疾患に関しても多くの似たような記述で溢れている。つまり、解剖学的、生理学的知識は西洋医学と共有しているが、にもかかわらず施術に関しては特定の椎骨への操作法で占められている、そのような記述が数多くあるということである。それらについて、筆者は自身の施術所でも確かめられる限りは確かめてみるよう努めてきたが、今までのところは、少なくとも筆者に確認できたものに関しては、全てが正しかった（と思える）としか言いようがない。（正確に数えたわけではないが、症例としては数百から千程度のオーダーであろう。）

望むらくは、このような日本の手技療法を、「揉む医療」（栗山、一九九七）を洗練させていった果てに日本人が辿り着き見つけ出した徒手による療法を、世界にはこんな療法もあるんだよと広く知っていただき、その恩恵に与れる人が一人でも多く現れてくれることだ。本当の、その人本来の人生を、その手に取り戻して欲しい。そう願ってやまない。

そのためには基の手稿に書かれてあることが共通の理解として受け入れられてゆけばよいわけであろうが、そこには超えなければならない壁もまたあるだろう。

筆者がいくら基の手稿に書かれていることの一つ一つを自分の施術所で確認してみたところで、筆者の言うことなど信じられないという人には信じられないだろうし、先ほどの青年の例にしてみたところで、「たまたまそうだったんじゃないの」と言う者だってもちろんいるだろう。

身体も成長しきってそれまで悩まされていた症状が自然に消えていった、ちょうどそんな頃合いで筆者の施術所を訪れたのだろうと。それはもちろんありうることかもしれない。でも、本当にそうか。

真実だと信じているものを真実だと信じるのはもちろんその人の勝手である。それができなかった時代もあったし、今後もそのような時代がまた来ないとも限らない。しかし、少なくとも筆者が生まれ育った現代の日本においてはそれは自由であったし、今もそうだ。筆者と、筆者の祖父が、それぞれが真実だと思っていることを、真実だと信じるのは、だから何も特別なことではない。（もちろん他のものが別様に解釈するのもそれもまた自由だ。）

しかし、各人が真実だと信じているものを自分で勝手に真実だと信じることと、各人が真実だと信じていることを自分以外の人間にも同様に真実であると思い込ませることとは、全く別のことがらである。

僕が真実だと思っていることの内容と、あなたが真実だと思っていることの内容とが、一致するのかしないのか。

基がそうだと思っていることと、筆者がそうだと思っていることとでは、ではどうなのか、それは同じ一つの事実を指し示しているのだと果たして言えるのか。

僕とあなたで今同じ一つの真理を奉じているとしよう。その真理がまさしく同じ一つの真理であると、ではどうやったらお互いに確認し合うことができるというのか。僕は僕で僕の信じている真理を降臨させて、あなたはあなたであなたの信じている真理と通じる。そうやって、そうしてダウンロードしてきたその二者を、いち、にのさんで同時に比べてみればそれで済むのか。でも、そもそもそんなことができるとあなたは言うのか。

そこには多くの問いがあるだろう。次章では、そういったことについて考えてみることとしよう。

第五章

代替医療のエビデンス

1　代替医療と無作為化比較対照試験

ＲＣＴ再考

冒頭の章で筆者は、今日広く行われている臨床試験の手法である無作為化比較対照試験（以下ＲＣＴ）の成立ちについて触れると共に、ＲＣＴの代替医療の臨床効果評価試験への応用については一定の疑義があることを指摘しておいた。その時の内容をここにかいつまんで再掲すると、以下のようになるだろう。

ランダム化（無作為化）によってバイアスを排除し、二重盲検によって客観性を担保し、プラセボによって真に薬効のある物質を同定するというのがＲＣＴの基本的なデザインである。そして、その目的は、処方と結果との間に明確な因果関係を確立することにあった。しかし、針灸施術に代表されるような代替医療の臨床効果を正当に評価するためにはそのような方法論は必ずしも奏功しないのではないかと危惧される。というのも、一般的に言ってこれらの療法においては、その施術の現場から主観を完全に払拭するということはできないし、また特定の効能を持つ要素を抽出することも難しいからである。

ＲＣＴは、もともと英国の統計学者であるフィッシャー（一八九〇－一九六二）が農業試験場を舞台とした研究で開発したもので、その結果は一九二五年に『実験計画法』という書物にまとめられ発表された。（文献1）ＲＣＴの医療に対する応用は、同じく英国の疫学者であり統計学者でもあったヒル（一八九七－一九九一）が、ストレプトマイシンが人の肺結核に対して有する効果を見極めるために採用したのがその嚆矢とされており、この時の結果は一九四八年『英国医師会雑誌』で報告された。（文献2）そして、これらのＲＣＴを特徴づけたのが「無作為割り付け」（ランダム・アロケーション）と呼ばれる手法であった。

ここで用語に関する簡単な説明を加えておく。ランダム化（無作為化）とはバイアスを系外に除去するために採られる手法のことである。バイアスとはもともと「傾き」を意味する語であるが、比較試験においては結果を左右しかねない系統的な誤差のことを指してそう言う。例えば、被験者群の成員がある特定の社会階層出身の者に偏っていたり、あるいは年齢層が偏っていたり、性別が一方に偏っていたりした場合には得られる結果にも偏りが生じかねない。そのようなことが起きないようにできる限り均質な母集団を作ることによって、試験の実際からバイアスを取り除くために行われるのがランダム化である。（バイアスに関してはさらに細かく分類した上で、それぞれに定義が与えられていて非常に多くの種類のものがあるとされるが、本論では、紙幅の都合もあるため、これ以上の詳しい説明は割愛する。）（文献3）また、二重盲検は、被験者からも処方する側からも主観を排除し、客観性を担保するために行われるものである。

それでは、ＲＣＴの実際についてもう少し詳しく見ておこう。ＲＣＴは、今日では通常新薬開発の最終段階において行われるもので、通常十の自乗から三乗（つまり数百から数千）のオーダーの被験者に対して実施される。（フェイズ・スリーと呼ばれる段階で、一つの新薬の開発においては期間も費用も最もかかるとされる。）

試験現場において被験者は一般に次の三つの群に分けられ、それぞれ以下を投与される。

1．リアル・メディスンを投与される群
2．シャム・メディスンを投与される群
3．被験薬は投与されずに従来の療法のみを処方される群（ウェイティング・リスト）

この際、被験者は志願者の中からランダムに(無作為に)選ばれ、被験者も、薬を処方する側の医師も、どの被験者がどの群に属するのかは知らない。（二重盲検法）また、リアル・メディスンにはその薬理効果を評価したい被験物質が含まれているが、シャム・メディスンにはそれだけが含まれていない。つまり、シャム・メディスンとは当該被験物質が欠けている以外はリアル・メディスンと何ひとつ異ならない瓜二つの擬似薬ということになる。（プラセボ・コントロールと呼ばれることもある。）

第一群、第二群間の結果において「H（0）：有意差が見られない」という仮説を検定に先んじて立てておく。これは一般に「帰無仮説」と呼ばれるもので、対する対立仮説すなわち「H（1）：有意差が見られる」とする仮説が結果的に支持されて、これ自体は棄却されることを企図して予め立てられる仮説である。結果的に無に帰することが期待されているためにこう呼ばれる。得られた各群の結果を比較、統計処理して帰無仮説H（0）が棄却されれば、当該物質と薬理効果との間に因果関係が推論できると考えられる。帰無仮説の基本的な理論は、ネイマン（一八九四－一九八一）やピアソ

ン（一八九五－一九八〇）らによって確立されたものである。（文献4・5）

例を挙げて具体的に考えよう。新しい降圧剤（血圧を下げるための薬）の臨床効果を評価したいとする。新薬RCTにおいて、第一群に属する被験者はこの新薬を与えられる。第二群に属する者たちはその薬理効果を調べたい物質だけが除かれたシャム・メディスンを与えられる。そして、第三群に属する者たちはその時点で普及している療法を処方される。実際に血圧を測定し、第一群において見られた肯定的な結果を示す率が第二群のそれよりも有意に高ければ、すなわち帰無仮説H（0）が棄却されることとなり、被験物質の処方と、臨床結果との間には因果関係があると認められることとなる。さらに第三群と比してより優れた効果が認められれば、その新薬はそれまでに普及していた処方よりも相対的に優れた効果があると認められることになる。（ただし、ウェイティング・リストは今日では倫理的な理由から設けられないことが多い。）

ランダム化によってバイアスを除去し、二重盲検によって主観を排除して客観性を高め、プラセボによって真に薬効を持つ物質を同定するというのは、具体的に言えばこういう手順を踏むことをいう。そして、このようにして確認された肯定的な結果のことを一般にエビデンスと呼ぶ。

では、次に、この臨床試験が針治療に応用される場合について考えてみよう。試験現場において被験者は次の三つの群に分けられそれぞれ以下を施術される。

1. リアル・アクパンクチュア（針施術）を施術される群
2. シャム・アクパンクチュアを施術される群

3．針施術は受けずに従来の療法のみ処方される群

まず、針施術のRCTでは二重盲検（ダブル・ブラインド）がそもそも成り立たないということはすぐにわかるだろう。針を打たれる側がそれが真の針治療なのかそうでないのかわからないというのは構わないが、打つ側が知らないというようなことではお話にならないからだ。薬であれば事前にリアル・メディスンにそっくりの疑似薬を用意しておいてそれを実験者に渡せばよいわけであるが、シャム・アクパンクチュアの場合であってはそれができない。したがってこの場合はシングル・ブラインドになる、というよりそうならざるをえない。

ついで、リアルとシャムに関してであるが、リアル・アクパンクチュアとしては、血圧を下げる効果が既に確認されている経穴に実刺入を伴った針治療を施す。

シャム・アクパンクチュアとしては概ね次の二例が考えられ、実際に多くの試験でもどちらかが採用されている。

1．血圧を下げる効果が既に確認されている経穴（第一群が施術されるのと同じ経穴）に、針を打つふりだけをして実際には刺入しない

2．血圧にはまったく関わらないとされる経穴（第一群が施術されるのとは異なる経穴）を選び、その経穴に針の実刺入を伴った術を施す

シャム・アクパンクチュア（1）は、針の刺入そのものに治療効果があるのかどうかを調べるため

の比較対象（コントロール）であり、シャム・アクパンクチュア（2）は、その経穴、つまり第一群において選択され実際に施術された経穴自体に治療効果があるのかどうかを調べるための対象である。

さて、このようなデザインで行われた臨床試験では、ではどのような結果が得られているのかというと、実際に行われた試験の多くでは、針灸施術は従来の処方と比して明らかに同等か、それを凌駕する肯定的な結果を示す一方で、「リアル・アクパンクチュアでは肯定的な治療結果が得られているが、シャム・アクパンクチュアでもそれに近い効果が確認されてしまう」ということになっている。例えば、二〇一七年のロウらの報告によると、過敏性腸症候群の被験者に対して行われた針灸施術のRCTで、リアル・アクパンクチュア群では五三パーセントに肯定的な結果が確認できたが、シャム・アクパンクチュア群でも四二パーセントの被験者に肯定的な結果が見られたとされる。（文献6）つまり、「第一群と第二群との結果間には有意差が確認できない」ということであり、ということはつまり、「帰無仮説が棄却できない」ということになる。そうすると論理的に言って、「リアル施術とシャム施術の間には有意差がない」のであるから、「アクパンクチュアはプラセボである」という結論にならざるをえない。（文献6・7）

一体何故こんなことが起きてしまうのだろう。この結論には納得がいかないという人たちもきっと多くいるに違いない。針治療の愛好家でいつも針の先生に診てもらっていて、おかげで元気に暮らしていますという患者たちならばきっとそうであろうし、当の針の先生たちならなおさらそうだろう。というよりそんな結論を下されてしまったのではたまったものではないだろう。彼らにしてみれば、ちょっと待ってくれとでも言いたくなるのではないか。考えてみなければならない、筆者はそう思う。

そこで、筆者の考えであるが、右で見たような比較対象では、本来果たすべき比較対象としての役割が期待通りに果たせていないからこそこのような事態にも陥ってしまっているのではないのかという疑念が払拭できずにいる。シャム・アクパンクチュアが、（1）であれ（2）であれ、シャムになっておらずリアル施術の範疇にとどまってしまっているがために、有意差も出なくなっているのではないのかという疑いが濃厚なのである。

以下では、どのような代替案がありうるのかを、仮説を含めてではあるが筆者なりに検討してみた。結論を先取りしてしまえば、針灸施術においては、施術と結果との間に因果関係を立証することには相当な困難が伴うであろうということである。

エビデンスと身体

（1）気の身体

降圧剤の働き方にはいく通りかあり何種類かのタイプに分けられるが、基本的には血管を拡張させて血圧を下げる類のものが多い。より正確には、血管を収縮させる働きを持つ一種のタンパク質（ポリペプチド）の働きを阻害したり、同様の働きを持つある種の電解質の流入を阻止したりすることによって血管が収縮するのを妨げ、その結果、血圧が上昇するのを防ぐ種類のものである。（他の機序によって働くものもあるが、今言及しているのはあくまで例なので、すべての種類についてここで網羅的に触れることはしない。）

ここに現れてくるプレイヤーはすべて物質である。ペプチドは複数のアミノ酸がペプチド結合によって重合したものである。アミノ酸は分子内にアミノ基とカルボキシル基の双方を持ち、一つのアミノ酸のアミノ基と他のアミノ酸のカルボキシル基との間から水分子が脱離することによってアミノ酸同士が縮合結合する。（ペプチド結合）この脱水縮合反応を繰り返すことによりアミノ酸は次々に繋がっていって、巨大な分子量の化合物を構成することができる。

アミノ酸は生体において本質的に重要な役割を果たす有機化合物で、その構成要素は主に炭素、水素、酸素、窒素、リン、硫黄等である。電解質はもちろん物質であるし医薬品は化学的な化合物である。血管壁は生体膜や、筋組織、線維等からなる器官で、これらはすべてそれらを構成する物質へと還元することができる。血液は体液の一種で酸素、二酸化炭素、タンパク質や糖、脂質、電解質等をその中に溶かし込み、生体各所に運搬する媒質である。もちろんすべて個々の構成要素に還元分解して把握することが可能で、血圧は血液が血管壁に及ぼす圧として定義できる。

生命現象は無論複雑系の働きによるものであり、血圧を発生させる機序はそこから抽象された、これもまた一つの系である。（複雑系とは、複数の要素が互いに関連しあいながら全体として特有の振る舞いを見せるシステム（系）のことである。）抽象されたこの血圧発生機構はそれ自身がまた複雑系であり、そこから血管を収縮させる働きのあるポリペプチド系（例：レニン-アンジオテンシン系）や、あるいはそれとは別の、しかし同じ働きを有する電解質系（例：心筋のイオンチャネル）等が抽出されてくる。その際、これらの系に関わらない他の高血圧因子は、もしそれがあればここからさらにコンファウンダーとして系外に排除されていかねばならない。（コンファウンダー：着目している系の埒外にあるが、系内の原因もしくは結果のどちらか、あるいはその双方に影響を与える可能性があると考えられているリスク因子のこと。）

そのようにして原因と結果との間に一意に定まる関連があると目される系を抽出し、その相関を利用して処方と臨床効果との間に因果関係が成立することを立証しようとするのがＲＣＴの本質である。

では、以上述べてきたことをチャートにまとめてみよう。一意に定まる因果関係を表す記号として「→」を採用するとチャートは次のようになるだろう。

手始めに、各記号と書式を次のように約束しておこう。

・Ｘ（原因）→Ｘ′（結果）
・（＋）：その物質（もしくは事象）が存在すること
・（－）：その物質（もしくは事象）が存在しないこと

そうすると、例えば、以下の一行目は、「ポリペプチドが存在する」という原因Ａがあれば、「血管収縮が起こる」という結果Ａ′が起こる、ということを意味することになる。原因Ａと結果Ａ′は、一対一に対応しているということを示している。また、二行目は、同様に、「阻害剤もしくは拮抗剤が存在する」という原因Ｂがあれば、「ポリペプチドが産生されない」という結果Ｂ′が起こる、ということを意味している。

Ａ：ポリペプチド（＋）→Ａ′：血管収縮（＋）
Ｂ：阻害剤もしくは拮抗剤（＋）→Ｂ′：ポリペプチド（－）
（注：Ｂ、Ｂ′間には一意に定まる因果関係があることが既に確認済みであるとする。それ以外のリ

スク要因はコンファウンダーとして系外に排除されている。）

よって、

B：阻害剤もしくは拮抗剤（＋）→´B：ポリペプチド（－）→″B：血管収縮（－）

以上より、B″B間には一意に定まる因果関係がある。すなわち、

B：阻害剤もしくは拮抗剤（＋）→″B：血管収縮（－）

となり、被験薬と臨床結果との間に成り立つ因果関係が正しく示されたことになる。

このような推論が成り立つためには、いくつかの共通認識が前提されていなければならないだろう。それは、複雑系はより下位のいくつかの系に分解できるという了解、因果関係は一意に定まるという前提、そしてその因果関係は各要素間に成り立つ経路を物理的もしくは化学的に遡求してゆくことによって記述できるのだとする認識、そして、機械論的自然観、等々である。

また、因果関係が一意に定まるということは、複数の系（A、B、C、D、E→´A、´B、´C、´D、´E）を含む（より高位の）ある系において、A→´A、B→´B、C→´C、D→´D、E→´Eという因果関係が、それぞれ独立に定義できると考えているということでもある。（そうでなければコンファウンダーという発想自体が、そしてそれが系外に排除されなければならないのだという発想自体もま

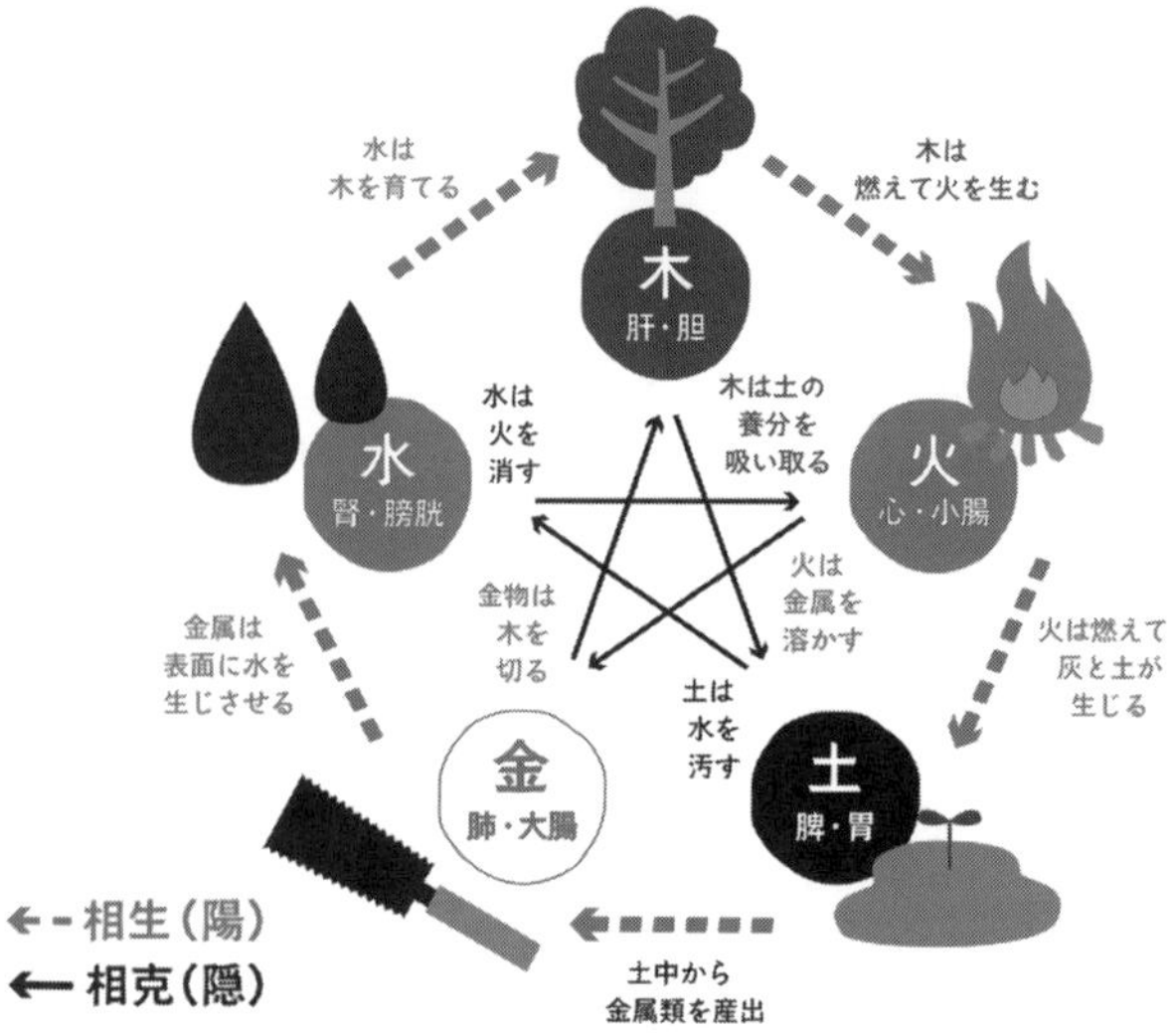
木
肝・胆
火
心・小腸
土
脾・胃
金
肺・大腸
水
腎・膀胱
水は
木を育てる
木は
燃えて火を生む
火は燃えて
灰と土が
生じる
土中から
金属類を産出
金属は
表面に水を
生じさせる
水は
火を
消す
木は土の
養分を
吸い取る
火は
金属を
溶かす
土は
水を
汚す
金物は
木を
切る
相生（陽）
相克（隠）

図５－１：五行相生相克図

た生まれては来えないということから考えてみても納得できるだろう。）

一方、針療法の基本理論である臓腑経絡論では、人体の各臓器は肝《かん》心《しん》脾《ひ》肺《はい》腎《じん》の五臓に心包《しんぽう》を加えた六臓と、胆《たん》小腸《しょうちょう》胃《い》大腸《だいちょう》膀胱《ぼうこう》の五腑に三焦《さんしょう》を加えた六腑の計六臓六腑で考えられることが一般的である。ここで言う心包とは心臓を包む膜のことで、心臓を守る働きがあるとされるが、その機能に相当する実質的な器官が見出されるというわけではない。また、三焦もそれに相当する実質的器官が解剖学的に同定されうるものではない。この一事をもってしてもわかるように、針灸理論における臓腑は解剖学的な臓器の認識とは必ずしも一致しない。例えば肝（かんと読む。きもではない。）なら、解剖学的な肝臓そのものばかりだけではなく、その機能をも含んだ、より広義の、肝臓と肝臓にまつわる働きをひとまとめにして捉えられた認識であると考えればよい。

臓腑は経絡と密接なつながりがあるとされ、対になって機能する。（経絡・気の通り道で全部で一二あり、六臓六腑と同じ名前が付けられている。例えば陽明大腸系《ようめいだいちょうけい》、太陽膀胱系《たいようぼうこうけい》、太陰脾系《たいいんひけい》、厥《けつ》陰心包系《いんしんぽうけい》など。）また、各臓腑、各経絡間には五行説に基づく相生相克関係があるとされるが、この相生相克関係は臓腑経絡は言うに及ばず、この世の森羅万象ありとあらゆる事物において見られる普遍的な相関関係であるともされる。

複雑系を分析するとき、臓腑経絡論ももちろん系をより下位の要素に分解還元して認識はしている。しかし、今見たように、各要素を互いに完全に独立した系とは見ていないし、各要素間の連絡は極力保存されたままにしておこうとしている。また、全体との相関も担保されたままにしようとする。（その全体は宇宙にまで及ぶ壮大なものである）当然ここではコンファウンダーの除去というような考え方は生まれてはこないだろうし、その中で因果関係が一意に成立つといえる系が各々独立に抽出されるはずだというような信念も生じえないだろう。

さらに、すべての要素を縦横高さが測れる物理的実体にまで落とし込んで分析するということもなく、そうではなくて、事象を、関係と関係との間になりたつ新たな関係として表象するような認識方法を採用しているという言い方ができるだろう。もっとわかりやすく言えば、基底となる単位が物質というよりは機能であるという言い方も可能だろう。要するに、依って立つ認識論が互いに全然違っているのである。このように、まったく異なった認識の規則を採用している互いに異なっているとしか言いようがない体系に則ったそれぞれの知的営為を、一方の体系にとってのみ親和的な方法論で評価するというのは、いささか公正さに欠けるきらいがあるのではないか。押しつけられる側からしてみればいい迷惑であろうし、それでも無理に押し付けようというのではいささか酷に過ぎるのではなかろうかというのが筆者のいつわらざる感想である。

ルネサンス期以降の西洋医学を成り立たしめてきたのは解剖学的身体であった。（そこには、今日的な医療や、生命科学的な医療をも含むことができると考えるのが本書における「解剖学的身体」の定義であった。）そしてもちろんその一方で、針灸療法を支えてきたのが道家の思想に深く影響された「気の身体」であったことは今までに本書で何度も繰り返し確認してきた通りである。そうすると、「身体」というものが、そこで医療も、医学も、それに関わる技術も、そしてその評価法までもが全て含まれて画される一つの「認知体系」（エピステモロジカル・システム）として立ち現れてくるということがわかるだろう。

もちろんRCTによる針施術の評価がすべて無駄だと筆者は言いたいわけではない。そういった営為を一つひとつ地道に積み重ねていくことも大切であって、それによって得られる成果もまた大きいだろう。しかし、適用の際には十分な注意が払われるべきであるし、異なる身体には、それぞれの身体にふさわしい評価方法が、右に掲げた例で言えば全体としての針施術や中国医学の効能が正しく評価されるような方法論が、用意されてしかるべきものでもあるだろう。

そのためには、施術と結果との間に成り立つ因果関係を立証するというのではなく、もっと緩やかに、相関関係を描くことを目的とした方が針灸施術のような療法のエビデンスを構築するためには適っているのかもしれないと思うのだ。

もう少し具体的に考えてみよう。針灸療法であれ、日本の整体であれ、東アジアの伝統医療の際立った特徴として真っ先に掲げられることの一つは、直接患部に手当てするのではなく、患部からは離れた一見何の関係もないようなところへ手技を施したり、刺激を加えたりしているということである。それで効果があるというからには、患部とは異なる部位への刺激が症状快癒に繋がることを示す必要があるので、先述のような無作為化比較対照試験（ＲＣＴ）がデザインされるわけである。しかし、ある特定体表部位への刺激と、特定疾患との間に一意の因果系がもし成り立たないのであれば、この比較試験は上手くいかないということになる。

ということは、本施術（リアル・インターベンション）とシャム施術（シャム・インターベンション）との間に有意差が見られないということからは、そこには、つまり特定体表部位への刺激と特定疾患との間には、必ずしも一対一の対応関係が成り立たないのではないかということが逆に推測される。

特定体表部位への刺激と、特定疾患との間に一対一の対応関係が成り立たないにもかかわらず、それでもなお、そこに治療効果が認められるということであれば、それを説明できる何らかの仮説が必要になるということである。例えば、高血圧とは関係がないとされる経穴に針を打っても、結果血圧が下がったならば、体表への刺激自体が身体全体の働きに作用する系に何ほどかの治療効果を及ぼし、それが高血圧症状の治癒へと向かわせたのだといった、部分と部分の間に全体を最適化させる系を介在させる作業仮説が必要となってくるのかもしれない。

それが、中国医学では臓腑経絡論であったり、気の理論であったりしたのであろうが、それをそのままでは、たとえ仮説としてではあっても、現代医療の比較試験に応用するのはいささか難しすぎるだろう。だから、こういった伝統医学の理論は、比較試験の実際では無視してしまうのであろうが、そのような態度が、誤った結果を導き出しているということである。

それでもやはり臓腑経絡論や気の理論を現代科学と整合させるには無理がある。それもまた偽らざる事実だろう。そこで、それらに拠らずに、部分と部分の間に全体を最適化させるような系を介在させうる、現代科学と矛盾しない、別の方途を考えなければならなくなってくる。

具体的には、現代医療におけるシステム理論、例えば神経系の理論であったり、あるいは内分泌系や免疫系の理論であったりといった、全体の最適化を統括している機能を説明する原理をそこに介在させればもう少しうまく有意差が示せるのかもしれない。

実際の試験では、したがって、針施術の臨床効果として血圧を測るのではなく、その一歩手前、例えば先ほど挙げた例でいえば、レニン-アンジオテンシン系のような血圧に関わる内分泌系と、針施術との相関を記述するような比較試験を組めば、あるいはもう少し精確に針施術が働く機序を記述できる可能性が出てくるのかもしれない。その場合には、内分泌系に影響を及ぼす施術がリアル・アキュパンクチュア、そうでないものをシャム・アキュパンクチュアとすることによってプラセボ・コントロールが設計されることになるだろう。

(2) 日本的身体

以前約束した表記法をここでも踏襲するとすると、頚椎1番から数えて(・j＋1)番目の椎骨はV(・j＋1)と表記できる。高血圧の場合にはこの(・j＋1)番目の脊椎骨に操法すると奏功する。基の手稿より該当する部分をここに引用しよう。

(六〇) V(・j＋1)は心臓系統に関連する。それで心臓や動脈を拡張するから高血圧や心疾患に利用される。V（・j＋1）を三側より二側に寄せて圧迫すると、心悸亢進や胃痙攣などは治まる。また、V（・j＋1）は心拡張の外に女性ホルモン分泌にも関与するので、動脈硬化や心筋梗塞に有効である。女性ホルモンは動脈硬化に抑制的に作用するからである。

巻五『脊椎』「背部診断」、二二頁二五行目－二六行目

V（・j＋1）は内臓を弛緩させたり関節を緩めたりする働きに関わるという。筆者もV（・j＋1）に対する操法の高血圧への効果は確認済みで、例えば収縮期一八〇－一九〇／拡張期一〇〇－一一〇ほどの血圧を呈するものにでもこの操法を行えば、概ね収縮期一二五－一三五／拡張期七五－八五ほどにまで落ち着くことが多い。（すべて詳細な記録を取っていたわけではないので正確な症例数ははっきりとは言えないが、おおむね、筆者の施術所の経験では、数十から百人程度はいたと思われる。）

また、知り合いの医師数人にも操法の詳細を示して確認を依頼してみたところ、ほぼ似たような結果が得られたとの報告があった。彼らが異口同音に言ったのは、ある程度適当な値にまで下がるとそれ以上には（必要以上には）下がらないということであった。（これは一体何を意味するのだろう。興味深いところではある。）

この操法を行うにあたってはそれなりの熟練を要し、また相隣る・j番目の椎骨への刺激はV（・j＋1）への操法とは真逆の効果を持ってしまうので、操法に際してはくれぐれも場所を間違えることのないよう注意が必要である。もし間違えてV（・j）に操法を施してしまうと血圧は一層上がってしまうだろう。（実際に上がる。低血圧症を呈するものに対してはしたがってV（・j）への操法を行う。）未熟なものが下手に手を出すと望まぬ結果を招来しかねない恐れもあるため、ここでは敢えて・j番目

が何番目であるかの詳細は伏せる。

（六一）V（・j）は副腎ホルモンの分泌中枢である。このホルモンは心臓の鼓動を高め、神経の感受性を鋭敏にし、血圧を亢進し、血液を身体が積極的な行動をとれるよう夫々の器官に重点的に循環せしめて筋肉の力を増強する。又、エネルギーのもとになる血糖も増加する。

巻五『脊椎』「背部診断」、二一一頁六行目－九行目

この施術であれば針療法よりはエビデンスが取りやすいかもしれない。例えば、考えられるのは、V（・j＋1）への刺激とポリペプチド系もしくは電解質系との相関を探るといったものだろう。V（・j＋1）への操法を既知の因果関係の系にうまく落とし込むことができれば説得力のある結果も得られるだろう。

例：C：V（・j＋1）への刺激（＋）→´C：ポリペプチド（－）→″C：血管収縮（－）

筆者は長く施術者として藤守式脊椎骨盤矯正法を実際に追及してきたわけであるが、ごく控えめに言ってもその効果は驚くべきほどのものがあった。では、なぜ、それほどの効果があるのか。第三章の初めの項で見たような、心理的及び身体内部的な不調和が共に外部的身体に投影され、外部に現れた平衡の崩れを操作することによってこれら内部的な不調和をも解決するとする藤守式の基本理論は、大きな枠組みとしてはそれでよいのだと思う。しかし、もう少し具体的な治療機序も知りたい。

藤守式脊椎骨盤矯正法には大きく分けて二つの手技がある。一つはこりや硬結の解消を目指したも

のであり、もう一つは脊椎の転位（ずれや歪み）を除去する技術である。この二者は療法においては同等の重要性を与えられており診断にも施術にも応用されている。

ところが、この両者を治療効果という観点から比較した場合、得られる結果は後者のものの方が比較にならないくらいに大きい。その影響力は圧倒的で、時には破壊的ですらある。そこで、脊椎骨への操法がなにゆえにこれほどまでの影響力を身体にもたらすのかを考えることがこの問いへの答えになると思う。

治療機序という観点から言えば、両者ともに、先ほど述べたような体表への刺激が全体を統括するシステムを介して治癒的効果をもたらすということがまずは一つ考えられるだろう。それが、前者は間接的で、後者はより直接的なのだ。

脊椎は神経の通り道である。人の身体の情報スーパー・ハイウェイが脊髄であり、それを覆っているものが脊椎である。そこへの直接的刺激の方が、そこをあえてずらした部位への刺激よりも、影響力が絶大であろうことは容易に肯んぜうるところではないのか。

それは、つまり、これまで見てきた、そして次の項でも引き続き参照するが、心臓に関する基の記事からの分析でも解るように、椎骨への操法が、神経系や内分泌系に対して、より直接的な作用を及ぼすからであると考えられるからなのだ。

また、このような作用を対象にした研究であれば、療法の臨床効果も、実証的な方法論を用いて示すことができるのではないだろうか。

2　藤守式脊椎骨盤矯正法とエビデンス

心臓の機能

心臓は人体全体に血液を送り出すためのポンプである。その機能は概略次のごとくである。
心臓は、一分間に約六〇回から八〇回、一日に十万回以上休むことなく拍動を繰り返し、血液を全身に送り出す。心臓から送り出された動脈血は全身をめぐって人体各所の細胞に必要な酸素と栄養分を供給した後、再び心臓に戻ってくる。心臓に戻ってきた静脈血はまず大静脈から右心房に入り、三尖弁を経て右心房から右心室へと至る。右心室の収縮により血液は肺動脈を通って肺へと送り出される。肺で酸素を取り込んだ血液は肺静脈より左心房に戻り、左心房から左心室へと送られ、左心室の収縮により大動脈を通って再び全身に送り出される。

この機能を維持するためには心臓自身も常に新鮮で酸素の豊富な血液を必要とする。心臓を栄養している血管は冠（状）動脈と呼ばれる。冠動脈が細くなったり、詰まりかかったりすると、心臓への血液の供給量が少なくなる。このような、心筋の血液循環が悪化する疾患を狭心症という。冠動脈がさらに詰まって完全に閉塞したり、あるいは、急激に細くなるなどして心臓の筋肉細胞が壊死してしまって心機能が低下した状態を心筋梗塞という。狭心症や心筋梗塞のように冠動脈が狭窄して心筋に十分な血液が供給されなくなる疾病を総称して虚血性心疾患と呼ぶ。

心不全とは、心臓に何らかの異常があり、心臓のポンプ機能が低下して全身の臓器が必要とする血液を十分に送り出せなくなった状態をいう。心不全はひとつの病気ではなく、心臓のさまざまな病気（狭心症、心筋梗塞、弁膜症、心筋症等）や、高血圧などにより心臓に負担がかかった状態が継続して心臓が最終的に至る症候群と捉えられている。

心不全による死亡者数は近年急激にその数を増加させており対策が急がれている。

迷走神経刺激機器の開発

心臓の拍動は交感神経と副交感神経（心臓を支配している副交感神経は、解剖学的な視点から迷走神経とも呼ばれる。）の二種類の自律神経により制御される。交感神経が拍動を加速させる一方で、副交感神経は拍動を遅らせる。これを交感神経と副交感神経による拮抗的支配という。

交感神経の神経線維は心臓全体に分布しているが、特に洞房結節《どうぼうけっせつ》（心臓の右心房付近にあるペースメーカーの役割を担う部分）の周りには密に分布しており、洞房結節への影響が大きいことが推察される。交感神経が活発に活動すると交感神経の末端からノルアドレナリンとよばれる神経伝達物質（生体内での情報交換に利用される化学物質）が放出され、洞房結節のペースメーカー細胞（心臓の心拍数を決定する）上にある受容体がノルアドレナリンを受容する。ノルアドレナリンを受容するとペースメーカー細胞は発火しやすくなり、心拍が促進される。

もう一方の副交感神経（迷走神経）も、その末端は洞房結節の周囲に密に分布している。副交感神経が活発に活動すると副交感神経の末端からはアセチルコリンと呼ばれる神経伝達物質が放出される。ペースメーカー細胞にある受容体がこのアセチルコリンを受容するとペースメーカー細胞は発火しにくくなり心拍のペースは遅くなる。

心不全では、この自律神経系の平衡が崩れ、失調する。副交感神経の緊張が弱まり交感神経の活性が亢進する自律神経失調が起こることが知られている。交感神経活性の亢進と副交感神経活性の低下は、心不全進行の一因でもあり、予後不良と関与する。

心不全における自律神経系の平衡失調を正常化するための方法論は、これまでは、過剰な交感神経刺激を阻害する遮断薬に依存しており、その一方で、副交感神経系に介入する薬物治療は限られていた。そこで、近年では、迷走神経を直接刺激することによる副交感神経の賦活化が提案されている。観察研究ではQOL(クオリティ・オブ・ライフの頭文字を用いた略語、「生活の質」の意)や運動耐容能(どれくらいの運動にまで耐えられるかの限界)を改善する可能性も示唆されており、その有用性が期待されている。

そのため、現在、心不全対策として迷走神経を継続的に刺激する医療機器の開発が急がれている。イヌやミニブタ、ラット等を用いた実験では、冠状動脈を結紮《けっさつ》して人為的に心不全にした実験動物を作成し、作成した実験動物に開胸手術を施して胸部迷走神経に刺激電極を埋め込むといった実験が行われている。

ウサギを用いた基礎的実験では迷走神経刺激の心筋梗塞への有効性を示した報告が存在する。この実験では、心筋梗塞急性期から数日間迷走神経刺激を行うことで、梗塞の大きさの著明な低減と慢性期心臓リモデリング(虚血性心疾患後に起こる自律的な心臓の構造と形態の改変のこと)の抑制に至ったことが示されている。（文献8）また、ラットを用いた実験では、心筋梗塞の急性期に迷走神経に刺激を与えることで心筋梗塞範囲が著明に減少することが報告されている。（文献9）

そのような刺激電極を用いた、人間を対象とした臨床効果試験もすでに行われている。二〇一六年に報告されたゴールドらの研究は、一八歳以上の心不全患者七〇七例という十分な数の被験者を集めた母集団に対して行われた。（文献10）以下、試験の概要を記す。

〔無作為割付〕被験者は米国、欧州、イスラエルの八五箇所の医療施設より抽出し、迷走神経刺激群と、対照群とが三対二の比率になるように無作為割り付け（ランダム・アロケーション）がなされた。

〔研究デザイン〕四三六例の迷走神経刺激群には、内科的治療（交感神経刺激阻害剤等の薬物療法）に加え、迷走神経刺激装置を植込み（インプラント）、右迷走神経を刺激した。対照群である二七一例には、内科的治療のみを施した。

〔結果〕ＱＯＬの改善は認められたが、所期の効果が期待できないと判断されたため試験は早期に終了された。

この臨床比較試験は、十分な母集団が確保された、迷走神経刺激植込装置による交感神経刺激阻害剤への上乗せ効果としての有効性を明らかにできる研究であると期待されていたが、所期の目的は達成されず、早期に終了が宣言された。

プライマリー・アウトカムの段階で、死亡もしくは心不全による入院が、インプラント群においては三〇・三パーセント発生したのに対して、対照群では、二五・八パーセントの発生率であった。このことから、迷走神経刺激装置では、死亡率、入院率ともに減少させることができなかったと結論づけられた。心臓リモデリングにおいても同様に効果がなかったことが確認されたが、ＱＯＬにおいては改善があったとされた。しかし、迷走神経刺激装置を植込まなければならないことより、二重盲検に適さず、症状の改善がプラセボ効果であることを否定できなかった。これらが原因となって試験は早期に打ち切られた。（文献10）

ところで、基の手稿によると、Ｖ（ｉ）への刺激は、迷走神経を賦活せしめ、心拍を緩徐にするとの記載があったはずだ。基の引用第五十四番より、関連する記述を再度ここで確認してみよう。それは次のような記事であった。

　Ｖ（ｉ）の刺激は、直接に心筋に作用して其《その》収縮力を強大にするばかりではなく、其の拡張を十分となし、尚《なお》迷走神経の中枢を刺激して心搏を緩徐ならしめ、又は心筋内の刺激傳導性を減弱せしめる。（基五四）（傍点筆者）

先に掲げたゴールドらによる臨床試験のプロトコル（実験手順）を借用すれば、基のこの記事の確度を無作為化比較対照試験（ＲＣＴ）によって評価することができるのではないか。その結果、基の引用第五四番に書かれてある記事の内容が正しいと確定されたら、それを応用したより侵襲性の少ない医療用機器の開発へとも繋げられるのではないか。

迷走神経を直接的に刺激するためには、ゴールドらによる臨床試験実験手順から見てもわかる通りに、手術を施して体内に刺激電極を植込まなければならない。そして、そのことが原因で、ゴールドらの研究は期待された効果も確認できないままに中途で頓挫せざるをえなくなったのであった。

ところが、椎骨に対する刺激であれば、体表から手技により与えうるのでこのような問題は発生しない。

かてて加えて、例えば、

（1）V（i）へ、手技による刺激を与えるように見せかけておいて実際は与えない（手技そのもののコントロール）
（2）V（i）とは異なる、自律神経の働きに何の影響も及ぼさない部位へ、体表より手技による刺激を加える（V（i）という刺激供与部位へのコントロール）

などといった、より精緻なシャム・デザインの構築も期待できるので、本手技（リアル・インターベンション）とシャム手技との有意差も綺麗に表すことができるはずだ。

あるいは、仮に装置の植込みが必要であったとしても、その場合装置はより簡便なもので十分だろう。例えば、電気的に刺激を発生させる装置を帯状のものに仕込んで身体に巻くとか、体表に直接貼り付けるなどしても構わない。V（i）に対して刺激を与えるためだけなら、こんな簡便なものでも十分にその目的は達せられるはずだからだ。もしまた手術を要するにしても、迷走神経にまで至るよりははるかに侵襲性が少ない処置で済むはずである。

インプラント型（植込み型）の迷走神経刺激発生装置に依存した比較対照試験であれば、ダブル・ブラインド（二重盲検）はおろか、シングル・ブラインドですらその実施が危ぶまれるだろう。しかし、V（i）への刺激を利用した簡便な迷走神経賦活装置によるものであれば完全な二重盲検の施行も可能であるから、理想的な無作為化比較対照試験（RCT）の実施が可能となる。

それにより、迷走神経刺激の心不全への有効性が確証されれば、商用医療機器の開発に重要な基礎が与えられることとなり、開発にはより一層の拍車がかかるであろうし、商用機器開発に成功すれば、近年その罹患者数の劇的な増加が危惧されている心不全への有効な対処法も帰結できることとなるだろう。

人に対する無作為化比較対照試験（RCT）実施の前段階としては、実験動物を用いた基礎的実験によってV（i）への刺激が実際に迷走神経に興奮を発生させているのか否かをイン・ヴィヴォ（生体で）で調べておくこともできるだろう。（文献：Kitamura A., Ueyama H., Measurement method of vagal afferent and efferent activity, *Folia Pharmacologica Japonica* 2015;145: pp306-310）（イン・ヴィヴォに対する語はイン・ヴィトロで、試験管内で、の意）

3　高血圧の無作為化比較対照試験（RCT）

手技療法のRCT

先の高血圧について述べた項では、V（.j＋1）への刺激と高血圧の関係について考察してみた。そこでは、基の引用第六〇番にある、「V（.j＋1）は（…）心臓や動脈を拡張するから高血圧や心疾患に利用される」（基六〇）という記述に依拠して、V（.j＋1）への刺激を、高血圧とポリペプチド系（あるいは電解質系）との間に成り立つ既知の因果律系にうまく落とし込むことができれば、V（.j＋1）への刺激が有する高血圧症への有効性が実証的に示せるのではないかと分析した。（V（.j＋1）へ刺激を与えれば（＋）、ポリペプチドが産生されず（－）、その結果血管収縮が起こらない（－）。）

C：V（.j＋1）への刺激（＋）→′C：ポリペプチド（－）→″C：血管収縮（－）

このように高血圧にはV（.j＋1）への刺激が奏功すると藤守式では考えているのであるが、実際の施術においてはV（.j＋1）への刺激だけではなく、V（.j＋3）への刺激も併用して用いる。なぜなら、その方が効果的であるからだ。その根拠は基の引用第五十八番にあるV（·j＋3）と心血管機能との相関を証言する次のような記述にある。

「V（·j＋3）は直接心臓の自働中枢を刺激して心搏動を強大にし、冠状動脈及《および》心臓実質を拡張する。又血管に対する作用を有し、脳・肺・肝・脾・腎及其《その》他の血管を拡張せしめる」（基五八）。この記事に依拠して、V（·j＋3）が禁忌でない限りは、高血圧症に対しては、我々はV（·j＋1）への刺激だけではなくV（·j＋3）への操法も同時に行う。（実際併用した方がはるかに効果的である。）

ここでは、V（·j＋1）とV（·j＋3）への刺激の高血圧症への有効性を示しうるより臨床的な無作為化比較対照試験の手順を追ってみたい。概略以下のようなものになるだろう。

〔無作為割付〕被験者を、本手技（リアル・インターベンション）を受ける群と、シャム手技を受けるコントロール群の二群に別ける。

〔プラセボ・デザイン〕本手技としては、V（·j＋1）とV（·j＋3）への手技による刺激を伴った操法を加える。シャム手技としては次の二例が考えられる。

（1）V（·j＋1）とV（·j＋3）へ手技による刺激を伴わない操法を加える。

（2）血圧には影響を及ぼさない他の体表部位へ手技刺激を加える。

（1）は、手技自体に効果があるのかないのかを調べるコントロールであり、（2）は、V（·j＋1）とV（·j＋3）への刺激に（V（·j＋1）とV（·j＋3）という場所が持つ固有の）効果があるのかないのかを調べるコントロールである。

〔研究デザイン〕試験に先立って施術者間で施術を標準化しておく。施術前に血圧を測定し、施術後に再度測定する。
〔統計処理〕得られた結果を統計処理して有意差を確認する。

このような手順であれば純粋に臨床的に比較試験が行える。血圧計さえあればそれ以外には特別な器具や装置も必要とせず、安価に実現可能である。高血圧症は珍しい症状ではなく、被験者への利得もあるので、被験者の募集も比較的容易に行えると考えられる。先にも述べたように、手技は刺激を加える場所を間違えてしまうと逆の効果を与えてしまうおそれもあるので、施術者は患者の身体に触れることに慣れている医療従事者であることが望ましい。

手技自体は単純なものなので、施術の時間もさほどかからない。人員さえ揃えば比較的容易に実現できる臨床比較試験であると思う。

込み入った今日的な装置を駆使しなければ実現できないような試験であれ、このような臨床的な、特殊な装置がなくても着手できる試験であれ、実現可能な研究を一つずつ積み重ねて行くことによって、手技療法の臨床効果も実証的に示すことができるであろう。

「身体」を記述する

地道な努力はもちろん大切であるし、有用であると思う。また、藤守式であれば、近代科学の枠組みの内で実証的なエビデンスを取ることもできるだろう。しかし、臨床試験の目的は、ただある療法の臨床効果を客観的に示すことだけにあるのではなく、その療法、延いてはその療法が属する医療それ自体を画する認知体系（システム）としての「身体」（ザ・ボディ）の全体像を描くことにあるべきなのではないのかというのが筆者の意見である。

今日支配的な評価法である無作為化比較対照試験（RCT）は、西欧近代科学の内部から派生してきた方法論であって、現在医学界で頼りにされている比較対照試験のやり方は、この方法論を、解剖学的身体に依拠した投薬を主とする医学の臨床効果をよりよく評価できるようにと磨き上げられてきたものであると言ってよいだろう。（一九五四年に行われたゴールドやファーガソンらのRCTに関するカンファレンスの名称がまさしくTherapy conferences on how to evaluate a new drug. であったことを想起されたい。第一章文献6参照。）その方法論を他の身体認識に拠っている医学に適用する場合には、その歴史的な経緯にあまりに無頓着であると、依って立つその認知体系としての身体そのものをも毀損することになりかねない。むろん正当な評価も難しくなってくるだろう。

そうではなく、一つひとつの研究を積み重ねていくことによって、複数の認知体系（システム）としての身体があることをまずは認識し、彼我の相違を確認し、それぞれを相対的に捉えていく眼を持つことが必要となってくるのではなかろうか。

第一章で述べたように、統合医療の実現が依然現代医療の課題の一つであると考えられているのだとしたら、それは、解剖学的身体で規定される医学では解決しえない問題が多く現れてきているからであろうし、そして、そのことに気づいている人間が増えてきているからでもあるだろう。今後も、今までと同様に、統合医療を今日的課題として追求していくのであれば、現代医療が医学の埒外へと放擲してきてしまっていた数々の方法論がどのような認識の体系に則ってそれぞれの医療を構築しているのか、原点に立ち帰ってまずはそれらを知ることから始めてみる必要もあるのではないだろうか。代替医療への臨床効果評価試験の実施はそのための端緒であるべきであると筆者は考えている。

第六章

椎骨の転位

転位椎骨の発生機序

本書第三章「背骨の歪みは万病のもと」の「背部診の理論」の項においては、一側、二側、三側といった、主に背部体側線についてその理論と実際を詳しく追ってきた。それは、背部診においては、体側線がとても重要な役割を担っているからだった。しかし、背部診において重要なものは体側線だけではないことはその時にも述べた通りだ。筆者の考えでは、脊椎（椎骨）は、体側線以上に重要である。なぜなら、既に指摘している通り、椎骨への操法は硬結への操法に比してはるかにその影響力が大きいからだ。藤守式脊椎骨盤矯正法が施術の対象としている脊椎の歪みとはいかなるものなのか。それはどのように発生しどう捉えられているのか。ここでは再び脊椎の話に戻りたいと思う。

第二節でも確認したように我々の背骨というものは一本の棒から出来ているわけではなくて、複数の椎骨（頚椎七、胸椎一二、腰椎五、仙椎五、尾椎三－五）が、互いに筋や腱、靭帯によって強力に連結されて出来ているのであった。その事実は、脊椎に転位や歪みといった位置変位が発生する根拠ともなっている。実際、各椎骨は三次元的に、一定の拘束のもとにではあるが、ある程度自由に動きうるのだ。

修庵はその著『一本堂行余医言』（一八〇七）の中で次のように指摘していた。「背骨は右に曲がったり左に歪んだり、後ろに飛び出したり腹側に沈んだりする」（修一）。修庵のこの記述は正しいのだろうか。そして、筆者が日々施術の対象としているものは、修庵がここで言っているものと同じものなのだろうか、それとも、違うものなのだろうか。

（六二）脊柱変形即ち脊柱の彎曲異常には矢状面の彎曲異常と前額面の彎曲異常とそれに捻転の

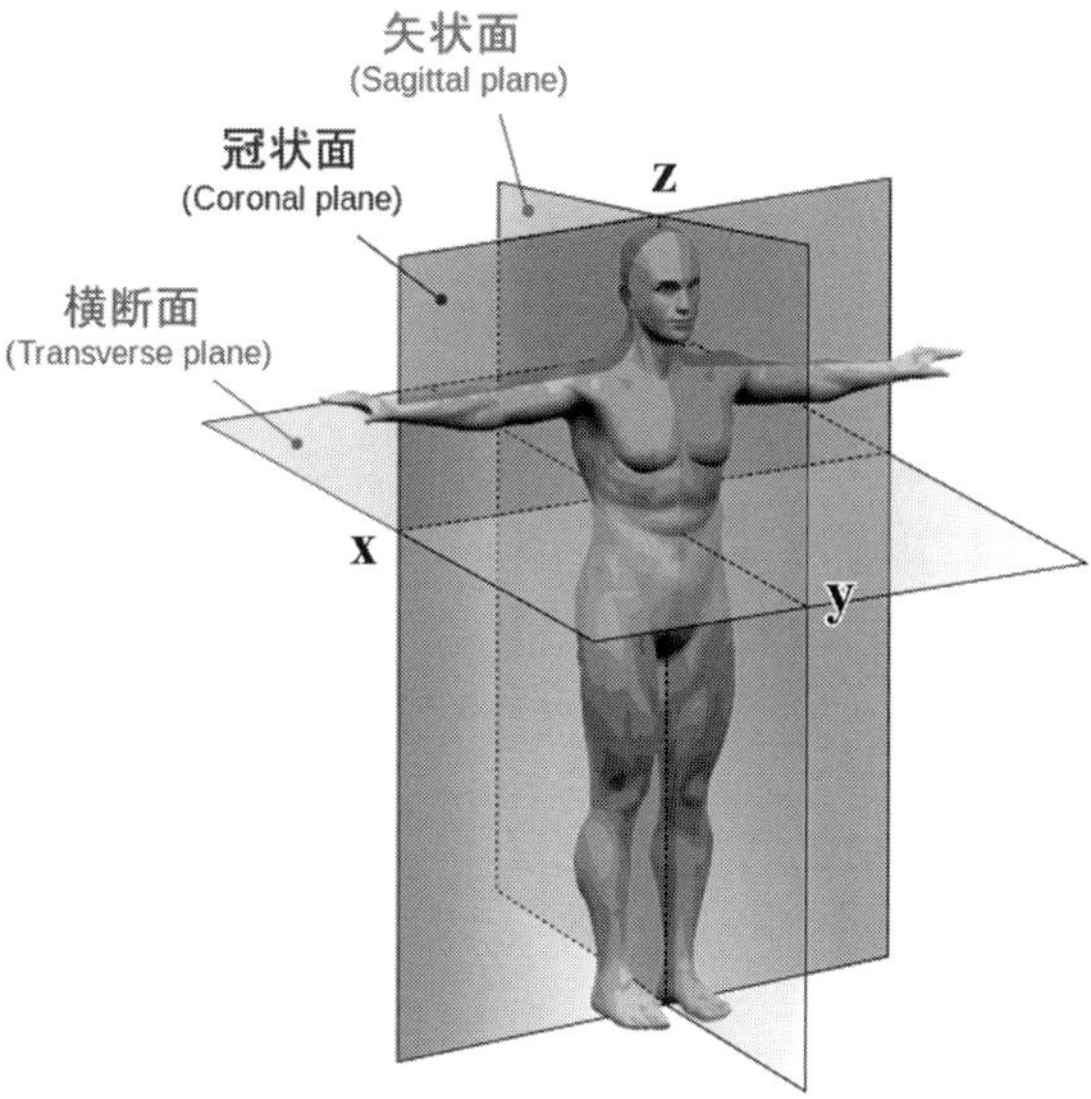

図６－１：矢状面、前額面（前頭面あるいは冠状面）、水平面（横断面）
©Juan Pablo Bouza, https://commons.wikimedia.org/wiki/File:Human_anatomy_planes.svg（一部改変）

加わった三つがある。

巻七『実践』「腰痛症、（1）脊柱変形」、
二九頁二五行目－二七行目

各椎骨は三次元的に動きうる。右手座標系においてZ軸を縦軸に取った時、矢状面をｙｚ平面にとると、前額面（前頭面あるいは冠状面とも）はｚｘ平面、水平面（横断面）はｘｙ平面に相当する。

椎骨が頭の方にせり上がってきたらそれは上転である。逆に、尻の方に下がってくれれば下転である。Ｖ（ｉ）（上から数えてｉ番目の椎骨）が上転しＶ（ｉ＋1）（上から数えて（ｉ＋1）番目の椎骨、要するにＶ（ｉ）の一つ下の椎骨）が下転したらＶ（ｉ）、Ｖ（ｉ＋1）間の間隔は広がり、その逆であれば、つまり、Ｖ（ｉ）が下転し、Ｖ（ｉ＋1）が上転

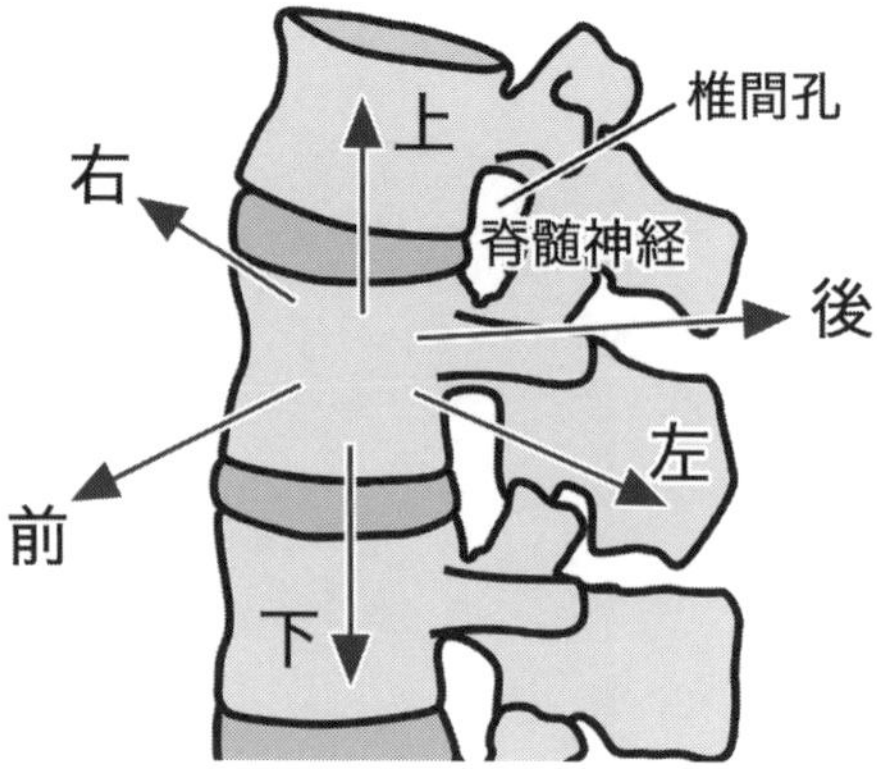

図６－２：椎骨の転位

すればV（i）、V（i＋1）間の間隔は狭まる。そのような転位は実際に指先で容易に触診しうる。

（六二）椎骨は時に上転し、時に下転する。そして椎骨間隔が拡大したり縮小したりする。椎骨が上がっている時は多くは一時の緊張であって、その椎骨には過敏痛を伴っている。

巻五『脊椎』「椎骨の上下転、前後転」、一一頁一行目－三行目

椎骨の転位（歪み）は些細なことで発生するのだという。例えば食べ過ぎただけでも背骨は歪む。しかし、それがまだ一時的であって僅少なものであれば無視しうるし、また無視すべきだともいう。次の引用では、生活習慣やなんということのない日常生活での出来事や不注意から、背骨の歪みが引きおこされるのだという思想が陳べられている。その発生初期においては椎骨の転位はむしろ生体的な反応であるともいう。注目すべき記事であろう。

（六四）例えば胸椎五番が上がっている場合は食べ過ぎた場合であるし、若《も》し胸椎六番であれば食物の中に少し悪い物があったと、胸椎九番だったら中毒したという様に急性的な変動に拠る体の変化であって勿論経過して終《しま》えば自動的に元に復元する。そういう場合に病気を治そうとして余分な細工をしないで見守っておれば後は丈夫になって来るものである。というのは病気を乗り越える力がその体に生じて経過するのであるから後は皆丈夫になるわけである。

巻五『脊椎』「椎骨の上下転、前後転」、一一頁五行目－九行目

椎骨の転位（歪み）は、それが発生する場所とその性状を確認することによって診断が成り立つ。ある程度を超えた歪みはだから病理的であるということであって、歪んだままもう元には戻らないとなったらそれはもはや無視していてよいという類のものではない。

（六五）椎骨の下垂というのは心も体も反発力が鈍っていると見做《みな》してよい。

巻五『脊椎』「椎骨の上下転、前後転」、一一頁一九行目

背骨の歪みは時間が経てば経つほど治し難く、ちょっと触ってみると指に刺さるような感じがあったり嫌な感じがしたりする。それに何よりとにかく硬くなってしまって容易には動かせなくなる。放っておけばそれはいずれ必ず病気として表現されることになる。

（六六）椎骨下垂はエネルギー欠乏で（…）椎骨の上下転は機能的疾患を惹起する

巻五『脊椎』「椎骨の上下転、前後転」、一二頁二行目－三行目

背骨の歪みは生命力の間違った方向への進化を表すものである。それを正すことによって人は、その人自身の、自分本来の人生を生き直すことができるようになる。

下方に転位してしまった椎骨は（注意深く）上に挙げる操作を施してやると元気を取り戻させることができる。（とても難しい。失敗すると甚だ面倒なことになる。これを読んだからといって下手に試してみようなどとはゆめゆめ思わないでいただきたい。）

（六七）胸椎三番が下がっているとすれば肺炎になりかけているとか既に肺炎になっているかで、椎骨が落ちた場合は已《すで》に力を失って落ちたのであるから調整の必要がある。椎骨が下がっている場合は圧痛がある。

巻五『脊椎』「椎骨の上下転、前後転」、一一頁一四行目－一六行目

椎骨が歪むのは上下方向だけではない。前後方向にも転位する。そしてそれもまた病理的である。一言いっておかねばならないが、よく知りもせずに手を出すのはとても危険だ。素人が下手にいじるとろくなことにはならない。こりを揉むのと骨の歪みを動かすのとでは人の身体に与える影響の大きさは段違いに桁違いである。大げさにではなく線香花火と核弾頭ぐらいの差がある。このことは読

者におかれてはくれぐれも肝に銘じておいていただきたい。基の手稿ではどの椎骨について言っているのかもちろん全て明らかに示されているが、こと心臓や血管の働きに直接作用するものに関してはとても危険なのでここでそれらを明示することはできない。それ以外の椎骨に関しては開示しておくがそれでも絶対に真似をしないでいただきたい。何が起こっても筆者は責任を取れない。

（六八）椎骨の前転は病的の副交感神経の緊張症であり、後転は病的の交感神経緊張症である。そして椎骨は種々の方向に転位するものであるが、それが変位していてもアジャストしてよい場合とアジャストしてはならない場合がある。

巻五『脊椎』「椎骨の上下転、前後転」、一六頁一行目－三行目

このように、「アジャストしてはならない場合がある」（基六八）とはっきり書いてある。例えば、施術の初期の段階から触ってもよい歪みと、初めのうちは絶対にやめておいた方がよい場合とがある。全ては実地に修行して修練して少しずつ身につけていくべきものであって、本で読んだからといってそれでどうにかなるなどというものでは決してない。だから、もしそう思ったとしたら、それは大間違いだ。ゆめゆめ侮ってはいけない。

胃の診断への応用

椎骨の転位は硬結と合わせ診断に供される。胃を例に挙げる。筆者の経験から言えることは、普段から過食する傾向にある人では実際ここで書かれているようになっている場合が多いということであ

る。

（六九）胃袋を使いすぎると、胸椎五番、六番の右側が硬くなる。そして胃が充血すると胸椎五番、六番棘突起に過敏が出てくる。

巻七『実践』「腰痛症、胃の診断」七二頁三行目－四行目

椎骨の転位によっても体勢の変化が引き起こされることになる。積み重なれば「正しい姿勢」（基六）ではいられなくなり「本来の体型」（基五）からは逸脱してしまってより劣った規範である「第二次的な体型現象」（基五）へと向かっていくことになる。

（七〇）こういう習慣が続くと胸背部が膨隆してくる。すると背筋の硬直に連れて運動がスムースに行われなくなって椎骨が曲がってくる。最初に曲がるのは胸椎六番に表われる。

巻七『実践』「腰痛症、胃の診断」、七二頁四行目－六行目

筆者の施術所の経験から言えば基七〇に書かれてあることは正しいとしか言いようがないが、もちろん、このことは、科学的に証明されているとか、確かなエビデンスがあるとかということではないことであることはよくご理解いただきたい。（もちろん、前述のように科学的に実証することは可能であると思うが、そのような試みは未だ緒についていないということである。）

さらに事態が進展すれば体型自体が変わってくる。

（七一）それで横から眺めて中胸部背部から下胸部に亘《わた》って背部が盛上りかつ胸椎六番が曲っていたら、それは胃袋に余分な負担をかけているか或《あるい》は胃袋が壊れかけていると見て差し支えない。

巻七『実践』「腰痛症、胃の診断」、七二頁六行目－八行目

骨の歪みが体型の変容を生み、それがまた椎骨の転位へと結果する。ここにも負のスパイラルがある。その行き着く先には病気がある。

（七二）更にこれが長く続くと胸椎五番が左右に転位してくる。胸椎五番が左右に転じ胸椎六番が捻れて右が硬くなったら慢性的な胃病の状態だということが分る。そして胸椎五番左側線に過敏が表われたら、それは酸過多或《あるい》は潰瘍が疑われる。

巻七『実践』「腰痛症、胃の診断」、七二頁九行目－一一行目

局部的な異常も必ず椎骨の性状に反映（反射）されるという。

（七三）胸椎五番の過敏は噴門部の異常であって、若し胸椎十番の右に過敏があれば幽門部の異常（狭窄）である。

巻七『実践』「腰痛症、胃の診断」、七二頁一一行目－一二行目

基のこのような記述に出くわすたびにいつも思わされることではあるが、彼はこのような認識に一体どのようにして辿り着いたのであろうか。彼の許を訪ねる一人ひとりの患者を注意深く観察してゆくうちに独力で一つ一つ見出していったということなのだろうか。だとしたらそれは超人的な観察眼と注意力の賜物であったと言わざるをえないだろう。あるいは、先人たちが苦労の末に見出してきたこれら知識を彼が掻き集めて纏めあげたものなのであろうか。いずれにしても日本人の「揉む医療」（栗山、一九九七）の面目躍如たるものがここにはあるとしかいいようがない。

戦前に書き溜められていた基の手稿が戦災で全て喪われてしまったため彼の記述を頼りに科学史的に日本的身体の源流をこれより先遡及していくことはもはや叶わない。それに、もし、仮に、それらが失われずに残っていたとしても、そこに歴史的な記述があったかどうかまでは筆者は知らない。できることは、残された手がかりから失われてしまった歴史を再構築していくことだ。

そしてもう一つ今後何より大切なこととしては、今我々の手許にある、ここに書かれてあるような記事の内容の一つひとつを実証的に検証していくことであろう。

例えば、脊椎（各椎骨）のクラスター、（椎骨に対応する）各臓器のクラスター、症状のクラスター等を定義し、そのクラスター間に有意なツリーを描いてゆくことができれば、かなりの確度を以てそこに成り立つ相関を記述することもできるだろう。今日あるような、かつては存在しえなかった近代的な医療機器の数々を駆使すれば、以前ならば知りえなかった人体内部の振る舞いも客観的に記述できるはずだ。十分な量のデータさえ揃えば、決して難しいことではないだろう。得られたツリーからは、日本的身体の具体像が析出されてくるはずだ。その像を、手技療法全体を下支えする機構と把《とら》えれば、整体の、機構までをも含めたエビデンスが確定できるに違いない。

次のような記述もそのような観点に立って見てみればとても興味深く思えるものである。

（七四）所が胸椎五番、六番に異常がなく、胸椎八番、九番が左右に曲がっていたり、その両側の筋肉が硬直していたら、この場合は臨時の食べ過ぎで、胃の機能異常ではなく、機能をオーバーして食べたという臨時の食べ過ぎの体である。

巻七『実践』「腰痛症、胃の診断」、七二頁一四行目－一六行目

やはり、脊椎の転位も体癖とは深い関わりがあったようだ。それゆえ、脊椎の転位を基《もと》にして診断を行う際にも、体癖に関わる理解はより一層重要になってくる。

（七五）以上のように胃の症状の現れ方には色々あるが、此等は何れも身体の使い方や歩き方の偏奇に依《よ》るものである。即ち体癖現象によって症状の現れ方は一定しているものであると言うことが出来る。従って体癖傾向を治すと現れ方が変ってくる。その変り際に胸椎六番を調節しておくと大抵の胃病は簡単に治って終《しま》うのである。

巻七『実践』「腰痛症、胃の診断」、七三頁一行目－四行目

脊椎の転位が、規範の段階的劣位への遷移や、姿勢の漸進的劣化といった現象に深く関与していることがお分りいただけたことと思う。

椎骨（ｋ番目）の転位

ここでもう一つ、大切な脊椎骨を導入しておかなければならない。以前に筆者は、位置エネルギーを運動エネルギーに変換するような身体の使い方について述べたところで、そのような身体の使い方は実は諸刃の剣であって、「身体に加えられた捻《ひね》りはすべてがうまく解放されるとは限らず、一部はねじれのエネルギーとなって身体のある部位、ある特定の椎骨に残存し貯まってゆく」と述べた。また、「残余のエネルギーが溜まったその椎骨は、結果、そこでじっとしていることができなくなってしまい、上に下に、前に後ろに、右に左に、と位置異常を来すことになる。消費しきれなかった残余のエネルギーは物理的に椎骨のねじれとなって溜まっていくわけだ」とも述べた。（一〇六頁参照）

その椎骨をここでご紹介させていただきたい。上から数えてｋ番目の椎骨がそれである。（ｋ番目の椎骨の開示も控えさせていただく。）

筆者は今までに一体いく人の人の背中を診てきたのか。自分でも判然とはわかりかねるが、ものすごく多くの数の人たちであったことだけは間違いのないところだ。その中で、Ｖ（ｋ）に転位の観られなかった人は、ただの一人もいなかったと思う。（もちろん人によって程度の差はある。）それぐらいこの骨は歪みのエネルギーが集中的に襲ってくるところのようだ。

それで、Ｖ（ｋ）の歪みと、他の椎骨の歪み、骨盤の状態、全身の平衡、それに体側線上の病理等を加味して診断を成立させていくのが筆者の施術の際の常套になっている。それくらいにＶ（ｋ）は施術において特に重要な地位を占めている。

ある椎骨が転位したり、骨盤にずれが発生したりすると、それを補償するように他の部分にも転位が発生する。このようにして部分の歪みは全体の歪みへと写像されてゆき、全体の歪みは、また、部分の歪みへと再投射される。ここにはループがある。それに起因する負のスパイラルがある。

こうして、「正しい姿勢」（基六）ではいられなくなり「本来の体型」（基五）からは逸脱していってしまう。二側の理論のところで見た機構とも相まって、いずれ身体はより劣った規範である「第二次的な体型現象」（基五）へと向かって縮退していかざるを得なくなる。

（七六）V（k）が動かなくなると体が前屈する。そして前屈する癖のあるものは胸椎五番が常に悪くなる。即ち胸椎五番が飛び出してくる。かかるものが風邪を引くと、鼻と喉の中間から風邪を引いて一つは鼻へ行き、一つは喉に行く。この癖のある者はV（k）の力が抜けていることが特徴である。従って胸椎五番の突出している者のV（k）を抑えるとやはり硬くて動かない。

巻七『実践』「前屈体癖の風邪」、五〇頁二行目－五行目

骨の歪み方は、厳密に言えばそれはもちろん一人ずつ違うのではあるが、そうはいってもそこにはいくつかの典型が認められることもまた事実であって、それらは似通った数種の類型に分けて整理することができる。そしてその類型分けが実は一二一頁で確認した体型の理論の根拠ともなっている。（一二一頁の表3－1を参照されたし）
したがって、V（k）の転位が殆どの人に見られることは事実であるが、V（k）の他に、どの椎骨がどのように転位しているかによって、さらなる絞り込みが可能になってくる。つまり、その人の体型が決まる。
体型がわかって、椎骨の転位も確定できれば、病気の経過もより精確に推定できる。形態（身体）

の変化の類型（すなわち体型）が、規範の劣化が進む方向を示唆しているということになる。規範の身体化の実践的な現れの一つなのだと言ってもよいだろう。

Ｖ（ｋ）の話題が出たところでこの椎骨に関する記事をもう一つ確認しておこう。巻五『脊椎』「背部診断」より引用する。

（七七）Ｖ（ｋ）は知覚と感情の統制に関連のある所である。それでＶ（ｋ）は勃起調節をなし、性交の感度の強弱を調節する。それでＶ（ｋ）の状態を良好にすると感度を良くし且つ長くなる。性交の前戯としてＶ（ｋ）を揺っておくことは望ましいことである。キスの刺激はＶ（ｋ）に来るから感度を良くすることになる。若しＶ（ｋ）が強張って弾力がなくなると、性感もなく感情もなくなる。カッとなって喧嘩する力もなく、大抵は理性で割り切って終《しま》う。Ｖ（ｋ）が硬直すると意欲があり乍《なが》ら実行できない。判断もつきにくくなる。臆病になったり過敏症となる。

巻五『脊椎』「背部診断」、二八頁二行目－一一行目

ある経営者

筆者は一通りの修行を終えた後、自身の施術所を東京に構えた。三〇代のわりと早い時期のことだった。初めは虎ノ門にある米国大使館にほど近い、とあるホテルに筆者専用の施術台を預かってもらっ

ておいてそこから始めた。

その後一時期麻布に部屋を借りてやっていたが、毎日東京にいるわけでもないので、結局その部屋は引き払ってしまった。それでまた米国大使館極近のホテルに程なくして舞い戻ってきた。

当時の筆者の顧客には経営者が多かったと記憶している。先ほど述べた跡取り息子もそういった人脈の中の一人だったわけだ。

彼らは皆最初はどこか体の不調を訴えて筆者の許を訪れて来ていたわけであるが、当初悩まされていた症状が消えてなくなってしまっても筆者の許に施術に通うことをやめようとはしなかった。それはきっと、彼ら経営者にとっては何よりも大切な決断力や判断力が、施術を受けることによって一層研ぎ澄まされていくことに彼ら自身どこかで気付いてしまっていたからではないだろうか。筆者は今でもそう思っている。彼らはきっと身をもってそのことを実感していたに違いない。ある社長が当時筆者にこんなことを言っていたことを思い出す。「別にここでいくら金を使おうがそんなことはどうだっていいんだ。後でそれが何百億何千億になって返ってくるんだぜ？　だったらここで使うぶんなんて安いもんだろう。」

この社長の言葉からもわかるように、V（k）への操法は確かに多くの経営者たちの人生を変えてしまっていたようだった。（もちろん望ましい方向へだ。）

筆者が一人で東京で仕事を始めた頃、何くれとなく世話を焼いてくれる人がいた。その中の一人は麻布の一角に親から譲り受けた広大な区画を有していた、ある企業のオーナーだった。その人自身筆者の顧客でもあったわけだが、ある日彼が一人の男性を筆者の施術所まで連れて来たいと言った。彼の言によれば、その人とは、「東京中の金持ち連中の要《かなめ》のようなところにいる人だ」ということであった。その社長は、「K先生（彼はその人のことをK先生と呼んでいた）をしっかりと捕まえとけば、きっとこの先いいこと何かあるかもしれないよ」とも言った。そしてその人物は来た。

その時筆者は例の米国大使館極近傍のホテルにひと月ほど連泊していたのだが、「先生」はその間ずっと、一ヶ月近く毎日筆者の許に通い続けた。おまけに、先生は、いつも一人じゃなかった。

最後の日、施術が終わってから先生は部屋を出て行った。あまりものを言う人ではなかったのだ。一仕事終えてコーヒーを飲みながら筆者は部屋で一人休んでいた。そういえば、あの人、あの先生、まだ施術料全然払ってくれてなかったよな。どうすんのよ、もしかしてタダ働き？　まさか、そんなね。ご冗談でしょ。そんなことを考えながら冷蔵庫を開けるとミネラル・ウォーターの瓶を一本取り出してその栓を開けた。瓶に口をつけたと思ったら部屋の呼び鈴が鳴った。口に含んでいた水が噴き出しそうになるのをこらえるように手の甲で抑えて、そのままその手で自分の口を拭って口の中に残っていた水は飲み込んでしまうと、どうにか「はい」と応えながらドアを開けた。そこには見知らぬ中年男が一人で立っていた。

「こんにちは」「あ、はい、コンチワ」。私、Kの運転手をしております…という者です。これをお渡しするようにKより仰せつかっておりまして持参してまいりました。そういうと彼は分厚い封筒を筆者に向けて突き出した。まだ持っていたミネラル・ウォーターの瓶は注意深く脇に挟むとその封筒を受け取ってその場で中を確認した。すると、その封筒の中からは手の切れそうな一万円札がバサッと出てきた。筆者は慌てて出てきたものを中に押し込んだ。瓶はなんとか落とさずに済んだ。

「お食事でもご一緒にどうですかと申しておりますが、いかがいたしましょうか。」

それからというもの、筆者が東京にいる限りK先生は毎日筆者の許を訪ねてくるようになった。若い女友達もいつも一緒だった。「よく診てあげてね。よろしく頼むね」。先生はいつもそれしか言わなかった。

二人の施術を終えると我々はいつも三人で連れ立って晩ご飯を食べに行ったものだった。麻布だったり、六本木だったり、赤坂だったり、時には、青山だったりしたこともあった。どこへ行っても個室だった。どこへ行っても従業員からシェフ、果てはオーナーまで、出てこられる限りの全てのスタッフが中から出てきてあらん限りのホスピタリティーを尽くして我々に（というか多分先生に対して）深々とお辞儀をした。大名行列ってきっとこういう感じのを言うんだろうな、こちらも軽く会釈を返しながら筆者はなんとなくそんな風に思ったものだった。

先生はあまり話す人ではなかった。いつも話が肝心なところに及んだ時にだけ、二言三言、何か言うだけだった。そんなことより、先生は、まだ若かった筆者と、その若い女友達と、一緒に時を過ごすのが気に入っているようだった。なぜなら、いつも機嫌がよさそうだったから。

先生はその時もうすでに七〇をずっと超えていたと思う。何せ名簿にも住所も電話番号も名前すらも書いてはくれなかったので、先生が一体何歳だったのか筆者にも正確にはよくはわからないままだったのだ。

K先生とみんなが彼のことをそう呼ぶので筆者もそう呼んでいただけだ。妙齢の美しい先生の友達は二九歳だった。彼女は快くカードに記入してくれていたから筆者にもその歳がわかったのだった。

「野暮なことは聞くもんじゃない」、港区の社長はそう言った。まだ若かった筆者に向けて彼が授けてくれたいくつかの大切な人生訓のうちのそれが一つだった。まったくその通りだ、筆者もそう思う。

K先生が、彼の美しい女友達といつも一緒に筆者の許に通い続けてくれていたので、碁の第七七番の記事にはきっと正しいことが書かれていたのだと今でも筆者はそう信じている。

東京に住まう富裕層の多くがこぞって自分の子供だけは何としてでもここに通わせたいと願っているというある小学校があった。K先生の主宰する塾からは毎年多くの子供たちがその小学校に合格していたのだ。

「あの学校に入れるんだったらなんだってするさ」。みんなそうさ、筆者の顧客の一人はよくそう言ったものだった。

K先生のところに通わせておいといたらまず間違いはないね、だからみんなそうしたいし実際そうしもするんだ。ただし、「月謝だって相当なものだけどね」。それでも行かせたいんですか。筆者がそう聞くと、そりゃそうさ、それが何より大事で、それがすべてみたいなもんだからさ、俺たちにとっちゃ。彼はそう応えた。

その頃、筆者の顧客はその九五パーセントが慶應義塾出身者で占められていた。そうしたいと願ったからそうしたというわけでは全くなくて、そんなこと望んでもいなかったのだが、ふたを開けてみたら何故だかはわからないが結果的にそうなってしまっていたのだった。

聞けば、彼らは、身内もそのほとんどが慶應義塾出身だという。両親、子供、叔父さん、叔母さん、いとこもはとこもまたいとこも、伯父も伯母も、何ならお祖父さんも。自分も行きたかったし親に行かせてもらったしだから自分の子供も行かせてやりたいんだと、彼らは口を揃えて異口同音にそう言った。もちろん港区の社長も慶應義塾出身で、彼の両親、兄弟姉妹、いとこもはとこも全員そうだと言っていた。子供は二人ともK先生の主宰する塾を経由して無事幼稚舎に合格してそこに通っていたのだった。

「とにかく小学校の時から慶應にいなきゃいけない。でないとお話にならない」。ある顧客はそう断言した。

そんな彼らの熱い期待を一身に背負ってK先生はまさしく受験界のカリスマとして棋界に君臨していたのだった。三田にある瀟洒な洋館がK先生の主宰する学校がある本拠地だった。

筆者も、乞われるままにK先生の許に通う何人かの子供たちを診てあげたこともあった。彼らも無事みんなが望む結果が得られたようだったので筆者もその話を聞いた時には随分ほっとしたものだった。何せ、それがまるで彼らの人生のすべてのような口ぶりだったから。

バブルの崩壊とともに二〇世紀最後の一〇年が開けた。それ以降直近の三〇年間日本の経済はずっと下降し続けている。それでもまだ今ほどにまではひどくなる前の話だ。筆者が海外に出ていた一〇年ほどの間に、さらに日本の経済はまるで坂道を転げ落ちていくかのようにますます情けなくなっていってしまった。

その間に、K先生もお亡くなりになられてしまっていた。そのお話を伺った時、筆者は、もっと急いで生きなければならないと思った。

第七章

症例研究

1　腰痛

現代の疫学

前章まででは整体療法を支えている「日本的身体」について、その本当の姿とはいかなるものであるのかを基の手稿を読解することによって探ってきた。興味深い記述が多かったことと思う。それでは、実際の症状に対しては、基の施術はどのように対処してきたというのだろうか。理論的な考察はひとまず措いておくこととして、ここでは実践的な側面に絞って基の手稿に再度焦点を当ててみたいと思う。心不全の例に引き続いて症例として本論で取り上げたいのは、腰痛と肩こりである。では、まずは、腰痛から見てゆこう。

腰痛はありふれた、繰返しぶり返すことの多い症状である。アメリカで行われたある調査では、直近の過去三ヶ月間に腰痛を患ったことのある人の数は成人全体の三〇パーセント以上にも上ったという。（文献1）日本の疫学調査でも、今現在、腰痛に悩まされている者の割合は全体の四割から五割にも上り、今までに罹ったことのある者の割合となるとさらに多く、実に調査対象者全体の七割から八割に上ったという。（文献2）つまり、これらの調査結果の示すところによれば、腰痛は、洋の東西を問わず誰でも一度は経験するかもしれない、なったことのない者の方がいっそ稀であるほどにまでありふれた症状の一つであると言える。しかし、その一方で、これほどよくある疾患、症状であるにも関わらず、その発生機序に関しては、すなわち腰痛の原因や、その発症へと至るメカニズムについては未だはっきりとしていないことが多い、というよりもより正確に言えば、諸説あって未だにどれと定めることができずにいるというのが腰痛を取り巻く偽らざる実情でもある。

例えば、今考えられている原因としては、大きく別けて三つあり、その一つは、腰椎そのものに原因があるとされるもの、二つには、内臓の病気等の放散痛と考えられているもの、そしてもう一つには、原因のはっきりしないものとがある。そしてそのそれぞれに疾病及び症状のより細かい下位区分がありうる。（表7－1参照）

表7－1：腰痛の原因

腰椎に原因があるもの	・腰椎分離症、腰椎椎間板症、腰椎椎間板ヘルニア ・急性腰痛症（けが、外傷によるもの、ぎっくり腰等） ・変形性腰痛症（脊柱管狭窄症、腰椎すべり症） ・骨粗鬆症、脊椎関節症 ・炎症によるもの（脊椎炎、関節リュウマチ等） ・腫瘍性疾患

内臓疾患によるもの	・胃腸、肝臓、膵臓、胆のうの疾患 ・腎臓、膀胱の疾患、尿管結石 ・婦人科系疾患（子宮、卵巣等） ・血管系疾患（腹部大動脈瘤等）
原因がはっきりしないもの	・心因性のもの ・職業、スポーツ等、日頃の身体の使い方によると考えられているもの ・その他原因不明のもの

さらに、その発症部位も多岐に渡り、一箇所だけではない。主たる痛みが発生する場所として考えられているものを列挙しただけでも、腰仙関節、仙腸関節、椎間板、骨、筋肉、腱、神経根、中枢神経系、末梢神経系、等がある。（文献3）

局部で発生した痛みが腰部全体に広がっていったり、脚部、足部へと放散していくこともまた稀ではない。当然これらの症状に対しては、それぞれに相応しい異なった医学的処置が施されてしかるべきである。したがって、腰痛に際しては、医師を始めとする医療従事者は可及的速やかにその本態を把握し、処方を決定する必要があるわけであるが、実際のところは必ずしもそれは一筋縄ではいかないようで、数度にわたる検査が通常は推奨されている。（文献3）というのも、前述のように発生機序も様々考えられるわけではあるが、それに加えて、腰痛は、その経過もまた人によって一様ではないからである。その多くは、かなり激しい痛みを伴っていたとしても、また、手当てを施していたにせよ、そうでなかったにせよ、比較的短期間のうちに（三ヶ月以内）症状が寛解してしまうものが多い。（文献4）とはいえ、その一方では、慢性化もしくは重篤化するものもまた決して珍しくはない、といった具合である。

あるいは、それに加えて、例えば椎間板ヘルニアが存在していても、ひどい痛みを訴える者もあれば、その一方で、症状を呈さない場合もありうる。それゆえ、椎間板由来の腰痛の診断には注意を要し、その診断に基づく施術の結果もまた一様ではない。（文献4）このように、いくつかの要因が絡み合って事態を複雑にしているがゆえに、その処置もそう簡単には決められなくなっているというのが実情のようである。

腰痛は、多くの人が経験する症状であるにも関わらず、どうしてこのような複雑な事態に陥ってしまったのか。それには腰痛を人々がどのようにとらえてきたのかという歴史的な背景が深く関与しているわけではあるが、紙幅の都合もあってここではその詳細について触れている余裕は残念ながらない。

腰痛の定義

藤守式に話を戻そう。基の手稿巻七『実践』（全七九頁）「腰痛症」より、次の引用文を見てもらいたい。[1]

基も、腰痛を正確に定義することは存外難しい、なぜなら原因が多様であり、かつその中には不明なものが多く含まれているからであるという。ここからは、藤守式も、腰痛に関しては現代の疫学と視点を共有していることがわかるだろう。一方で、現代医療は原因不明なものを腰痛の語のもとに一括りにしているとも指摘する。原因がはっきりしているものに関してはそれゆえ敢えて腰痛という語を用いる必然性がないことも合わせ指摘する。

（七八）〔腰痛症〕　腰痛の疼痛は、筋性、骨性、神経性や静力学的、或《あるい》は内臓疾患等の諸原因で起るものである。しかし、その中でも病変が明らかに証明されて、その病変の一つの症状として、腰痛が起る時は、之《これ》は腰痛症とは言わない。従って原因不明の腰痛に対して、一応こういう名前で一括されている訳である。殊に筋性で起るものが腰痛として一括されている場合も多い。しかし、その疼痛が筋性で起っていると判然考えられる場合は、之《これ》を腰筋症と呼べばよいが、必ずしも常に断定できないことが多い。

静力学的には、腰椎前弯の増加や扁平足などの時に起るし、骨性のものでも、腰肋《ようろく》（腰椎に見られる短い肋骨）などが腰痛の原因とみなされているが、之等病変の疼痛発生機転に対しては確実な説明はない。また女性性器病変例えば子宮後屈の場合の発痛機転にも一定の説明はない。従って筋性以外の腰痛も、その発症原因である病変があっても、それと腰痛との直接の結びつけは軽々に出来ないので、今の医学では腰痛症なる診断で糊塗する場合が多いのである。

筋性のものと言えば、よく筋肉リウマチがあげられるが、筋硬結の存在するもの以外は、確かにリウマチ性という証明が出来難い。所謂筋痛は、中毒性、伝染性、外傷などの原因で起るので、凡《すべ》てをリウマチ性として包括するなら別であるが、それでも筋性という診断を下す手掛りが少ない。

このように多種多様の原因で起る腰痛症には、治療も亦《また》多様である。一般的の消炎剤、抗リウマチ剤、抗神経痛剤の注射や温熱利用、針灸、マッサージ等の理学的療法が行われ、痛みの激しい場合には、コルセット、腰バンド等が用いられているが、効果のあまり上がらないのが現状である。

巻七『実践』「腰痛症」、二九頁一行目－二〇行目

引き続き次の引用では腰痛の診断の難しさに触れ、発症因としての脊椎と腸骨（骨盤）へと焦点を絞ってゆく。現代人の生活様式もまた腰痛を惹き起こしやすいものになっているのだとする。また、ここでも言われているように、腰椎が転位の好発部位であることは間違いのないところだ。少なくとも筆者の施術所を訪れるものにおいては、腰部脊椎に歪みを認められないものの方がむしろ圧倒的に稀なくらいだ。

（七九）〔腰痛〕　腰痛の原因は診断が実際には難しいもので、腰部の関節や骨にはっきりした異常のある場合やまた腰部の筋肉の異常による場合もある。また直接腰部が悪くなくとも内臓の疾患や足・膝の異常でも腰痛の起ることがある。
人体の背骨は四〇〇の筋肉と多数の靭帯によってその正常な形態を保持しているが、腰部は胸部のように肋骨によって保持されていないから最も狂い易く、また傷つき易い。

特に腰は活動の要部であって、人体の緊張・弛緩の中心点であるから、体の使い過ぎや悪姿勢の動作が持続すると、腰の歪みを生じて疼痛を発する。

腰痛は老人に多いものと思われているが、最近目立つのがサラリーマンの腰痛である。それも働

き盛りに増えていることである。最大の原因は、運動不足や仕事中の座りどおし、外出時の自動車利用等である。このため脊椎を守っている筋肉の力が弱まり、腰椎へ負担がかかる。また自動車の微妙な震動も背骨に悪く、加えて腰椎の椎間板は、二十五才ぐらいから水分が減って弾力がなくなる。之《これ》等のことが重って、わずかなショックで髄核がとび出し、神経に触れて腰痛が起る。事務椅子も腰痛発生の原因となる。
人は寝ている時は殆ど腰椎に負担が掛らないが、椅子は、立っている時より一層負担の掛ることがある。シートと背もたれの角度を調整すれば寝ている状態同様になるが、市販の事務椅子は殆ど之に適していない。
次に故障を起こし易いのは仙骨である。仙骨は上体の全重量を支え、その靭帯は強力に腸骨に結びついているが、案外ゆるみ易いのである。仙骨の最も狂い易い原因はアキレス筋と足の裏筋肉の縮むことで、ハイヒールをはくと重心が後ろに掛り、足の小趾に力がはいってこの障害を受ける。又疲れると腸骨が仙骨から離れて下垂し腰痛を惹起する。

巻七『実践』「腰痛症」、二四頁一行目－一二行目

以上の考察より、次の引用文においては、腰痛は脊椎全体に関わる症候であると定義づける。

〔八〇〕〔脊椎不全〕　腰痛は、主として、腰椎の異常乃至《ないし》移動に因って生起されるものであることは、別項で述べた通りであるが、腰椎の故障は他の椎骨の異常に依存することは勿論である。即ち腰痛は脊椎不全によって起こると言うことが出来る。

巻七『実践』「腰痛症」、二九頁二五行目－二七行目

この結論からは、「椎間板の時代」以降の整形外科の影響下にあることが知れるが、一方で、「脊椎不全」という用語法によって局所的壊変に限局せず、背骨全体の相から見るべきであるという独自の主張も展開している[2]。この点においては常に全体を指向して思考するという日本的身体の独自性を認めることができる。

腰椎の検査

腰痛を脊椎全体に関わる病理と定義付けた上で、以下の引用ではそれに対する対処法を記述している。本論では腰椎の各椎骨（一番と三番）、仙腸関節（仙骨と腸骨を繋ぐ関節）に関する記述にだけ絞って引用することとした。他の部位に対する操法に関しても、微に入り細をうがって詳しく記述されているが、紙幅の都合もあるので本書では本論において特に重要と思われるものだけに的を絞ってそれ以外は割愛することとした。（基の手稿においては全ての腰椎と腰の関節について、その検査法と処理法が詳細に説明されているが、ここではそこから左記のものだけを抜粋して掲載することとした。）

（八二）〔治療法〕　内臓の疾患や整形外科的或《あるい》は婦人科的疾患又は足・膝等の異常やリウマチから来る腰痛は別として、普通に腰痛と言われるものは、殆ど凡《すべ》てが腰椎の異常といえる。従って腰痛は腰椎を正常位に復帰させれば鎮痛する訳である。そしてそれが器質的なものであっても、異常腰椎の矯正によって痛みは軽快するものである。尤《もっと》も腰痛と言えば腰椎の問題となるのであ

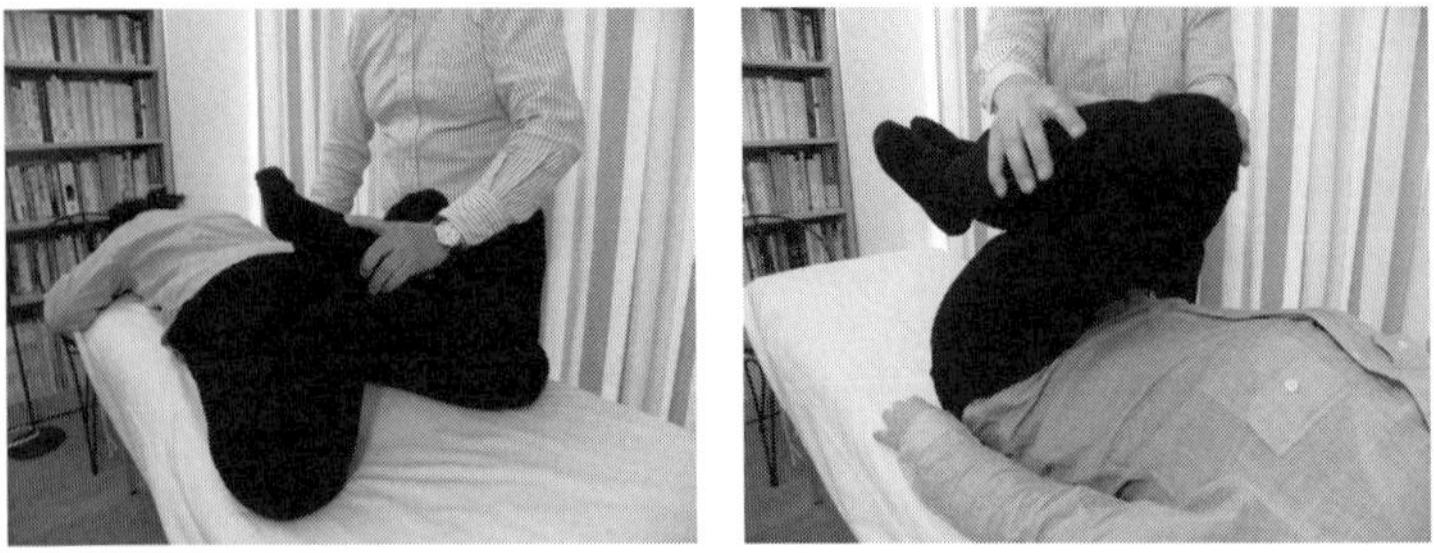

(1) 腰椎一番の異常　ロ．操作法（右：仰臥位、左：伏臥位）

るが、我々の脊椎は四つの彎曲によって正常の調和が保たれ体の重心が保持されている。従って厳密には全椎骨が腰痛に関係するものである。腰椎以外の椎骨が腰痛に関連するのはその椎骨が、腰椎に何等かの代償をうながす負荷を与えるからである。例えば胸椎部（胸部の脊椎、十二個あり肋骨が接続する）に猫背とか亀背とか言われるような激しい後彎のある時は腰部に適度な前彎が起って痛みを発するようなものである。一般的治療法としては、腰の凝りに就《つい》て述べた方法を用いれば大抵の腰痛は処理することが出来るのであるが、左に腰椎各個の異常についての処理方法を述べてみる。（傍点筆者）（筆者注、もし試みられる時は、必ず経験豊富な施術者の指導のもとで行うようにしなければならない。）

（1）腰椎一番の異常

イ．検査法　仰臥位—被験者の両足首を押え相手に片側の骨盤を胸廓の方向へ引きよせさせる。

　次に他側を行わさせる。引きよせが出来難い場合はその側に異常がある。通常片側の骨盤が胸　廓の方向に引きよせられている。

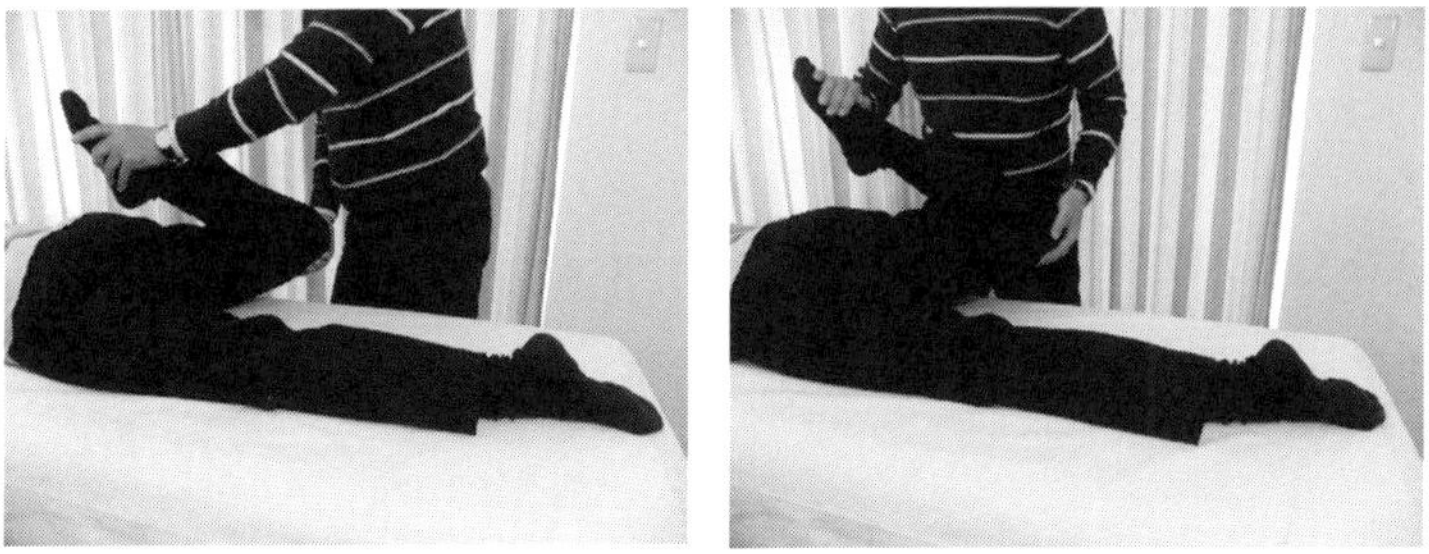

(2) 腰椎三番の異常　ロ．操作法

ロ．操作法　仰臥位─下肢を屈して密着させた両膝を腹部に押しつけて腰部を左右に揺さぶる。

伏臥位─異常側の下肢を下にして両下肢を交叉屈曲して臀部に押しつけて固定し、腰椎二番を四側より二側の方にゆさぶる。

(2) 腰椎三番の異常

イ．検査法　仰臥位─下肢を四十五度外側に開き、一方の骨盤を押えて固定しその側の足首を　内旋（足首を内側へ旋回させる）してその抵抗を調べる。四十五度から零度が正常。この場　合患側の骨盤は高く、膝が少し曲っている。

ロ．操作法　伏臥位─患側の脚を曲げ踵を尻に押しつけて膝頭を四十五度外側に開いて持ち、　上下に振動しながら徐々に上げて行き極点に達した時急に落とす。

(3) 仙腸関節の異常

イ．検査法　仰臥位─足関節の底屈（足底の方に向けて足首を曲げる）を行わしめる。術者は一方の手で相手の足をつかんで固定し、他の手にて踵骨の後面をつかんで引き下げるようにして抵抗を加える。之に打勝って底屈出来れば正常、出来ない

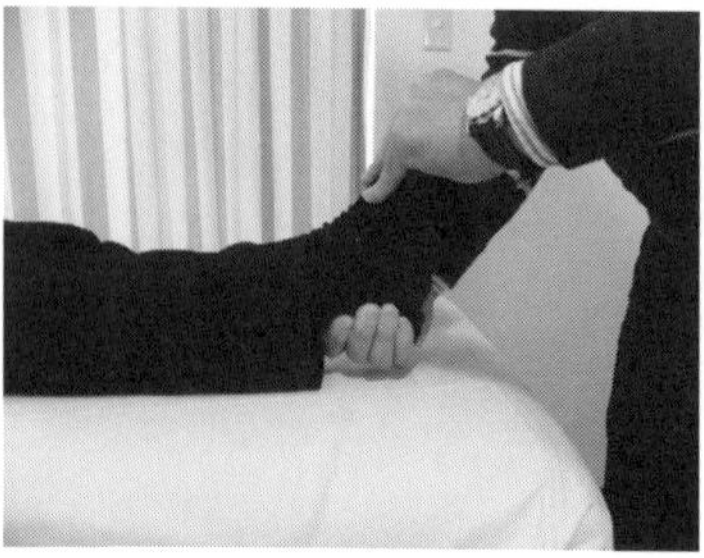 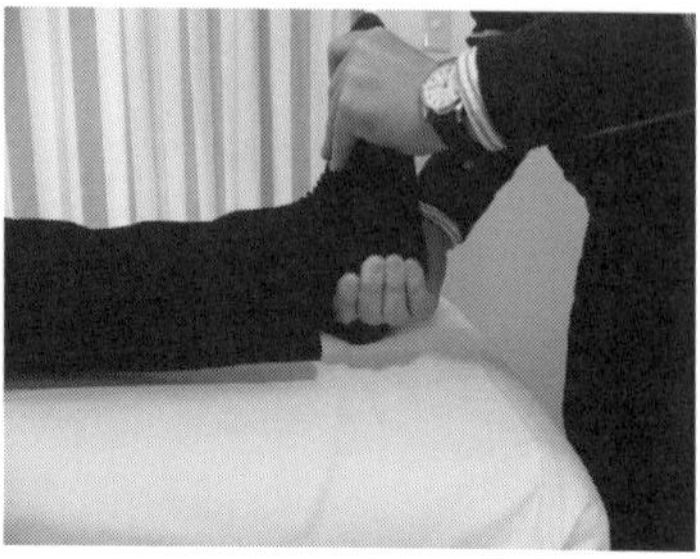

(3) 仙腸関節の異常　イ．操作法

側に異常がある。

ロ．操作法　仰臥位―張り出している側の下肢を対側の足に重ね、躯幹を健側にくの字に曲げ　て患側のアキレス腱を伸ばすように牽引する。

多くは仙椎一番、二番に異常が見られる。仙椎三番に異常あるものは平手圧迫だけでよい。仙　椎下部の異常は多く左側に現れ、右側には殆ど見られぬ。

本操作は顔のシミ、ニキビ、肥満等に応用される。

巻七『実践』「腰痛症」、二四頁一三行目－二七頁二行目

藤守式脊椎骨盤矯正法は優れた施術法であるが、その最大の特徴は一つ一つの椎骨全てを直接に手で操法してしまうところにある。一つひとつの椎骨を確実に手で操作できれば、問題の原因をピンポイントで攻略することができるので大変に秀れた効果が期待できるし、かつ、余計なところへは無駄な刺激を加えることもないので望まぬ結果を他に及ぼす危険性がない。（したがって、椎骨の転位に起因するようなタイプの腰痛に対しては奏功する場合が多い。）

脊椎と骨盤の矯正を謳う療法は巷間数多の種類溢れているが、藤守式と同じように一つ一つの椎骨を直接手で操法しているところ

は、筆者は藤守式しか知らない。他にも同じような方法論を実践しているところもあるのかもしれないが、今までのところ、筆者の把握している限りでは、その存在を確認したことはない。

筆者の私見ではあるが、それゆえこの操法は基の独創になるものであると考える。そう結論付けざるをえないのだ。なぜなら、そうでないのならば他にも同じようなことをしている人がいてしかるべきだと思うからだ。

一つ一つの椎骨を直接手で操法するのはとても難しい。ひたすらの修練と長い長い修行の期間を要する。筆者も二〇代の後半と三〇代の前半はそのために人生の全てを捧げてきたと言っても過言ではない。祖父のように、母親のように施術できるようになりたいとの一心でただひたすらそのことだけに打ち込んだ。

力で動かそうとしても背骨なんて絶対に動かない。力を入れると触れられている方は痛みを感じてしまうので、痛みを感じさせてしまうともう絶対に骨は動かない。それを押して無理に動かそうとしてしまうと必ずや望まない事態を招来する。そうではなくて、全身の力を込めて手掌から全ての力を抜くのだ。それがやり方だ。息が合えば骨は動く、本当だ。難しいが一度習得すれば問題の根元へと確実に至ることができる。

ここに書かれてある検査法と操作法はそのような技術を身につけていないものにもできるように書かれている。試してみるのは読者の自由だ。自由だが、ここでも筆者はその結果に対しては一切の責任は負わないし、負えない。予めそのことだけははっきりとここで断っておく。そして、これらを試みる際には、必ず、絶対に、経験豊富な施術者の指導のもとにやるべきだ。そうでなければ何が起こっても不思議ではない。

藤守式と腰痛施術の実際

藤守式であれば腰痛に対しても奏功する場合が多いと自信を持っていえる。特に椎骨の位置異常に起因するタイプの腰痛に関しては、筆者の実践している療法でなら、他の多くの整体療法とは異なり、転位を来してしまった個々の椎骨を一つひとつ正確に矯正することができるので、高確率で治癒へと至らしめることができるのだ。

ぎっくり腰の場合を例に挙げよう。出かけようとしていて少し腰をひねって腕を伸ばしていつものように鞄に手をかけたその刹那、突然腰背部が激烈な痛みに襲われ、あっという間に立っていることも、歩くことも、ままならなくなってしまった。身体は床に崩折れ、右腕は手近にあった椅子の座面に載せて左腕は無意識のうちに自身の腰に廻り、左手手掌で患部と思しきあたりを上から抑さえ込む。腰椎から仙骨にかけてのあたりが猛烈に痛い。顔は苦悶に歪み額には脂汗が滲む。骨が後にとび出してしまってそこだけが腫れているかのようだ。顔を椅子の縁に擦りつけながら、眼は中身を床の上にぶちまけてしまった鞄を見ているが、どうにかしようと思ってみたところでどうにもしようがない。もしも、このまま一生立てないままだったらどうしよう、歩けないままだったらどうしよう、そんな不安に襲われながらも一瞬仕事のことが頭をよぎる。「会社に行かなくちゃ」そう言おうとして出てきた言葉は言葉にもならないただの呻き声だった。立とうとしても立てない。「そうだ、あの先生に頼もう」。

妻と長男に両脇を抱きかかえられるようにして、やっとのことでその人物は筆者の施術所を訪ねてきた。

「腰ですね」

「ええ、今朝、急に」苦悶に顔を歪めたまま、吐き出すことができたのはその一言だけだった。後はただ苦しそうに呻吟するだけだ。

　施術台の上に三人がかりで押し上げてなんとかうつ伏せにさせる。触診すると腰椎五番と仙椎一番との間がくさび状に腹側に落ち込み互いに食い違うほどにまでなっていることがわかった。さらに、両椎骨の、連結している部位とは反対側の各椎骨端（腰椎五番上端と仙椎一番下端）は、左右に捻れながら後部へ激しく突出している。

　まずは慎重に左右の骨盤を整える。患部の背骨の歪みをさらに明瞭に浮かび上がらせる効果もあるのでそうする。時間をかけて腰椎五番と仙椎一番の転位を、（患部周辺の他の脊椎骨の転位も合わせ）何度もなんども指で直接矯正してゆく。このような激しい歪みは治してもすぐにまた元に戻ってしまうからだ。（こんな風に指で直接やるのが大切なのだ。）あてがった指の下では、治したはずの椎骨が、またもとの悪い状態に移動していくのが感じられるほどである。

　激しく歪んでいるので施術はもちろん大変だが、それでもまだ痛みに襲われてすぐに来てくれれば時間が経ってしまったものよりははるかにやりやすい。時間が経てば経つほど歪みは固定化され、矯正するのがそれだけ難しくなるからだ。

　このような歪みを矯正するに際して反動を使えばどうなるのか。例えば患者の右側体側を上向きにして患者を側臥位にさせておいて、患者左脚は真っ直ぐにして施術台の上に、右脚は膝を軽く屈曲させて左脚の上に載せておく。術者は患者の背側に立って、術者左手手掌は患者の右肩に前面からあてがい背中側に軽く抑えつけておく。術者右手手掌は患者腰部に後背部からあてがい、こちらは軽く前方に押さえつけるようにしておく。

　そのまま反動を利用して左手手掌は術者の身体がある側に、右手手掌は術者の身体から離れる方向へ、術者が両手掌をあてがっている患者の肩と腰をあてがっているその手掌に力を込めて同時に強く押す。

　一般的に言って、人の身体の反動を利用したこういった施術方法は薦められない。なぜなら、患部の矯正のために必要な圧を、必要な部位に正確に必要なだけ伝えるという精妙だが必須の操作が利かないからだ。特に、ぎっくり腰のように、急激で激烈な症状を伴う疾病の場合には、症状が増悪することもありうるのでなおさら薦められない。場合によっては、本当に立てなくなってしまいかねない。そのような事故を避けるためにも、筆者の施術所ではこのような反動を用いた術は決して行わず、一つひとつの椎骨を必ず直接に指で動かすようにしている。これは大変に難しいテクニックだ。しかし、安全で、無理がなく、かつ、治療効果も大きい。

　この技術は、筆者が、筆者の母と祖父から受け継いだものだ。今言ったように、このようなやり方をしているところを寡聞にして筆者は自分の施術所以外には知らない。だから、この技術は、筆者の祖父が独力で開発し、筆者の母親を介して筆者にまで伝わった独自の方法論なのかもしれないとも思うのだ。だとするならば、祖父はすでに他界して久しいし、筆者の母親も現役を退いて長いので、これができるのは、もしかしたら、今のところ、世界中で筆者ただ一人だけなのかもしれない。

　指先に全神経を集中しよう。息遣《づか》いだけではなく、患者が今何を感じ、何を思っているのかまで、身体全体を敏感な触覚にして彼らの発する情報を細大漏らさず受信しよう。指先に感ずるのはただ椎骨の転位だけではないはずだ。指先に何かが鋭く突き刺さるような感じがする、あるいは、指先に痛みを感じるような気さえする。病理的な歪みであればそんな風に感じることもあるはずだ。古い、時間が経ってしまった歪みであれば、硬くなって底の方に沈んだようになってもいるはずだ。

患者の息に、こちらが合わせているようでは駄目だ。まだまだだ。患者の息遣いを自在に操れるようになるまで修練を積もう。ぎっくり腰の歪みは新鮮なうちに対処できるに越したことはない。時間が経てば経つほど、激越な症状を来す歪みは他の部位に分散してゆき、そこに新たな歪みが生ずることによって元の歪みは補償され、結果的に底に沈んでいってそこに頑固に固くこびりついていってしまうのだ。歪みはこうして伝搬する。あるいは、転移する。

腰部を急襲する激烈な痛みも、時間が経てばほどなく和らぎ、いずれ症状も自然に治まってしまうものだが、それはこういう機転によるものだ。別に自然に治ってしまったわけではない。部分の歪みは身体全体に受け止められることによって溶解してゆき、全体によって補償され、そうして見えにくくなってしまっているだけのことに過ぎない。このように矯正されずに放っておかれた歪みは、いずれ必ず痛みを再発させるし、場合によっては他の疾病への呼び水ともなってしまいかねないものなのだ。

新鮮な歪みであれば底に頑固にこびりついてしまったものよりはよほど対処しやすいものだ。手掌に感じる歪みを指先で溶かすように解除していってみよう。さっきまであった刺さるようなあの感覚も今ではすっかり柔らいできて、歪みは綺麗に除去することができた。

「あれ、おかしい、なんか……、痛くない」

「どう、ちょっと立って歩いてみて」

「あ、立てる！　あ、歩ける！　先生、すごいね」

「無理したらダメだよ。一度なるとクセになってしまってまたすぐにぶり返すこともあるから。とにかく痛くなったらすぐにまた来て」

指で直接に矯正する療法であれば、椎骨の位置異常に起因する種類の腰痛に対しては、大きな効果が得られる。少なくとも筆者の施術所では、この種の腰痛に対しては痛みが寛解しなかったものはないし、もちろん今までに事故も一度も起こしたことはない。また、椎骨の位置異常に由来するのではないタイプの腰痛の場合には、例えば内臓疾患に伴う放散痛のような場合には、それに合わせた施術を行えばよいのだ

そんな筆者も独り立ちして自身の施術所を構え、幸いにも多くの優良な顧客にも恵まれた。順風満帆だったといってもいいのかもしれない。そうやって日々自分の仕事に打ち込んでいるうちにいろいろな疑問が、本書の冒頭で触れたような疑問が、ふつふつと沸き起こってきた。いや、そうではない。もっと正直に言おう。子供の頃から疑問に思ってきていたことが、それを考えてみてもいいような条件が揃ったので、一気に表面に吹き出してきたのだった。

いずれにせよそれから筆者の人生は急転直下思ってもみなかった方向へとまるで何かの強い力でぐいぐいと捻じ曲げられていくかのように施術者から一学究の徒へと、自身の進路の変更を余儀なくされてしまった。

ある程度の答えは出た。納得もいったし、こういうことだったのだろうとも思っている。だから、今、この本を書いている。

これからは、今まで培った技術と学識を生かして、できれば手技療法を学べる学校のようなものを作りたいと願っている。そこでは技術も理論も、筆者の知っていることを全て、講ずるのだ。学びたいと思うものはその門を叩けばよい。.iも、.jも、kも、読者はもちろんそこですべてを知ることになるだろう。

2　肩こり

肩こりとは何か

引き続いて次は肩こりに移る。こりや硬結というものは、今までの記述からも解る通り、手技を主体とした日本の医療実践においては、診断の際には指標としてまた施術の際にはその対象として、どちらにおいても重要な概念であり身体現象であり続けた。基はその手稿巻七『実践』（全七九頁）において、これら概念の再定義を行っている。この巻においては凝りの記述に合計六つの章が割かれ、それぞれ、「肩の凝り（Ⅰ）」、「肩の凝り（Ⅱ）」、「肩の凝り（Ⅲ）」、「肩の凝り（Ⅳ）」、「肩の観察（Ⅱ）」、「腰の凝り」等の表題が与えられている。では、まずは、「肩の凝り（Ⅰ）」からの引用を見てみよう。

肩こりを定義することの難しさと、それに対するにもかかわらずの定義を最初に確認しておこう。

（八二）1．肩凝りということ

肩凝は日常誰しも経験するものであるが、その原因は複雑多岐に亘《わた》り、之《これ》を定義することは困難であるが、大体に於《おい》て肩凝とは頚部及び肩周辺の筋・筋膜の緊張感、ぎこちなさ、不快感を伴った一種の疼痛症候群ということが出来る。その発症には種々の原因が挙げられるが、本質的には腰痛と共に人類が直立歩行するという事実と、重い上肢を頚椎柱よりぶら下げている事実、更に頚《くび》・肩の解剖学的特殊性に基づいていることは確かである。他方、精神的な緊張や感情ストレスが肩こりを惹起することも事実であり、特に肩の凝りやすい素質、体質、姿勢等も考えられる。従って肩凝りは、人類の宿命的な基盤の上に、解剖学的な特殊性が加わり、之《これ》に体質性、心因性、或《あるい》は職業等の環境因子が加わって発症した痛みの状態と理解される。

巻七『実践』「肩の凝り（Ⅰ）」、五七頁一行目－一二行目

このように肩こりはそれを確実に定義するのは難しいものであるが、その難しさはこりの原因の多様性のみに由来するのではなくて、筆者の見解では、こりが、感覚的にしか認識しえないことからもくるように思えてならない。以下では基はこりを術者が感得できる筋性の変性と捉えているが、これは、気や陰陽、五行に頼らず身体における現象のみから病理を記述しようとする古方派以来の伝統に則っているといってもよいだろう。もし、このような変性を、実証的に記述することができれば、例えば磁気共鳴装置（ＭＲＩ）やＣＴスキャナーのような今日的機器を用いて記述することができるならば、それはこりを定量的に論ずる基盤が用意される可能性があることを示唆することになるだろう。それはとりもなおさず感覚的曖昧さから逃れられることを意味することにもなる。

また、ある部位に発生したこりは、他の箇所へ転移するとも言い、これを称して基は「引き金機構」と呼んでいるようである。

（八三）2．筋、筋膜の痛み

肩凝りの痛みは明らかに傷の時の痛みや、やけどの時の痛みと異なり、重ぐるしく締めつけられるような感じである。元来、筋・筋膜、靭帯、腱・骨等の深部組織の痛みは、その性質、発現様式、分布、持続等に於《お》いて、表在性の皮膚の痛みと異なり、鈍くてうずくような、錐で揉む様な不快感で、痛い場所がはっきりとせず、ある拡がりを持ち、時間的に波状的に周囲に放散する傾向を示している。また、感情の快・不快とも結びつき易かったり、悪心、嘔吐等とも結びつきやすいことがその特徴である。更に、痛みの拡散を見ると、痛みを起し緊張の亢進している筋・筋膜の中に、必ず「しこり」が発見され、このしこりの刺激で遠隔部に痛みが放散し、そこに新たにしこりを生じ、その部の刺激で更に他に投射されるという事実がある。之を「引き金機構」といい、肩こりの際には筋・筋膜のいたみとして、この機構が大きく作用している。このしこりは筋硬結（ミオゲローゼ）といい、組織学的に筋繊維内外の細胞核の増殖、鎖状配列、脂肪浸潤等が見られ、その機転としては反射性血管収縮、粗血（局所的な貧血のこと、虚血とも）にもとづく変性的変化が考えられている。なお筋の痛みに関しては、筋痙直、循環器障害、疼痛の三者の間に悪循環が形成され、連鎖的に悪化の傾向を辿るので、この悪循環の遮断が、治療上に大きな目標となる。

筋、筋膜の圧痛点は、ほぼ一定の部位に出現するものであり、その刺激の誘因としては、不良姿勢、疲労、外傷、寒冷暴露、感染、代謝異常、精神的ストレス等があげられるが、これらはとりもなおさず肩こりの原因でもある。

巻七『実践』「肩の凝り（一）」、五七頁一三行目－五八頁一四行目

痛みの分析に依拠して基はこりに由来する疼痛と表在性の痛みとを峻別する。その分析に則り基は、こりは寧ろ内在性の組織に属するものであることも示唆する。癌の転移機構に想を得たのかもしれないが、「引き金機構」によってこりが拡がってゆく様を記述しようとし、そこから原因の曖昧さ、多様性を逆照射してゆく。ここで注目しなければならないのは、気の滞りや、陰陽の平衡の喪失といった要素には一切の言及がなされていないという事実である。

また、右の引用では「筋、筋膜の圧痛点は、ほぼ一定の部位に出現する」（基八三）と述べているが、これは筆者の施術所での経験ともよく一致する。さらに筆者の経験によれば、特定の疾患を有するものは共通した部位にこりを生じさせる傾向があるが、そのこともここで述べられている事実から説明がつくのかもしれない。（筆者の母親も同様の事実によく言及していた。）

次の引用においては、肩こりによって惹き起こされる種々の随伴症状が語られるが、そこにはある種の循環がある。こりは、病の表象であり同時に施術の対象でもある。こりと、それに伴う症状はどちらも悪い姿勢に結びつけられて把えられる。要素分解的な観察は相互的かつ循環的な位相の発見へと至ったが、それは、複雑さの説明になりうる。

（八四）3．肩凝の随伴症状

肩凝の際には多くの場合、同時に頭痛、項部痛（首の背面、うなじに発する痛み）、めまい、耳鳴、眼球疲労、悪心、胸部絞扼感、狭心症様の痛み、手の痺れ等多様な訴えを見る。これは更年期障害や脊椎過敏症に見るような、全身的自律神経失調や他の基礎疾患の表れと見られる場合もあるが、他方、肩こりが一次的に存し、之《これ》に付随して発症する場合も多い。元来、弱肩症《じゃくけんしょう》（頸肩腕症候群と呼ばれる首筋から肩、腕にかけての痛みや痺れを伴う症候の一）と目される不良姿勢、即ち肩下り、なで肩、猫背（円背）、顎を前に出した疲労姿勢は、頚《くび》・肩及び腰背部の筋に過度の機能的負担を生じ、或《あるい》は、引き金機構に従って、遠隔部の痛みとして受けとられる。また不良姿勢が重要な原因となるため、腰椎前弯の強くなった姿勢、所謂下腹部が出て臀部が出、かつ体重が後方に移動するスウェイバックという静力学的に無理な姿勢をとり、この為に腰痛や座骨神経痛、或は膝屈筋群（ハムストリング）や下腿三頭筋（ふくらはぎの筋肉）の拘縮や疼痛を起すことも屢々である。極端な場合には、扁平足障害があり、この為に腰背痛を生じ、肩こりを惹き起こすこともあり、立位、座位における体の各部の相対的な軸の関係、即ち姿勢及びアライメント（軸上の整合）が肩こりと大いに関係のあることが分る。

巻七『実践』「肩の凝り（Ⅰ）」、五八頁五行目－一八行目

一度分解された要素が再び統合される。そこでは自己同一性は必ずしも保存されない。極めて東アジア的なこの認識方法は、西欧人にはなかなか理解しがたいものなのかもしれない。しかし、必ずしも因果関係が自明ではない複雑系の挙動を説明しなければならない時には、これはこれで一つの有効な方法論ではあるだろう。

次の引用では、職業的に一定の姿勢で手を酷使しなければならないものは姿勢を悪くしがちであると言及している。そこで、筆者から思いつくことを一言付言しておくと、日常的に手をよく使うこのような人たちは胸椎上部に椎骨の転位を起こしやすい。触れてみると、左右への歪みもさることなが

ら、多くの場合そればかりではなく椎骨が後ろに突出しているのがわかる。それが言われているような円背につながり、ひいては特定の疾患へと結果していく。

以下の引用ではまた、姿勢が心理状態に影響することを指摘することも忘れない。そのことは、基の形態重視の視点が古方派のそれと遠く呼応しあっていることを示唆している。身体的形態は、病と心理状態の表象であるが、相互的かつ循環的に、後者は前者を表象しもするし、また逆に、されもするだろう。ここにもまた循環がある。

（八五）4．体格と人格

一般に肩凝りの人の体型、体格を見ると、正常より偏った、極端な肥満型の人、或《あるい》は極端に痩せた型で、不良姿勢の人が多い。即《すなわ》ち俗に言う猪首（短頚）で、撫で肩、肩下りで、頚《くび》全体が前に傾き、顎を出し、然《しか》も背中は猫背の人に多く、また屢々側湾症（背骨が左右に湾曲する症状）を伴っていることもある。肺葉切除、胸郭形成術を受けた人が、後年頑固な肩こりを訴えることがあるが、この場合も後側湾に付随した不良姿勢が多い。

また、職業的に前屈み、中腰を強制される指圧師、製図工、タイピスト、キーパンチャー、ピアニストや洋裁師等には、円背による不良姿勢を屢々経験する。従って極端な肥満型や筋骨薄弱型は、何れも体のアライメントの乱れによる筋疲労、こりと結びつきうるものである。

次に肩こりを起し易い人には、一定の性格傾向が見られるようであり、俗にいう「神経質」の人に多く、感情の起伏が激しく、病気に対しては受動的で依頼心強く、他方、医師に対しては攻撃的で、且《か》つ万事自己中心的な考え方で、自己顕示欲も強く、物ごとにこだわり易く、比較的几帳面で、強迫的な傾向が見られる。そして健康感がうすれ、常時、体のどこかに不全、故障のあるようなことを訴える。
以上のように敏感で融通がきかず、こだわりやすい人、ヒステリー性格の人に肩こりがよく見られる。一方、内因性精神病である鬱病患者で、頑固な肩こり、頭痛を訴えることがあるが、精神的要因のほかに、身体的な不良姿勢、筋肉の廃用性萎縮、拘縮による要因も見逃し得ないものである。また、更年期に見られるような全身的な自律神経失調や、結合織炎性素質（神経系や循環系の病変に起因する肩こり）と見られる筋浮腫（むくみ）、硬結、痛みを容易に起し易い体質も亦《また》考慮される。

巻七『実践』「肩の凝り（I）」、五九頁一行目－一〇行目

疼痛、筋の萎縮や拘縮、筋性浮腫、引き金機構に姿勢と心理的要因と、多くのものが出揃ったところで基はより本質的なこりの原因を結晶化させる。

（八六）以上の如く肩凝の原因には色々あるが、根本的には腰痛と同様、人間が四つ足から二本足へと変化したなごりの宿命的なものと言える。即ち四本足なら、体全体を支える重心のバランスがスムースにとれていたのに、一旦立ち上がると、重い頭や上半身を支えるために、首や肩、腰にかけて、無理な力がかかる。特に首から肩のあたりは筋肉だけで上肢を上に吊りあげて物を持ち上げるために相当な力が掛る。大体人間の肩から上腕、手までの部分の重さは、普通の人で五－六キロ、力士のように太って重い人なら十キロもあると言われる。だから首の付根から肩に

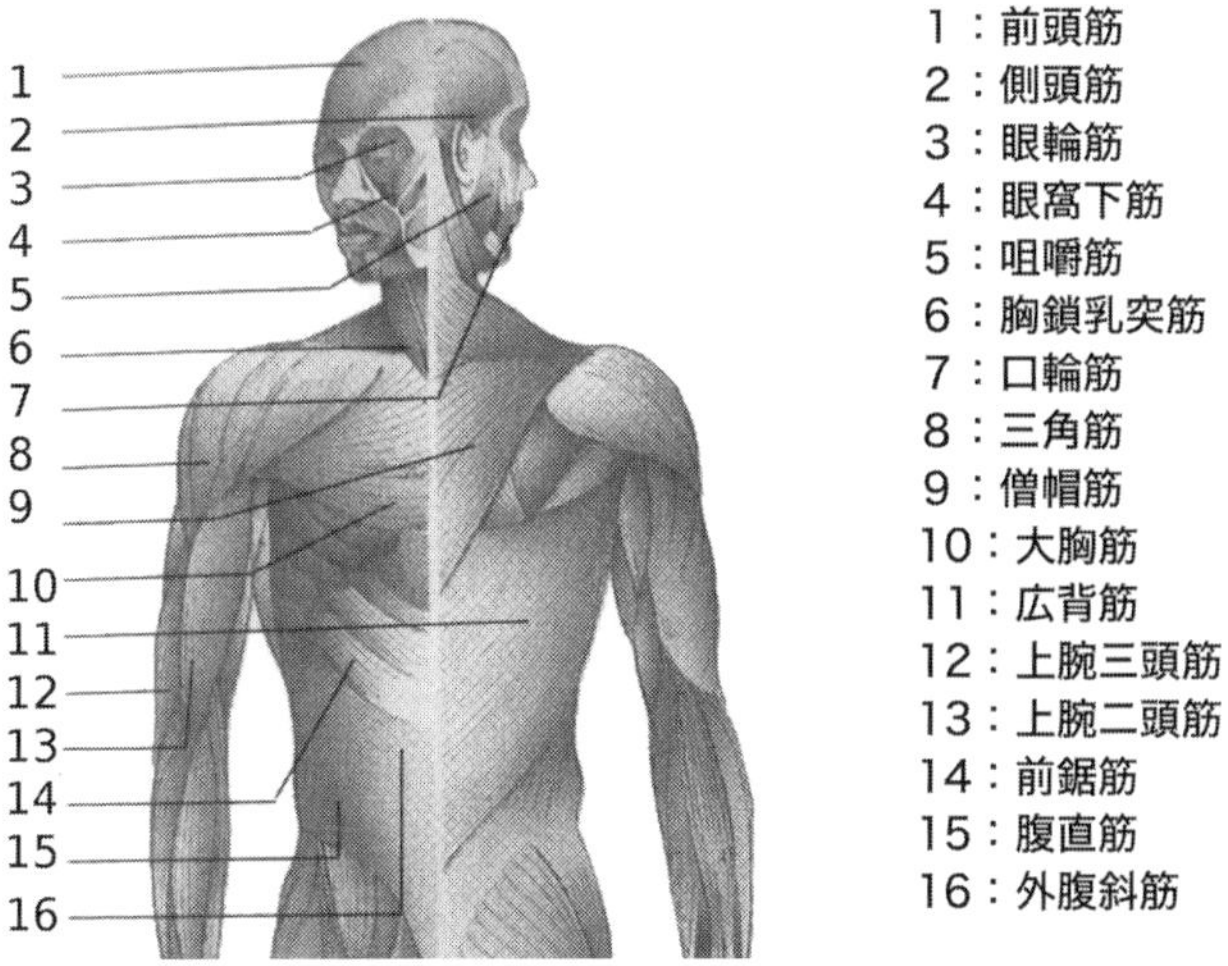

図7－1：上半身の骨格筋

かけての抗重力筋、即《すなわ》ち僧帽筋（頸の後ろから背中の上部、肩にかけて広がる大型で三角形の筋肉）、や肩甲骨筋あたりが最も凝り易い訳である。

巻七『実践』「肩の凝り（Ⅰ）」、五九頁二一行目－二七行目

背部の触診

巻七『実践』「肩の観察（Ⅱ）」（一二頁から一三頁）より背部診の実際に関わる部分を引用する。文中言われているように腰椎一番から腰椎四番が後凸しだすと老化に直結する。まだ二〇代なのに身体は中年、下手をすると老人のようになっている人もいるくらいだ。そういう人は早く施術を受けた方がいいだろう。

ところで、この引用からは古方派の木霊が聞こえてくるはずだ。

（八七）肩は体力や気力の象徴である。健

全な肩はその脱力時に於《おい》ても十分弾力性を保持しているものである。首を曲げるとその逆側の肩は上る傾向がある。若し首が曲っているのに逆側の肩が下っておればそれは異常である。概して、肩が凝るというのは体力がその部位に残っているのであって、凝りを感ずるうちは異常ではない。之《これ》はむしろエネルギーの欝滞せるものであるから、集中せるエネルギーを欝散させる様誘導すればよい。首が曲り然もその逆側の肩が下っているのは異常であって、無気力状態を表徴しているものである。腰椎一番から腰椎四番に異常のある時に見られる現象である。更に肩に弾力性がなく硬直且《か》つ低下しているものは、体力の消耗である。生殖器系統に故障のある時に屢々見られるもので、本人は凝りと訴えるのに他覚的には凝りは認められぬものである。かかる場合は腰椎一番から 腰椎四番が突出している。月経痛や月経遅延等に見られる。又老人によくある肩である。逆に客観的に凝りを感ずるのに、主観的には凝りを感じないものがある。首から上に故障のある場合に見られる現象である。

巻七『実践』「肩の観察（Ⅱ）」、一二頁一行目－一三行目

エネルギーという用語を気という語に置き換えたら、その部分の記述は古方派の文献とあまり変わらなく見えてくる。このことからも、ある種の生命力の欝滞が凝りに結果するという認識は古方派以来の日本医学の伝統と考えてよく、中国医学の気の身体からとは出自を異にするものであるとみなしてかまわない。そして、それが身体的現象として記述できるというのが、古方派由来でありながらさらにそれをも超える日本的身体に固有の発想であって、そこにはある種の飛躍があることが想定できる。それを可能にしたのが西欧由来の解剖学的身体の導入であったであろうことはもはや想像に難く

ない。しかし、もうひとつ、日本的身体における別《わ》けてもの独創は、その身体的現象を脊椎の位置異常と結びつけて考えているという点に尽きるだろう。次のような記述はその典型である。

（八八）例えば目の故障に於《お》いては他覚的には胸椎一番から胸椎三番に凝りを感ずるのに本人の感ずるのは肩下である。その中で胸椎五番から上にある凝りは神経系統、胸椎三番から上のは血管系統である。尚《なお》その凝りが頸椎五番迄《まで》及ぶものは首から上の臓器即《すなわ》ち目とか鼻とか耳とかそういう所の故障が反射的にそこに現れている場合である。
頸椎六番から胸椎一番に脂がついて首の動きが悪く、その部が膨隆しているのは泌尿器系の異常である。この時は他覚的に肩に凝りを感ずるのに本人は首の異常として感ずる。（…）後頭部が落ちて来ると頸椎六番から胸椎一番のところが盛り上ってきて肩の異常感がなくなり、その異常感が首に移動してくる。そして腰椎一番が突出するに従ってそれが肩の異常として感じられる。即ち腰椎一番に異常があれば肩の異常を感じている。腕の過労によって肩の凝ることがある。その時は三角筋（肩関節を覆う筋肉）の外側が硬くなっている。この部は肩凝を治す急所となる。多くは頭部へ集中した血管系統的な肩凝であって、脳の血行障害のためである。

巻七『実践』「肩の観察（Ⅱ）」、一二頁一四行目－一三頁一行目

文中言われているように術者と被術者でこりの感じ方が異なるということはよく経験する事実である。こりのある場所とその性状を確認し、さらに被術者の話をよく聞くことによってより精確な診断が可能になる。

された部分の続き

「肩の凝り（Ⅳ）」（四頁から七頁）では肩こりの病理が記述されているが、その病理が常に「こり＝脊椎」の位相のもとで把《と》えられようとしていることは、先に指摘したように、とりもなおさず日本的身体の独創を示している。さらにその脊椎の転位がまた常に全体への言及へと開かれようとしているということからは、特定の認識論に依拠した（例えばフランスの科学認識論等）分析の必要性が示唆されもする。

この章の読解を通じて読者はここにも古方派の声が木霊しているのが聞き取れるはずだ。それはこれが日本医学の知られざるもう一つの伝統だからだ。

肩こりの病理学

（八九）肩の凝りは単に頸部及び肩部の欝血・硬結に依《よ》るものと、ある特殊の疾病に起因するものと、上部椎骨の転位に依るものとあって、その原因は雑多である。呼吸器、消化器、生殖器等の疾病の為に甚だしく肩の凝りを訴えるものがある。青壮年者が激しく肩の凝りを感ずる場合は、必ず潜伏病のあることが想定される。

平生よく肩凝を訴えるものがあるが、それは多くは頸椎三番、四番の転位から来るものであるが、単にこの転位だけを治したからとて肩凝は一時的に寛解することはあっても、根治するものではない。

頸椎三番、四番の転位はそれに起因する他の力学的平衡から生ずるものであるから、その方を治さなければ、単に頸椎三番、四番の異状を治しても、直ぐに元に戻って終《しま》うものである。かかる場合には、如何に按摩したからとて或《あるい》は電気治療や注射をしたからとて一時的には軽快することがあっても、決して根治するものではなく、力学的に身体の安定振りと平衡状態とを観察し、椎骨の異状、其他《その》悪姿勢を矯正して始めて奏功するものである。また肩は随意筋や臓器に関係する所で、肩の異常は首の異常を招来する。そして頚部には脳から内臓への神経が通っているから、肩の凝りや首の凝りは、肩や首の異常とのみ見るべきではない。それは姿勢の不正、内臓の異常、手の酷使や脳の異常を示すものである。

巻七『実践』「肩の凝り（Ⅳ）」、四頁一行目－一八行目

文中書かれてある通り、頚椎三番、四番の転位は肩こりに直結する。そして、それらを治するためには基はまず全体の平衡を回復させなければならないとも言っているが、それもまたその通りである。それで、筆者は、実践的には頚椎三番、四番への操法はしばらく通ってきていただいて、その人がある程度施術に馴染んでからでないと決して行わないようにしている。他の部分の歪みが手付かずのまま頚椎三番、四番への操法を行ってみたところで、その努力は多くの場合徒労に終わるからだ。（頚椎への操法は非常に難しい。決して真似をしてはいけない。）

次の引用では脊椎に対する手技が肩こりに奏功するとはっきりと謳っている。こっているところ、つまり症状が現れているその部位に操法を施すのではなくて、患部とは離れた場所に位置する脊椎に対する手技を勧めているわけである。症状と、椎骨への施術との間に関係性を認識しているという意味で、重要な記述である。

（九〇）さて人体にはエネルギーの集中分散が絶えず行われている。集中した時は筋は固くなるが、

特に集中過度の場合には固くなったことがよく分るものである。

しかし凝るということと固いということとは相違する。

不随意的緊張が起ってそれが分散出来ない状態又は硬結という状態になって柔軟にならない場合が凝りである。つまり凝るというのは集注しすぎて分散が出来ない状態である。集注している状態は単に固くなっているだけで、それを自分で分散できると柔らかくなってしまう。凝るというのは集中しすぎて自分で分散できなくなった状態をいうのである。

従って凝りには二種ある訳で、集注過度によって凝る場合と分散の力が不十分の為に凝る場合とがある。

多くの場合、緊張に対して分散が不十分な場合に凝るという現象が現れる。それで凝りという現象は体の上でも心の上でも同じことが言える訳である。

凝りには他覚的にさほど凝っていると思えぬのに自覚的に凝ると訴えるものがある。多くの場合胸椎一番、二番の所に凝りを感ずる。その場合は極く微細な凝りでも、例えば一寸《ちょっと》した肩の凝りでも、肩が凝る、腕が凝る、背中が凝ると訴える。

そういう時に、按摩の如く、始めに凝ったところを抑えたり揉んだりするものがあるが、そうするとお互いに汗をかく位押合って、凝りがとれたと思って止めると、間もなく凝って来て、翌日は一層そこが凝って終《しま》う。こんな時に唯凝りを感ずることを抜くならば、凝った部分でなくて、凝りを感じる時の体の状況を調整しさえすれば、凝った儘《まま》であっても、そのまま凝りを感じなくなることは容易である。

殊に肩凝などは極めて簡単で、上部脊椎を操法すれば凝っているという感じはなくなって終うものである。ただ筋肉系統が凝っている場合は頸椎四番を処理する。操法は分散誘導法を行えばよい。（繰り返すが頸椎への操法は非常に難しい。決して真似をしてはいけない。）

巻七『実践』「肩の凝り（Ⅳ）」、四頁一九行目－五頁一三行目

実際、筆者は自分の施術所では、こりそのものに対する操法は施術の最後に少し行う程度である。なぜなら、他の部位の施術が十分でない間は書かれてあるようにいくら揉んでみたところで無駄だからである。ところが、椎骨の転位に適切な術が施された後であれば、もうすでにその時点で施術前にあったはずのこりはその多くが寛解しているし、残ったこりも少し指を添えただけでその下で解けるようになくなっていくのだ。（引用文中指摘されているように「凝っているという感じはなくなって終《しま》う」（基九〇）というよりも、こりそのものがある程度解消されているからではないかと筆者は捉えている。）

腰のこり

こるのは何も肩だけではない。腰もこるのだ。巻七『実践』「腰の凝り」（二二頁から二七頁）では腰部のこりに言及する。肩のこりと腰のこりとではその性質が互いに異なるという。施術の際にはその違いに注意して行わなければならない。

こりは身体の中を自由に移動する。（引き金機構）何処にどのようなこりが存するのか見極めることによって被術者の健康状態をよりよく知ることができる。

ここではこりに関する本質的な議論が展開されているが、艮山の一気留滞説と一脈通ずるものがあるように思う。

（九一）凝るということは体が固くなることである。凝るというのはエネルギーの問題で、体でも心でも共に凝ることがある。身体の場合は凝ると固くなるが、固いということと凝るということは同じではない。人間においてはエネルギーの集注分散が絶間なく行われているのであるが、エネルギーが集中すると筋は緊張する即ち固くなるが、エネルギーが分散すると弛緩する即ち柔らかくなる。エネルギーが集中過度になって分散が出来ない状態を凝りという。集注したものを自分で分散出来る場合には、その集注している状態は単に固くなっているだけである。集注過度で自分で分散出来なくなった状態が凝りである。此際注意すべきことは凝りと硬直ということである。

このことは肩に於《おい》ては余り問題とはならぬが、腰の場合には非常に問題となる。

巻七『実践』「腰の凝り」、二二二頁一行目―一〇行目

こっていることと、身体が固くなっていることとは違う。一方は過剰であるが、もう一方は衰えである。

（九二）凝りはエネルギーの過剰であるが、硬直は一種の老衰症状である。同じ腰がピンと固くとも、その固いのが凝っているのかはたまた硬直しているのかと区別することは頗《すこぶ》る肝要である。

そもそも人間の凡《あら》ゆる行動は、そのきっかけに性的なものが混入している。夫《そ》れは人間に於《おい》ては性ホルモンが一年中絶えず働いていて、人間の生活に特別な結果を生ずるからである。今若《も》し性欲が抑制されて、それが或《あ》る程度以上に達すると、最初に腰椎一番から腰椎三番に凝りが現れてくる。そしてその凝りが胸椎九番まで順々に固くなってきて胸椎九番迄《まで》凝って終《しま》うと今度は他の部分に突然影響するようになる。大腿後部が凝ると身体がだるくなったり或《あるい》は睡くなってくる。暑い寒いが苦かいうようになる。例えば手が固くなるとか、腕の一部分が凝るとか、脚が凝るとになったり、退屈で倦怠感を覚えたりする。この時胸椎九番の凝りを刺激すると之《これ》等は皆治って終《しま》うものである。大腿部の末端上下を刺激すると胸椎九番の凝りが段々下に下降してくる。腰の凝りは臨時の場合は一週間前後の問題であるが、之《これ》が持続すると、腰椎三番の一側に硬結が生じ、之《これ》が順々に上昇して硬直状態となる。腰椎三番の硬結は段々と頭まで上って行くようになる。

巻七『実践』「腰の凝り」、二二二頁一一行目―二二四行目

疲労が限界を超えると体は硬直する。これは老化とは異なるか、あるいは、一時的な老化である。この時の硬化は背骨の両脇に沿って走るように固くなってゆくことがある。うまく緩めてやることができれば疲労からは回復するが、操法は難しい。一側との連携が重要。

（九三）普通腰痛を訴え背中が凝ったというのは皆腰椎一番の凝りである。腰椎三番からの凝りが腰椎一番に至った時に背中の凝ったことを感ずる。それで朝起きて背中が凝ってるというのは

皆腰椎一番まで硬直が及んでいる場合と見倣して良い。また腰椎一番が硬化しているとき躯幹筋に休養を与えると背中は痛む。俗に寝腰が痛むというのは腰椎一番の硬化によるものである。

巻七『実践』「腰の凝り」、二二頁二五行目－二三頁三行目

肩のこりは頑強なものが多いが腰の場合はそれほどでもない。腰で問題なのはこりよりも硬直の方だというが、筆者も同じ見解である。腰のこりを緩めるのはさほど難しくはないが硬直はそう簡単にはいかないからだ。

硬直と凝りと一体どう違うのだと思われる向きもあるかもしれないが、違うから違うのだとしか言いようがない。両者の違いが判らぬうちはまだまだだということである。

（九四）腰の凝りは凡《すべ》て急性的な傾向をおびているので之《これ》を処理すると極めて簡単に解消する。人は同じことで或《あ》る時は笑いある時は泣いたりするもので、その時々に仍《よ》って相違するものである。そしてその感じ方を支配する一番の基本は腰の凝りである。

腰のエネルギーの状態次第で、同じ花が楽しかったり悲しかったりするので飛び上る程嬉しいのと死ぬ程悲しいのは胸椎一一番と胸椎一二番の何れかだけの差である。それが凝りを揺ぶると大抵は治って終《しま》うものである。

凝った部分の押し方は真中でなくてその周囲を内へ内へと押して行けばよい。えぐるようなつもりで内へ押して行って凝り自体が動くようになると直ぐに解消して終《しま》う。真ん中を押すと凝りは居座ったままで解消しないものである。

このように凝りの場合は簡単に処理出来るものであるが、硬直している場合には一側を処理しない限りは硬い所を如何に押しても変化は見られない。

腰の凝りは肩の下顎の凝りに似て動かすと一つひとつ動くのが特徴である。

巻七『実践』「腰の凝り」、二三頁一二行目－一四行目

確かに施術が奏功すると別人のように明るくなったりする。女性であれば美しくなり、男性であれば男らしくなる。

施術の対象としての肩こり

日本的身体が可能にする施術では、こりや椎骨の転位といった身体的変容が直接施術の対象とされている。陰陽の平衡を回復するわけでもなければ失われてしまった気を補うわけでもない。こりや硬結といった筋性の病理的変容や椎骨の位置異常を矯めることによって、病を癒し健康を回復しようとする思想が看て取れる。

手稿巻八『肩凝』（全四九頁）では肩に現れる症状と背部診および腹診の技法について詳しく解説されている。巻八『肩凝』の「肩凝」章（一頁から三頁）より本論において必要と思われる部分を以下に抜粋しておく。

（九五）第一　大脳状態の反映としての肩

脳の働きが肩に反映されるものであって、頭部の硬結は順々に変化して肩に出てくる。肩を調節

すると一側の線或《あるい》は頭部の弛緩が変化する。それで頭の状態を治すのに頭そのものの変化を直接操法するよりは、先づ肩を調整すると頭部の弛緩状態は明瞭に現れて来る。これは恰《あたか》も肩の故障を治すのに首を抑えたり頭を治したりすると速やかに治るのと同様である。

次に一側の異常緊張は頭部の弛緩部分を刺激すると変化するものであるが、同時に肩を調節すると一側も亦《また》変化を生ずる。而《しこう》して頭と肩の関係は主として緊張度に関するものであるが、臓器と肩の関係は肩が凝るとか張るとかいうその感じが非常に重要である。脳の反射として表れる所は下頭部の胸鎖乳突筋の後にある筋肉の部分に凝りとして感ずる所である。それで緊張すると該部が硬くなり、浮び出してくる。


巻八『肩凝』「肩の凝り」、一頁一行目－一二行目

針灸療法であれ、日本の手技療法であれ、東アジアの医療において共通して見られる強烈な特徴の一つはおそらくここに書かれてあるようなこと、つまり、患部とは離れた、遠隔の部位に手技や刺激療法を施すということだろう。右の引用文（基九五）でも肩を操法することによって頭の治療ができると述べている。その時その判断を支えているのは、身体の各部位が互いに密接にかかわりあいながら人は一つの個として生きているのだという合目的的な身体認識である。

次の引用では肩こりは内臓の疾患を反映していると主張している。筆者の施術所の経験から言っても特定の疾患や臓器と、肩こりが何処に現れるのかということの間にはここに書かれてあるような密接な関わりがある。そこにはいくつかの典型があるのだ。それゆえ、それに基づく類型分けも可能に

なる。そうして診断が可能になる。

（九六）第二　内臓状態の反映としての肩
内臓に異常があると肩峰の下頚部よりに凝りが出てくる。左側に出るのは心臓、時に生殖器の異常の時に現はれる。胃の異常時にも表はれることがある。右側は殆ど肝臓と胃の時に出てくる。所が呼吸器で凝った場合には肩の左右ではなく後の方に凝りがある。即《すなわ》ち上胸部の一側に出てくる。それで呼吸器の凝るというのと消化器の場合の肩の凝るというのとは場所が違う訳である。頭の問題でも心理的なものでなく例えば視力の異常という様な場合に於《お》て凝ってくるのは上胸部の三側である。

神経衰弱の時に凝ってくるのは首と共に肩の内側が硬くなってくる。この時は一側に集中して抜けなくなってくる。

この様に同じ肩が凝るというのでも種々場所によって異なり、これによって臓器の反映を見るのである。


巻八『肩凝』「肩の凝り」、一頁一三行目―一四行目

部分の病理が他の部位の病理と連絡している。身体的（フィジカル）にこれを見れば、ある一部の運動が他の部分の運動と同期する、ひいては身体全体の運動と連動するということになる。これはすなわち、個は常に全体としてあるということだ。

（九七）第三　動作より見た肩

肩が動作する面からいうと、手を上げると、つまり、肩を上伸すると反対側の腸骨（仙骨の両側に扇状に拡がる骨）が高くなる傾向がある。即《すなわ》ち肩は逆側の腸骨の運動に関係がある。それで反対側の腸骨の緊張過度を調節すると肩が動き易くなる。

又肩胛《けんこう》間の狭い方の逆側腸骨は落ちている。（腸骨異常）かかる時に手を回してみると肩の動きは悪いものである。腰部椎骨を刺激すると肩はよく動くようになる。

次に片側の肩が上り、然も肩胛骨《けんこうこつ》を開いてみると、肩の上っている方の肩胛骨が落ちていることがある。かかる場合には首の動きが悪くなっている。こういうのは生殖器系統の肩である。月経が近づくと肩は上り、それが終わると落ちてくる。月経の期間が伸びると肩の上りは中途で止っている。従って肩を観ると月経と月経との間が正規な日数より少し伸びる傾向のあることが窺はれる。

巻八『肩凝』「肩の凝り」、一頁一五行目－二頁八行目

そうは言っても肩が悪くて肩が痛むことだってある。その時はもちろんそのためには直接肩を操作すればよい。でも、その時でも、その肩痛自体は他の疾病の表象であることもある。個は常に全体として生きられる、一つの複雑系であるからだ。

（九八）第四　関節より見た肩

肩を動かすと痛いのは下頸部から上胸部にかけての椎骨。激しいのは手の回らぬものがある。

それはその部位の椎骨異常によるものである。肩関節の異常は仰臥位に於《おい》て操法すると極めて簡単に治る。その方法は仰臥位に於《おい》て相手の手を肩の引込む位置に持ってきて捻って引っ張るとポキッとはまるものである。逆に行うと脱臼する。即ち肩が飛び出す様に持って行ってそれを逆にトンと上に突上げると狂って終う。

肩関節の整復の前に頚椎を弛めておくことは常識である。肩の脱臼の多くは頚椎を弛めるだけで大抵は自動的に治るのが普通である。腕を廻すと肩（関節のあたり）がゴクゴクいうのは皆肩の異常である。稀に肘が壊れている為に肩がゴクゴクいうのがある。これは小指に響く所を二・三回刺激しておいてから肩を治せばよい。

適応症——月経及それ以外の出血の長期に亘るもの。談話中吃ったり、発音の出来なくなるもの。子供の神経過敏。浅眠。首から上の淋巴《りんぱ》萱腫脹。蓄膿症。耳鳴。匂いのないもの。子宮粘膜の血行異常。インポテント。遺精。夢精。オナニー癖。発育不全。性感鈍磨。

巻八『肩凝』「肩の凝り」、二頁九行目—二四行目

以上にて基の手稿の読解はここでひとまず了えることとしたい。日本的身体の析出において重要な示唆が多く散りばめられていたのではないかと思う。

しかし、ここに引用した抜粋は基の手稿全体から見れば極々ほんの一部にしか過ぎない。彼の遺した手稿の総量はこんなものではない。実をいえば、こりや硬結に関する記載は基の手稿においては主たる分野ではなく、それに対して割かれている紙幅も全体から見れば僅かなものでしかない。その大半は何よりもむしろ脊椎の転位と、その矯正の技術に関わるものであって、なかんずく各椎骨と臟器、

疾病との関連に関わる記述と、それに対する操法の手順は詳細を極めていてまさしく圧巻であり、彼の手稿における白眉でもある。筆者自身日の当りにしてきて、その効能も実際もよく知っているので、できればその全てをここに転載してそのいちいちに注釈を付け加えたくもなってくる。そうすれば「日本的身体」の真の姿にももっとよく迫れるかとも思うからだ。

でも、それでは、一体誰の著作だかわからなくなってしまうおそれもあるので、やはりやめておこう。

第八章

見出された身体

1　気とは何か

無限の罠

『荘子』「斉物論篇」には次のような一節がある。

その始まり（太初）から既に一であるのなら、言葉はありうるのか。既にそれを一と呼んでしまっているのなら、言葉は無しに済ませられるのか。一と言葉とで二となり、二と一とで三になる
『荘子』「斉物論篇」

名づけ得ぬものを名づけることから始まる。一から二へ、二から三へ、三から多へ、世界の分節は名づけ得ぬものを名づけたその刹那に始まるのだとこの文章は主張している。

道は、その始まりには封《くぎ》ることが無かった。言葉は、その始まりには定まった表現が無かった。それで、「区切ること」（畛）がはじまった

語り得ぬものを語ることの難しさがここでは述べられている。ここでいう「道」とは、どこかに必ずある何ものかのことであろうかと思われるが、その何ものかを思考の対象としたその刹那、そこには本来なかったはずの区切りが導入されてしまう。区切りのない、全体にして一であるような、あるといえる本当にあるものとしての道、あるいは無に、人間の存在が常住内包されているような境地を無上のものとするのならば、それが叶わぬ時にはそこから何らかの道理を導き出し、それに一致できればそれはそれで次善の策である、というのが『荘子』「斉物論篇」にある「至れり尽くせり、加えるべきものは何もない」という文章の本当の意味なのだろうか。[1] あるいは、『淮南子』「要略篇」にあった「道と徳を明らかにし、人事を正すため」というその書の編纂の目的を述べたと言われるこの文章は、実はそのことを言っていたのではないのか。

『荘子』「斉物論篇」

名づけ得ぬものを名づけることの難しさは『荘子』においてはまた次のようにも語られる。

始めというものがある。その始まりにはまだ始めも有らずというものがある。その始まりには、その始まりにはまだ始めも有らずというものがある。有というものがある。無というものがある。その始まりには、まだ無も有らずというものがある。その始まりには、その、始まりにはまだ無も有らず、ということも有らずというものがある。忽然として有無が現れる。しかしながら、果たして孰《いず》れが有で、孰れが無なのかは、未だに知らない

『荘子』「斉物論篇」

さて、この『荘子』と同じ内容の文章が『淮南子』では次のように展開される。

始めがある。その始まりにはまだ始めがあったことがないことがある。その始まりには、その始まりには始めがあったことがなかったことさえないということがある。有がある。無がある。その始まりには、有と無があったことがないことがある。その始まりには、その始まりには有と無があったことがなかったことさえないということがある

『淮南子』「俶真訓」

『老子』ではこれらは簡潔に以下のように表現される。ぐっと簡略化されてはいるが要は同じことを言っている。

天地の始めには、名無し

『老子』第一章

物理学であれ、化学であれ、天文学であれ、一般に個々の科学の分野というのはそれがなんであれ定まったルールのもとでプレイされるゲームであって、そこにおけるプレイヤーたちは与えられたルールを守ることを暗黙の裡に強制される。例えば、プロサッカーリーグの公式試合の真最中に闘っている当の選手たちがルールの変更をめぐっていきなり試合を中断して協議を始めたりはしないのと

同じように、彼ら科学者たちも自らプレイしているゲームのルールを自らが変更するようなことはしない。研究がより円滑に進むように、研究室の施行細則を見直す程度のことはするだろうがその程度のことでは無論科学の規則を書換えるといったことにはならない。しかし今ここで問題にしている規則とはそんなことではなくて、近代科学の大枠とでもいうべきもので、もしそれに抵触してしまうようなことでもあれば、即座にその営為はもはや科学的なものとは言い難いと指弾されてしまいかねないような、事の本質に関わるもののことだ。「今回は手を使ってもいいってことにしよう」とある選手が勝手に決めて、試合中に実際にそうしてしまったならば、その選手は即座にレッドカードをくらってしまうのと同様に、科学者も近代科学における本質的な規則をもし犯したならば、その人物はもはや科学者ではないとの烙印を押されて、科学の現場からは弾きだされてしまうだろう。当たり前だが試合中に手を使うことを禁じているからこそそのサッカーなのであって、ボールに手を触れてはいけないということはそれゆえ、サッカーをサッカーたらしめている所以のものである。（もし手を使ってもいいということにしてしまったならば、それはもはやサッカーではなくなり別の何かになってしまうだろう。）

近代科学にも自身を成り立たしめている暗黙の了解というものがあって、その共通理解から逸脱するような行為は普通科学的営為とは看做されない。科学の規則そのものは、科学それ自体、個々の科学の分野、あるいはそこで働く科学者たちにとっては自明のことであって、そもそも議論の対象とはならないし、実際にしない。そういったことを議論の対象にするということはむしろ哲学の範疇に属する行為である。

ところで、時に民間療法とも言われる種々の代替医療を成り立たせている本質は、それが必ずしも近代科学の枠組にすんなりとは収まりきらないことが往々にしてある。例えば中国医学における気の概念などは道家的真実在であって、それを実証的な研究の現場に落とし込むには相当な努力が必要とされることが予測される。だからといってそれを無視してしまうと、今度は中国医学そのものが毀損されてしまうおそれがある。ここに逆説的な難しさがある。このことは、すでに本論においても何度も指摘してきたところである。

生命、身体、有機体、これらは皆、複雑系である。それは、因果関係が同定できる（基本的にはそうあって欲しいが、場合によってはできないこともあるだろう）系が多数絡まりあって複雑に入り組んだ、決定論的に（あるいは一意に）記述しきれない事象のことだ。一般にある複雑系を分析する際には、与えられた複雑系をいくつかの下位の系に分解して、分解された系は今度はそれを構成する個々の担体が具体的な「もの」の次元にまで還元され落とし込まれて、その上でそれぞれの系が独立に扱われていくのが近代科学における常道である。デカルトの『方法序説』によれば「困難は分割せよ」とも見える。[2]（文献1）しかし、こと複雑系に関して言えば、デカルトのこのテーゼが意味を持つのは右で掲げた分割がうまくいった時だけである。デカルトの方法論はその場合においてのみ有効なやり方であって、それ以外のときには意味をなさない。なぜなら、もしそうでなければ、部分をどんなにたくさん集めたところで、それは部分がたくさん集められているのに過ぎないのであって、必ずしも全体の回復を保証するものではないからである。その保証は全く自明ではない。デカルトの方法論がいつもうまくいくとは限らないのは、全体を回復するにはいつも何かが決定的に欠けてしまっているからなのであるが、ではその欠けているものとは一体何なのか。何が足りないというのか。命がけで飛び越えなければ全体には至れない深淵がそこにはあるのではないのか。例えば、ライプニッツはそれをどうやって飛び越えたというのか。

永遠は、時間や空間を果てしなく伸ばしていったその先にあるのではない。そうではなくて無限は、途中に区切りをいれた時、その刹那に現れる。あるところの手前を分割し始めると、果てしなくなり、そこに無限は突然現れる。この意味でゼノンは正しい。飛んでいる矢は移動していないし、亀が俊足を誇るアキレスに追いつかれることは永遠にない。区切ることとは無限を導き入れることである。この二つはだから表裏一体である。分割しえたと思ったその刹那、無限はそっと忍び寄ってくる。

村上春樹の『世界の終りとハードボイルド・ワンダーランド』という小説では、このそっと忍び寄ってくる無限が次のように印象深く語られている。主人公の「私」を、単純に科学的な興味だけから抜き差しならない窮地へと追い込んでしまった老いたマッドサイエンティスト「博士」が、「私」に、事の次第とその顛末を語るくだりで次のように言う。

「あなたの肉体が死滅して意識が消え朽ち果てても、あなたの思念はその一瞬前のポイントをとらえて、それを永遠に分割していくのです。飛ぶ矢に関する古いパラドックスを思い出してください。『飛ぶ矢はとどまっている』というあれですな。肉体の死は飛ぶ矢です。それはあなたの脳をめがけて一直線に飛んできます。それを避けることは誰にもできません。人はいつか必ず死ぬし、肉体は必ず滅びます。時間が矢を前に進めます。しかしですな、さっきも申し上げたように思念というものは時間をどこまでもどこまでも分解していきます。だからそのパラドックスが現実に成立してしまいます。矢は当らないのです」

「つまり」と私は言った。「不死だ」

「そうです。思念の中に入った人間は不死なのです。正確には不死ではなくとも、限りなく不死に近いのです。永遠の生です」

「あなたの研究の本当の目的はそこにあったんですね?」

「いや、そうじゃないです」と博士は言った。「私も最初はそれに気がつかなかった。最初はほんのちょっとした興味本位で始めた研究でした。しかし研究を進めるうちにそれにぶつかったのです。そして私は発見した。人間は時間を拡大して不死に至るのではなく、時間を分解して不死に至るのだということをですよ」

「そして僕を不死の世界にひきずりこんだのですね?」

「いや、これはまったくの事故です。私にはそんなつもりはなかったです。信じてください。本当です。あんたをそんな風にしようというつもりはなかったですよ。しかし今となっては選り好みはできんようになった。あんたが不死の世界をまぬがれる手は一つしかないです」

「どんな手ですか?」

「今すぐ死ぬことです」と博士は事務的な口調で言った

村上春樹『世界の終りとハードボイルド・ワンダーランド』、新潮社、一九八五

部分と全体とを画するこの絶望的な深淵を飛び越えることができさえすれば、我々は無限の罠から逃れることができる。それがライプニッツの戦略だった。直線で囲まれた領域の面積は正確に求めることができる。たとえそれがどんなに複雑な形をしていようと、いくつかの単純な図形に分割しさえしてしまえばその領域全体の面積は容易に知れる。ところが、曲線で囲まれた領域の場合はどうだろ

うか。いくつかの直線で囲まれた図形でその領域を近似していってもその分割はいくらでも細かくできるし、それに、いくら分割を細かくして近似していったとしても、直線で囲まれた図形だけでは曲線で囲まれた領域の全体は永遠に回復されない。厳密な証明は数学の教科書に譲るが、「積分」とは命がけのジャンプの数学版とでも呼ぶべきものであろう。

『荘子』も『淮南子』も『老子』も、この無限の罠に嵌っているのは右で見た通りである。では、果たして、気の医学に命がけのジャンプはあり得たのだろうか。もしあり得たとしたら、それは一体どんな「ジャンプ」だったというのだろうか。気の身体は、「全体としての私」を回復することには成功したのだろうか。解剖学的身体や、日本的身体では、それはどうだったというのだろうか。

アリストテレスの形而上学における最も重要な鍵の一つは、本来名づけ得ぬものを名付けたことにある。名付けるということはその対象を概念化するということである。名付けられたものは人の思考の対象にすることができる。ものであれ、ことであれ、なんであれ、何かが一度名付けられれば、たとえそれが純粋に想像上のものであったとしても、人はその名付けられたものについて考えを巡らすことができるようになる。その名の背後には本当は何もなかったのだとしても、その空隙を何かで埋めてしまうことができる。

このことについて少し考えてみたい。今、以下のような言述が与えられているとしよう。

SはPである。

これを言述Pとする。フランス語でならこの言述は、

S est P.

となる。このフランス語の言述Pには動詞être が含まれる。(英語でならS is P. でありこの文に含まれる動詞はbe)フランス語のêtre 動詞はコピュラ(copula)あるいは繋辞と呼ばれ、シュジェ(主語)とプレディカ(述語)を繋ぐ働きがあることからそう称されるが、この品詞の文法的職能はそれだけではなく同時に存在動詞としての働きも兼ね備えている。つまりêtre 動詞はその向こうに何かが存在することをどうしようもなくほのめかしてしまうのだ。(本当は何もなかったのだとしても。)これは蠱惑的だがでも実際のところはとても危険な統辞の罠だ。このような罠に対しては人はいくら慎重であってもありすぎるということはないだろう。[3]

一つの複雑系が調和を保ちながら自律的に作動し全体で照応しているという事実をある言葉で説明しようとした時、そしてその時その言葉が仮に「道」という概念を表象するものであったとしたならば、その言葉と共に道なるものは現実に、我々の脳髄の中に存在し始める。この多分に神的な実体はさらにすべての存在者によって分有されもするだろう。道家的形而上学は道(無)へと回帰することによってあらゆる差異を無化しようとした。そしてそのことによって全体を回復する可能性を示唆しもした。しかし、と同時に、合理主義的な思考システムは原則としてそこでは下流から上流へと遡ることはできないがゆえに教条主義に陥りやすい。そのくせ超越的な存在を認めるからどうしようもなく融通無碍にもなる。古方派の医者たちが忌避したかったのはまさしくそういうことであった。

『淮南子』の気論

『淮南子《えなんじ》』は淮南王劉安《わいなんおうりゅうあん》（前一七九－一二二）が自ら抱えた食客たちに編纂させた百科全書的色彩の濃い書物である。『漢書』「芸文志」や『隋書』「経籍志」等においては雑家の書として分類されているが、その実態は、春秋戦国期以来の多様な思潮を道家の思想で統合し、「老荘思想」として再構築を試みようとした書物である。

『淮南子』は『黄帝内経』とほぼ同じ時期に書かれたものと考えられており（前一三八頃成立）、その宇宙観、身体観は『黄帝内経』に見られるそれらと酷似している。（文献2）『黄帝内経』が長期にわたって多くの者たちの手によってまとめられていったという経緯から考えると、『黄帝内経』が『淮南子』の記述に影響を受けたという可能性も否定できない。あるいは、『黄帝内経』の成立そのものに劉安や彼が抱えた食客たちが深く関わっていたのだと考えるのもあながち無理筋とは言いきれない。

金谷治はこの書を評して、「気論を深化発展させた『淮南子』は、道論から気論へと思想の軸足を移していく傾向が顕著に見られ、道家の思想を気の一元論によって再解釈したものとも考えられる」と指摘する。（金谷、一九九二、文献3）道家の思想の根本にあるものとはその名が示す通り「道」の概念であるが、その道とは、「あると言える本当にあるもの」のことを指す。すなわち、形而上の真実在としての「道」である。金谷が言うには、その道から、もう一つの真実在である気へと、思想の軸足が遷移していくのだということである。

第一章において既に見たように、先秦期の道家の思想が説くところは、一つには、宇宙の開闢と万物の生成を道や気によって説く創世譚と、一つには、天からこの身に稟《う》けた気を養うことによってより良い生が全うできるとする養生論であった。これら先達たちの宇宙開闢万物生成論を引き継いで、『淮南子』「天文訓」では万物の生成を次のように語る。

道は一に始まる。一にして生ぜず、故に分かれて陰陽となる。陰陽合和して万物生ず。故に曰く、一は二を生じ、二は三を生じ、三は万物を生ず

『淮南子』「天文訓」

これを老子の、「道は一を生じ、一は二を生じ、二は三を生じ、三は万物を生ず。万物は陰を負いて陽を抱き、沖気もって和をなす」（『老子』第四二章）と比較してみると、明らかに「道」と「一」との距離がぐっと縮まっているのがわかる。いや、というより両者は同じ一つのもののことを言っているとみてよい。一は根元の一元気であり、それが別れて陰陽の二気になったということであるから、道と一が同位の概念であるというのなら、これは明らかに道を気に引き寄せた解釈、すなわち、気一元論を標榜した世界観であると言えるだろう。

この『老子』から『淮南子』への流れを見ても分かる通り、道家の思想はまずは道論から出発し、やがて気論が発展してゆき、その気論が『淮南子』を経由して『黄帝内経』の医学理論へとなだれ込んでいったものと見なしうる。

さて、既に見たように、生命が気からなるということは、『荘子』において繰り出された中国哲学史上の一大事件であった。『荘子』「知北遊篇」には、「人の生とは気の聚《あつ》まったものである。気が聚まれば人は生き、気が散ずれば人は死ぬ」と述べられていたのであった。もちろん、これはまるっき

りの『荘子』だけのオリジナルというわけではなく、先行する、あるいは同時代の、いくつかの気の概念の中から析出されてきたものであるだろう。

例えば、『孟子』「公孫丑章句《こうそんちゅうしょうく》」には、「気は身体に充ちる生命力である」（氣體之充也）とあるし、『荘子』よりも時代は降るが『淮南子』「原道訓」にもほぼ同じ意味の文章がある（氣者生之充也）。また、『易』「繋辞伝上《けいじでんじょう》」には、「気は万物を生成する根元である」（精氣爲物遊魂爲變）とも見える。そこでは、人の生命も、そして、その形（すなわち身体）も、すべて根源の一気、根源の元気から出てきているとする考え方が示されている。これらは、生命の根源としての真実在が、先秦期から前漢代までに、道から気へと遷移していったのではないかと窺わせるに足る有力な根拠の一つである。

『荘子』の気論からは、気は、天地自然から受けてこの身を成り立たせているものであり、生命はそれゆえ借りものに過ぎず、死ねばまたもといたところへと帰ってゆくだけなのだという死生観が生じてくる。『老子』においては、そこから出てそこに返るのが生であり死であった「そこ」とは「道」に他ならなかったのであるが、『荘子』では、それが「気」に入れ替わっていることに特に留意されたい。

では、『淮南子』ではどうか。

『淮南子』「銓言訓」

天地はいまだ分かれておらず、ひとつながりに繋がったままの混沌であって、まだ何も作られていない状態を太一という。すべてのものは等しく太一から出るが、出てきたそれらは各々異なった形をしている人は生まれたところへ帰っていくことができる。まるで形（身体）を持って生きたことがないような人がいて、その人のことを真人という。すなわち、真人とは太一から離れたことがない人の謂である

『淮南子』「銓言訓」

福永光司は、『淮南子』の言うこの「太一」という概念に関して次のような極めて重要な指摘を行う。

「太一」が、これを説明する「無形にして有形を生ず」「陰陽を含み吐く」などの表現によって示されているように、「一気」もしくは「太上の気」すなわち「元気」にあたると解することができるとすれば、『淮南子』においては『老子』のいわゆる「道」が「一気」もしくは「元気」と同一視されていることになり、その生成論は気一元論に極めて近い性格のものとなる

福永光司「道家の気論と『淮南子』の気」『気の思想』、東京大学出版会、一九七八（文献4）

つまり、『淮南子』においては、道が気になってしまった、あるいは、気概念が道概念の多くを吸収し、それらを自らの中に包摂してしまった、ということになる。気は、本来形而下の質料的な真実在であるから、気と道が一体化してしまうということは、すなわち、そこに直接形而上の道へと至るチャンネルが開いてしまうということになる。なるほど、『老子』は言った、「道を体得すれば、どこに行っても、誰に危害を蒙ることも加えることもなく、平安で太平である」（『老子』第十六章）と。そうだとして、では、どうすればその「道」なるものを人は体得することができるのか。この問いに『老子』

は答えられない。ただ、「道は、視ても見えず、聴いても聞こえない」（『老子』第十四章）というのみである。「道を用いたとき、そのときは、その効用が、それが尽きるということはない」（『老子』第六章）とも言う。いやいや、そうは言われても、では一体どうやったらその「道」を用いることができるのですかと、我々にはそのやり方がそもそもよくわからないのであった。道の素晴らしさはよくわかった、しかし、どうやったらそれを実生活に活かすことができるのか、肝心のそのプラクティスが『老子』には決定的に欠けていた。

この『老子』の実践面での欠如を埋めていったのが『荘子』と『淮南子』の気論であったと言えるであろう。形而上の道が形而下の気と観応していく。もちろん、このようなことをしてしまうと純粋な形而上学の確立はもはやおぼつかない。また、現実が常に超自然化されてしまうため、厳密な意味での科学ももはや成り立たない。しかし、現実を、普遍的な価値と常に即応させることはできるだろう。それが『淮南子』「要略篇」にあるこの書の目的を述べているとされている「道と徳《はたらき》を明らかにし、人事を正すため」という文章の本意であったのかもしれない。純粋な哲学は放棄する、その代わりによりよく生きる術は手に入れたい、と、そういうことなのであろうか。さらに『淮南子』「要略篇」から、そんな彼らの目論見をよく表している次のような言葉があるのでここに引用しておこう。

道だけを語ってことを語らないなら、世間の中で生活する手立てがわからず困るだろう。さりとて、ことだけを語って道を語らないなら、道と一つになって遊び戯れることもできまい。それゆえ、二十篇からなるこの書物を著したのだ

『淮南子』「要略篇」

こうして道は、『荘子』においては、理法という本質だけを自らに残してそれ以外の大部分は気に譲り渡してしまった。気は、本来宇宙全体を経巡るものだから、そうしてしまえば道それ自身はもはや運動する必要もなくなってしまうのは見やすい道理だろう。『荘子』の道が『老子』の道と違って動き出したりしないのはそのためだ。『荘子』において道が動かなくなっていったのは、つまり気が前面に出てきたからである。そして、『淮南子』にいたっては、ついに道は気に吸収合併されてしまった。限りなく気一元論に近い世界観が、ここに至って完成した。

この『淮南子』の気が『黄帝内経』になだれ込み、中国医学を支えるセントラル・ドグマとなっていった。

中国の医者たちが脈を通じて見ていたものは、気の乱れであった。ということは、すなわち、彼らは、形而上の真実在＝道から、人の身体がどれほど逸脱しているのか、その逸脱具合を、脈を診ることによって測っていたということになる。つまり、手に触れてわかる脈状が、気の状態を表すと彼らは考えていたということだ。（栗山、二〇〇二）（文献5）具体的に言えば、人の身体が道から乖離していればいるほど脈は病理的になり、それとは反対に、道にかなっていればいるほど脈も健全になる。そして、その健全な脈が表しているものこそが本来あるべき姿、すなわち「正常である」、あるいは「健康である」ということである。

その道からの乖離具合が、脈の状態を知れば測れると彼らは信じていたわけである。つまり、気の身体とは、形而上の真実在と直接つながり、それを指標（レファランス）とすることを可能ならしめた身体のことである、と言い換えてもよい。これこそが、中国医学の「気の身体」の正体に他ならないのだ。そして、その直接接続を担保するものが『淮南子』における「気」という概念装置だったということである。

後藤艮山の一気

　江戸期の医師たちが、腹診という技術を用いて気の身体を脱構築していったいきさつについては先の章で見た通りであるが、それでは、その果てに彼らの見出した「一気」とは、すなわち、後藤艮山のいわゆる「一気留滞」の「一気」とは、果たして一体どのような「気」であったのか、あり得たのか。いや、気の身体を脱構築するということが伝統的中国医学からの離脱を意味するものだったとするならば、その艮山の一気とは、中国医学でいうところの気そのものと、そもそも同じものだったのか、それとも同じものではなかったのか。もし、同じものではなかったのだというのなら、それではそれは一体何だったのか。

　冒頭の章でも筆者は艮山いうところの一気は、中国医学における気とは異なるものではなかったのかという疑問を呈しておいたが、これはデリケートな、決して易しくはない問題である。が、しかし、本質的に重要な問いであり、本論を進めていく上では避けて通ることはできない課題でもある。

　後藤艮山の「一気留滞説」とは、一言でいえば、「百病は一気の留滞より生ずる」という言葉で表現されるものであった。艮山は、「このことを知れば、思い半ばに過ぎるだろう」（百病は一気の留滞に生ずることを知らば即ち思い半ばに過ぎん）と言ったと伝えられるが、では、艮山のこの説と、『黄帝内経』における「百病は気から生ずる」という記述との間には、いったどれほどの違いがあるというのか。

仮に相応の違いがあったのだとしても、ならばその差異は艮山が「思い半ばに過ぎん」と思わず呻ってしまうほどにまで本質的なものだったというのだろうか。

そうではなくて、ごく単純に考えれば、「一気の留滞より生ずる」ということは「気から生ずる」ということの単に特殊な事例に言及しているだけに過ぎないのではないのか、とも思えてくる。それに、もし、両者の言う気が同じ気だったというのなら、それなら、「これからは陰陽の平衡よりも気の流れの方により注目します」と言えばそれで済むだけの話しであったわけで、何もこと改めて「一気の留滞」などと言い出すまでもなかったはずだし、ましてや、修庵のように「我より古を作る」だとか、東洞のように「内経流の理論は全て妄言である」などと言って、それまでの中国医学理論を全否定する必要もなかったはずである。

いや、そうではなくて、あえてわざわざ一気というからには、そもそも艮山の言う「一気」は、『黄帝内経』における「気」とは全くの別物だったからではないのか。そう捉えた方が艮山が思い半ばに過ぎざるを得なかったということにもよりよく合点がいくのではなかろうか。

では、果たして艮山のいうこの気とは、一体どの気のことを指してそう言っていたのか。彼のいういわゆる一気とは、先行するどのような気概念から析出されてきたものなのか。それは、『淮南子』の気と同じ気なのか、はたまた違う気なのか。もし、違うというのなら、それは一体どんな気だったというのか。我々は深く考えを及ぼし、これを探らなければならないと思う。

艮山自身はあまり多くの著作を残さなかったが彼の弟子や近親者が多く艮山の行状や足跡を書き記しており、それにより今日艮山の思想が復元されていることはすでに述べた。そこから艮山の「一気」に関してわかってくることは、艮山の医学理論は多く伊藤仁斎（一六二七－一七〇五）の「一元気」

の思想によっているというものであった。そのことは今日多くの医学史家によってもつとに指摘されているところである。もしそうなら、我々は、艮山の一気を探るためには、まずは仁斎の一元気について知らなければならないということになる。

伊藤仁斎の一元気論

仁斎にとって、道とは、「何かがそこを通ること」として把えられていた。そして、「繰り返される運動が行ったり来たりすること」、そのことこそが道である、というのが仁斎の基本的な道論であった。

万物は五行にもとづく、五行は陰陽にもとづくといってさらにその陰陽のもとのものを求めるならばそれは必ず理（朱熹がいう形而上の真実在のこと）に帰せざるをえないだろう。なぜなら、常識的に推論を推し進めていけばどこかで必ず何らかの像を結ばずにはいられないからである。朱子学に無極太極の議論があるのもそのせいである。（…）不毛な推理が陰陽のもととなるものの像を結ばせている理路は明らかである。そもそも、朱熹がいうところの「理が先にあって後に気がある」とか、「天地が開け始める以前は畢竟先ずこの気がある」などという説は皆憶測に過ぎない。こういったものは、蛇の画を描いてそこに足を付け足したり、頭の上にもう一つ別の頭を載せるようなもので、そのようなことはありうべきことではない

伊藤仁斎『語孟字義』「天道」第三条[4]

仁斎にとって形而上の真実在とは所詮、憶測の結果に過ぎぬということのようだ。それは、人間の

理性が不毛な推理に推理を重ねた挙句、勝手に結んだ像、虚像に過ぎないのだとする。

仁斎は朱子学を批判したことでよく知られているが、彼は論語を「宇宙第一の書」、孔子を「聖人」と称してつとに賞賛してやまなかったという。仁斎の朱子学批判の骨子は、朱熹《しゅき》（一一三〇－一二〇〇）が儒に道を混ぜ込んでしまった、そのことに対するサンクレティスム（混淆）批判であった。そして、それは、道の性質上、必然的に形而上学批判という形をとって現れざるをえなかった。ということは、仁斎にとって儒とはもとより形而上学ではありえないし、だから、また、そうであってはならないということを意味している。

天地の間にはただ繰り返される事象、転変して止まない一陰一陽があるだけで、その上もなければ、その下もない。天地の間で事象が繰り返されているというこの事実、そのこと自体が仁斎にとっての「道」であると。つまり、彼にとって道は彼岸の真実在などではなくて常にここにあるもの、ここで生起する出来事、そしてそれらをひっくるめた「ここ」そのもののことである。「ここ」、それこそが仁斎にとっては全てであって形而上などというものはなくて、したがって形而上に対する（概念としての）形而下もないということになる。あるのは、ここであり、ここで起きる出来事であり、ここにあるものである。ここにあるものすべてがここにある、そのことだと言ってもいいだろう。では、ここにあるものとは何なのか。そして、一体何が、ここでは起きているというのだろうか。

思うに、天地の間にあるものはただ一元気のみである。一元気は、あるいは陰となり、あるいは陽となり、陰陽の二者はひたすら天地の間に満ちては欠け、栄えては衰え、往きてはまた来、感じては応ずる。陰陽の消長はいまだかつて止むことがなかった。これこそがまさに天地の全体であり、自然の気の働きである。万化はこの働きから出て、万物はここに生まれる。聖人（孔子）のいう「一陰一陽、これを道という」という言葉の真意はここに極まる。覚えておくがよい、一陰して一陽することのほかには何も、道理もなければ、場所もないのだ（傍点筆者）

伊藤仁斎『語孟字義』「天道」第一条[5]

「ここにあるもの」とは一元気であり、その往来消長が一陰一陽の正体であり、天地の間のすべての事象はここに由来し、すべてのものはここから生ずる。このように考えられれば孔子の言の本当の意味を正しく理解していることになるという。

「すでに天地はあり、その天地の間はただ一元気で満たされている。そのことにはいかなる根拠も存在せず、そこにあるのはただ気による生々だけである」というのが仁斎の生々的世界観である。要は、世界がこのようにあり、生きとし生けるものがこのように生きている、それが全てであるとする思想である。仁斎は、「ここ」におけるできごとの、その向こうに何か超越的な原理を探ろうとはしなかった。仁斎にとっては、理とは、形而上学的な原理ではなく現象の中にある条理にすぎない。あるのかないのかわからないようなものには彼は一切の信を置かない。

これが仁斎の一元気論と言われるものである。また、だから、彼の道論でもある。仁斎にとって「あると言える本当にあるもの」とはこの一元気のみであり、それはここにあるものであった。それゆえ、超越的な真実在を求めることは誤りである、と仁斎は主張する。形而上学の完全なる拒否といってよいであろう。[6・7]（文献6・7）

形而上学を否定し、彼岸の真実在へのいかなる郷愁をも持ち合わせてはいない仁斎の「一元気」とは、『淮南子』や『黄帝内経』の気とはもはや同じものではありえないということである。(『淮南子』の気が直接形而上の道へと至り、それを指標としうるための概念装置であったことを想起されたい。)仁斎の言う「一元気」は、その名こそ一元気と気の一字を含んではいるが、彼の一元気は彼岸にある真実在などではなく、また、そこへと至る別のもうひとつの真実在でもなく、それは、常にここにあるものであった。つまり、我々が今ここで生きている、そのことそのもののことであった。

仁斎の一元気とは、問題意識を以って現実に臨み、観察された事象から導き出され、そうして概念化されたものに他ならない。見出されたその一元気は、(善悪正邪や美醜といった他の一般的な価値観念と同じように)なるほど普遍的ではあったが、形而上学的実体などではなく、かつ、にもかかわらず(ここがとても重要なところなのであるが)それは内容を伴っていた。

それでは、仁斎の一元気論の大枠をつかんだところで、ここで今一度後藤艮山の一気を見てみよう。

この気というものは、天地と、そこにある万物を生じさせ、それらを成長させ、それらを変化させる。それら全てはその気において存在する。私の身体に満ちているものは、その気の中の一気である。その一気は、天地万物の内外を貫通し、一元気となる

後藤艮山『艮山後藤先生往復書簡』「中風六気説」[8](文献8)

艮山の一気とは、一元気のことだと艮山自身がはっきりとそう言っている。ここに現れる一元気はもちろん仁斎的な意味での一元気のことだから、艮山の一気も、当然この文脈において理解されなければならない。

ということは、つまり、艮山の言う「私の身体に満ちている」「一片の間隙もなく天地を貫き、満たしている」という、私たちの身に留滞するはずのあの一気とは、仁斎の一元気が異なっていたのと同じ意味で、『淮南子』の気とは異なるものであったということである。

『淮南子』の気は滞ったりしない。それは、それ自体がまた真実在であって、中国の医者たちを彼岸の道へと誘《いざな》ってくれていただけだ。脈を診ることによって気の乱れを知り、もしその時陰陽の気の間に成り立っているはずの平衡が喪われていれば、それだけ道から乖離しているのだということを彼らは知った。

一方、仁斎は、右に掲げた引用では次のように言っている。「陰陽の消長はいまだかつて止むことがなかった。これこそがまさに天地の全体であり、自然の気の働きである。万化はこの働きから出て、万物はここに生まれる。聖人（孔子）のいう『一陰一陽、これを道という』という言葉の真意はここに極まる」。なんの齟齬もなく、まったく円滑に陰陽の消長が経巡っていれば、世界はあるべくようにしてあるのだと、そのことそのものこそが道なのだと、この文章で仁斎はそう言っている。道はここにあるのだから、この世界がこのようにあるということ、そのことこそが道なのだから、なにも超自然の彼岸へとつながらなければならない道理など我々にはそもそものはじめから微塵もなかったのだ。むしろ、そんなことをしてしまっては、それは頭の上にもう一つ頭を載っけようとするほどにまで愚かな間違ったことなのだと、仁斎ははっきりとそう言う。

この仁斎の気はまったくもって当たり前だが滞るだろう。なぜなら、仁斎のいう陰陽は経巡るものであって平衡するものではないからである。平衡は崩れるが滞ったりはしない。循環は滞るが崩れたりはしない。

確かに循環は滞るだろう。高速道路は渋滞するし、人で溢れた駅のホームは歩くことすらままならない。エスカレーターの前には必ずといっていいほど団子状の列ができる。四季の移り変わりがいつものように滞りなく（それこそ滞りなく）進んでゆけば、春になれば種を蒔き、梅雨時にはたっぷりと水分を補給され、夏の間に十分な日照を得て、秋には収穫を迎える。そこにはなんの滞りもない。けれど、日照りが続いて降るべき時に雨が降らなかったり、逆に降りすぎたり、夏が寒かったり、収穫前に長雨が続いたりすれば、十分な収穫は望むべくもないだろう。季節の、円滑な消長が滞れば、私たちの生活や経済も滞る。

一旦私たちの身の回りを離れてもっと巨視的に考えてみよう。そうすると、そんな季節の乱調も、地球環境という意味ではごくごくありふれた些細な気まぐれにしか過ぎないのかも知れない。あるいは、それをこそも含んでの、正調な季節の移り変わりなのかもしれない。

あるいは、もっと大きな時間で考えた場合はどうだろうか。氷河期が到来すれば今いる多くの生物種は絶滅を余儀なくされるだろう。我々人類も、ほんのわずかだけが生き残り肩を寄せ合って食うや食わずの生活をして、次にまた来る温暖な時期まで命を繋ぐしかなくなるのかもしれない。この地球上に棲息するすべての種にとってしてみれば、氷河期はとんでもなく巨大な滞りであるだろうけれど、地球史という観点から見れば、ありふれた、とても円滑な自然の経過の中のただの一ページに過ぎないのかもしれない。

けれど、そうは言っても、人の人生はたかだか数十年程度のもので、現代ですら百年も生きる人はまだまだ稀だ。そこではきっと些細な滞りでも無視しえぬほどの影響を私たちの生命に及ぼすはずだ。

腹診を極めようとするうちに古方派の医師たちは陰陽の消長の滞りは手でつかめるものとして私たちの身体に顕現するに違いないと考えはじめた。そして、そのことを言葉にしてみたら、「一気の留滞」ということになった。そうやって見つけ出したのが、硬結であり、肚《はら》の奥のなにか硬いものであり、背骨の歪みだった。

なんの滞りもなく陰陽が消長する。世界には忌むべきことは何も起こらず、かといって驚くべき奇跡が起こったりすることもない。

不断に実現されているこのような道とは、劣ったところがどこにもない上質な規範のことだ。（基の手稿に引きつけて言えば、それは「端正なる姿勢」を保った世界のことだ。）けれど、その規範がひとたび棄損され、より劣った規範へと遷移せざるをえなくなった時には、その齟齬は、目に見える形あるものとして我々の目の前に現れる。その齟齬を、この一段劣った規範のことを、艮山は一気の留滞と呼んだ。艮山の一気の留滞とは、だから仁斎的な一元気が滞ったものに他ならない。仁斎的な一元気が滞ると、その滞りは身体において実現される。これが彼らの思想だ。この思想を以ってして「気の身体化」と呼ぶことも可能だろう。

目に見える、形あるものとして我々の前に現れた時、規範は、手で触れることができるようになる。そして、その時、その規範はそれゆえ測ることができるだろう。それは、つまり、我々は一般的な「価値」を測ることができるのだということを意味することになる。

美醜、善悪、あるいは正邪。そういった一般的な価値は普通は測れないものだとされる。これら抽象的な価値や、質を表すとされる観念は、客観的に測れるものではなくて、主観的に判断するしかないものであると普段ならば言われるだろう。けれど、ここでいう劣った規範なら、この身に留滞してしまった（仁斎的な意味での）一元気なら、それが形を伴ってさえいれば、それは測れるに違いない。つまり、一般的な価値でも、形を伴ってさえいれば客観的に評価できるということになる。ここにおいて我々には、科学の現場で「価値」を扱うことができるようになるのかもしれないという可能性が出てきた。

2　脊椎の歪みを測る

撮像実験

では、実際に測ってみよう。次ページからの図8－1・2・3をご覧いただきたい。

これは、藤守式脊椎骨盤矯正法の施術前後の脊椎像を実際に磁気共鳴断層撮影装置（以下MRI）を用いて撮像したものである。

術者が施術の際に感じている「背骨の歪み」とは何か、どんなものなのか、それに、そもそも背骨は本当に歪んだりするのか、もし歪むとして、それは見てわかるほどに歪んでいるのか、そして、その歪みは矯正され得るのか、もし矯正されるとしたら、どのようにされるのか。そういったことを実証的に確かめるために京都大学こころの未来研究センターに敷設されているMRI撮影装置を使って施術前後の脊椎を撮像した。その時の結果を筆者がソルボンヌに提出した博士論文より一部抜粋してここに掲げる。

実験は、二〇一四年から二〇一五年にかけて、当時京都大学こころの未来研究センターに所属されていた鎌田東二教授の全面的な協力を得て、教授の監修のもとに行われた。

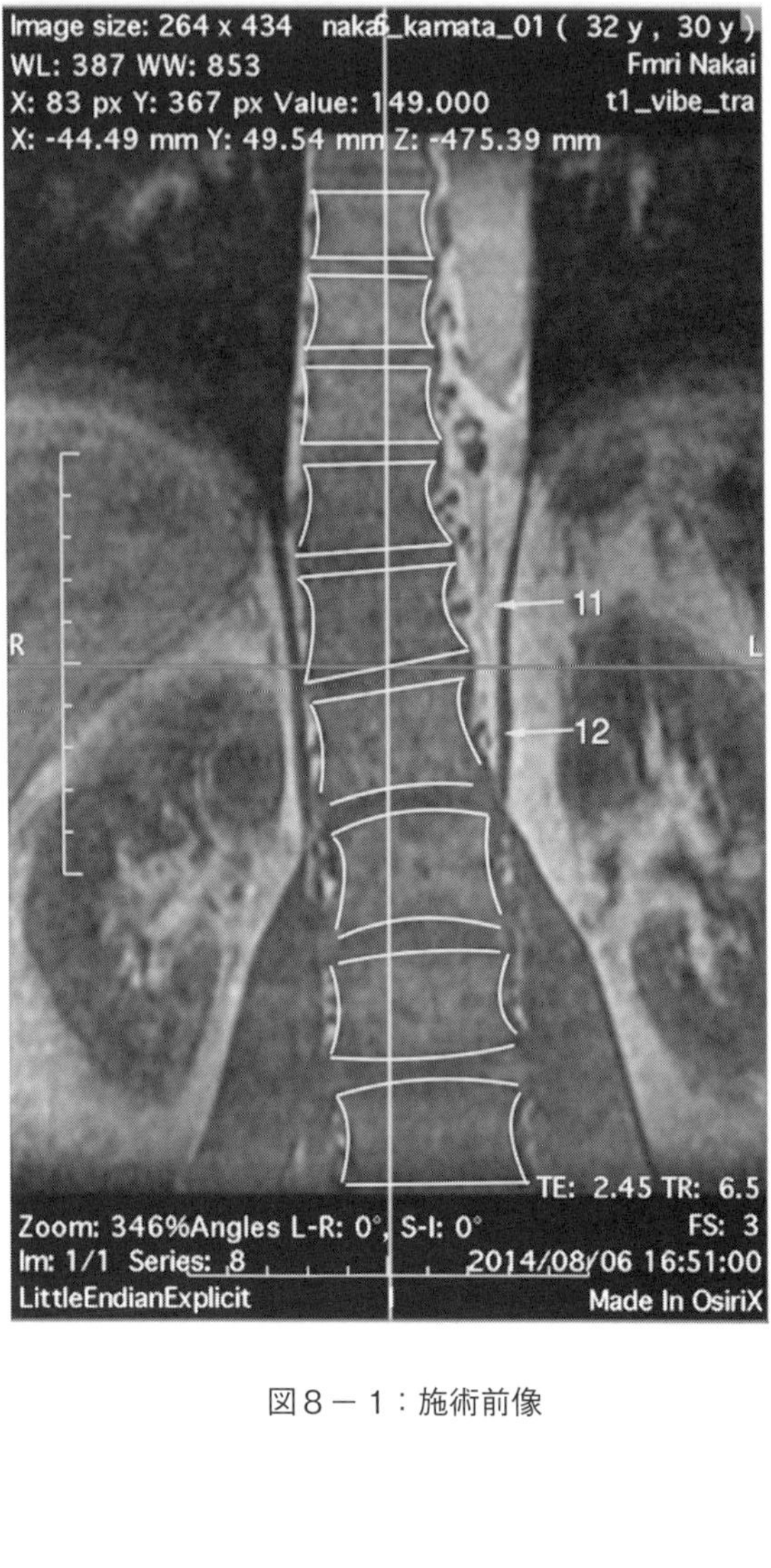

Image size: 264 x 434
naka6_kamata_01 (32 y , 30 y)
WL: 387 WW: 853
Fmri Nakai
X: 83 px Y: 367 px Value: 149.000
t1_vibe_tra
X: -44.49 mm Y: 49.54 mm Z: -475.39 mm
11
R
L
12
TE: 2.45 TR: 6.5
Zoom: 346%Angles L-R: 0°, S-I: 0°
FS: 3
Im: 1/1 Series: 8
2014/08/06 16:51:00
LittleEndianExplicit
Made In OsiriX

図８－１：施術前像

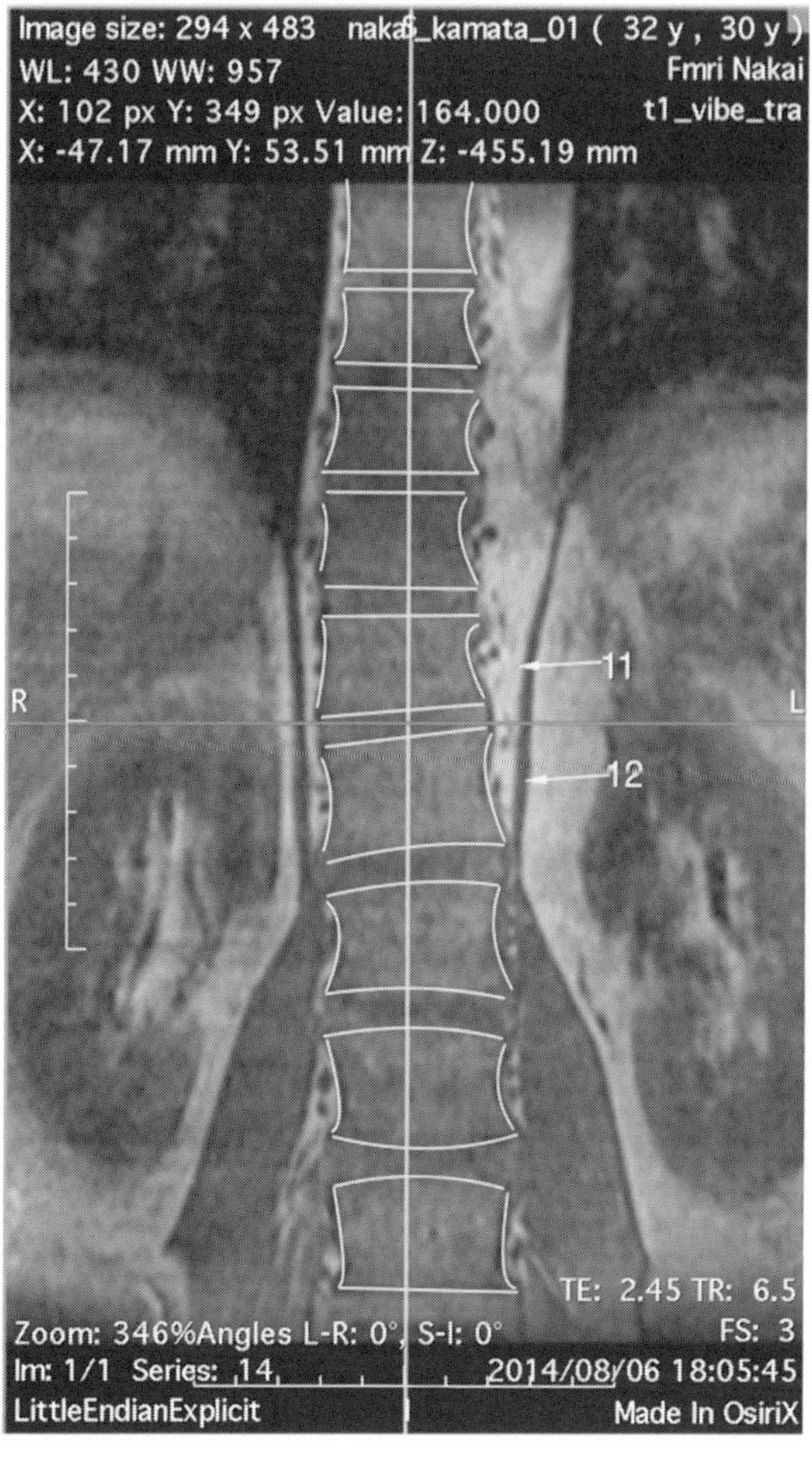
Image size: 294 x 483
WL: 430 WW: 957
X: 102 px Y: 349 px Value: 164.000
X: -47.17 mm Y: 53.51 mm Z: -455.19 mm
Fmri Nakai
t1_vibe_tra
R
L
11
12
TE: 2.45 TR: 6.5
Zoom: 346%Angles L-R: 0°, S-I: 0°
FS: 3
Im: 1/1 Series: 14
2014/08/06 18:05:45
LittleEndianExplicit
Made In OsiriX

図８－２：施術後像

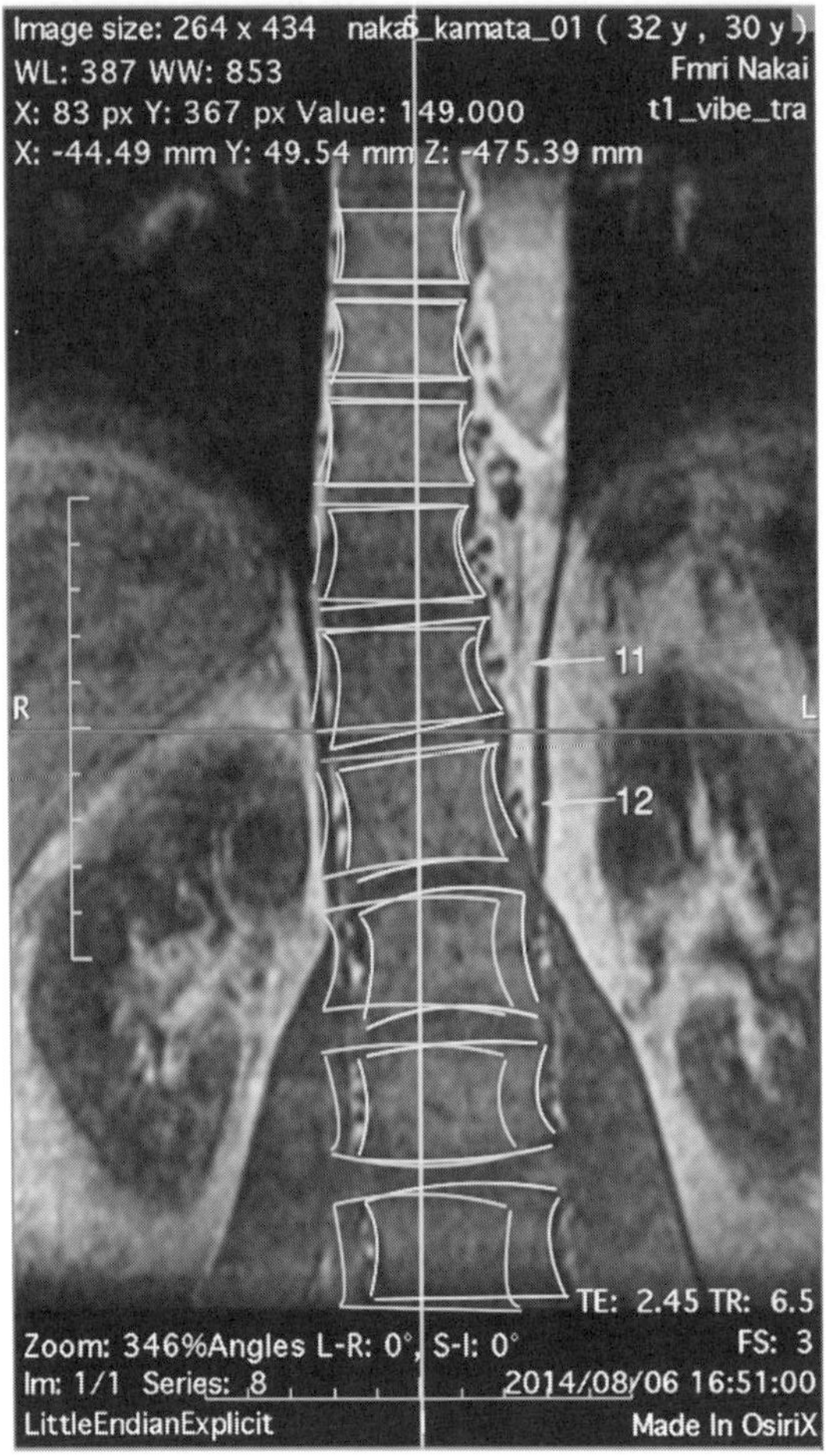

図８－３：施術前後像を重ね合せたもの

図8－1は施術前の像、図8－2は施術後の像、そして、図8－3はそれら術前、術後の像を重ね合わせたものである。施術前の像からは一見してS字状の背骨の歪みが確かに存在していることが解るはずだ。また、施術前後でその背骨の歪みが相当程度軽減されていることもわかると思う

撮像は、京都大学こころの未来研究センター助教（当時）の中井隆介氏に担当していただいた。中井助教は経験豊富なまさしくＭＲＩの専門家であって、ＭＲＩでは難しいとされる骨の撮像にも果敢に挑んでいただいた。おかげで非常に鮮明な画像を得ることができた。中井助教の尽力なくしてはこの実験は全く体をなさないものになっていたはずだ。鎌田教授、中井助教には、この場をお借りして改めてお礼を申し述べさせていただきたいところだ。

さて、筆者の知人や研究者仲間の伝手などをたどって、藤守式脊椎骨盤矯正法のことを何も知らない被験者に一〇名ほど集まってもらって、のべ二〇数回にわたる撮像実験を行った。実験は以下のような手順を踏んで行われた。

1　脊椎骨および骨盤の状態確認

施術や撮像に先立って、筆者が事前に被験者の脊椎や骨盤の歪みを手技によって確認、結果をシートに記録した。この事前確認はおよそ一五分程度かけて行われた。

この段階では、脊椎及び骨盤の状態を確認しただけで術は施されていない。

2　ＭＲＩによる一回目の撮像（施術前像）

撮像は、頸椎から仙椎まで、脊椎骨の全体ができるだけ明瞭に写るように設定を決めて行われた。
一回目の撮像の経緯は、一つには、事前に筆者が行った確認作業の結果と得られた像（施術前）とを比較し、手技による確認にどれほどの正確性があるのかを知るために行った。そしてもう一つには、術後に撮る像と比較して、施術前後の差分を評価するために行った。

3　施術

一回目の撮像の後、術を施した。施術は普段筆者が自身の施術所で実施しているのと同じ手順で、一被験者、一回あたり、三五分程度の時間をかけて行われた。

4　MRIによる二回目の撮像（施術後像）

一回目の撮像後に行われた施術の結果を二回目の撮像によって記録した。得られた術前、術後像を比較して施術前後の差分を評価した。

被験者番号1番は、二〇一四年八月六日に初回のセッション、同年八月一九日に二回目のセッションを事前に定められた右の手順にしたがい京都大学こころの未来研究センターで受けた。同被験者の事前チェックの結果によると、術者（すなわち筆者）は被験者の頸椎七番が左右に転位しているのを感じている。胸椎は、二番三番は右側に、四番は左右両方に、それぞれ術者は転位を感じている。胸椎一〇番、一一番、一二番は右に転位していることを認めている。また、胸椎一〇番から腰椎二番にかけては椎骨が背側へ後凸していると認識している。

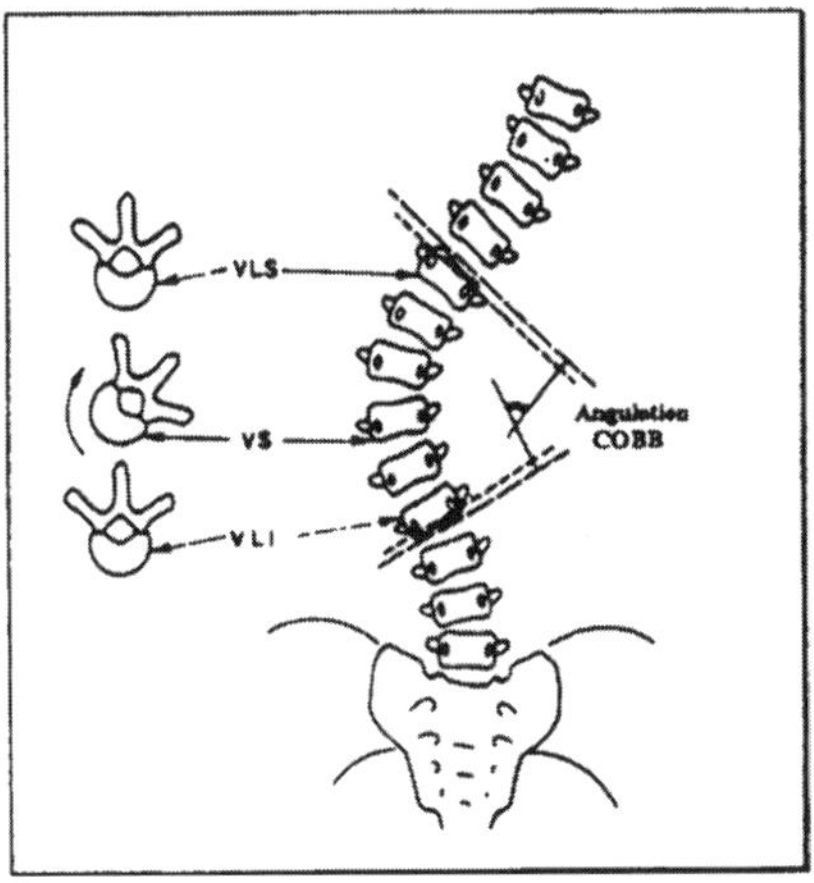

図８－４：コブ角　L'angle de Cobb, Institut de réadaptation, Université Claude Bernard Lyon1

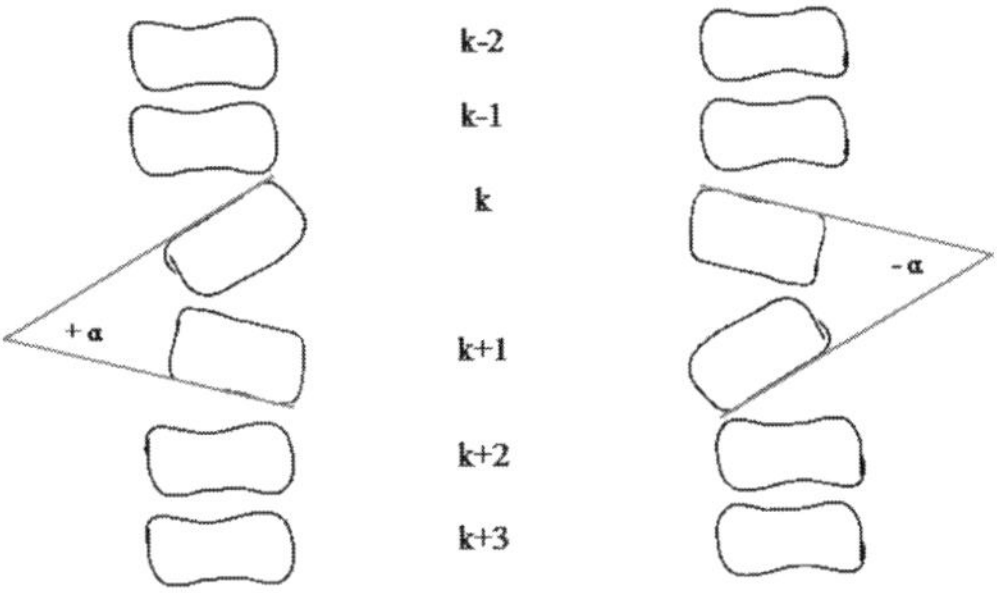

図８－５：相隣る二脊椎間（k 番目と k+1 番目）において定義された角度

同被験者の術前脊椎MRI像を見れば、（図8－1参照）確かに胸椎下部から腰椎上部にかけて脊椎が右側に大きく湾曲しているのがわかるだろう。術者はこのような歪みを感じてそれをシートに書き込んでいるとご理解いただければよい。

ここで、図8－5をご覧いただきたい。図8－1から3に掲げた施術前後像は見たとおり前額面の像であるが、この面で相隣る二脊椎間にコブ角（脊椎側湾の度合いを測るために定義される角度。図8－4参照）を範とした角度を定義し、MRI像上でその角度を測った。理想的には（つまり歪みがなければ）この角度は0度であるべきである。したがって測定された角度は、歪みの度合いを表すものと考えてよい。

そのようにして測った角度を表にしたものが図8－6である。この表における差分の項を見れば、矯正の程度が定量できていることがご理解いただけることと思う。

この被験者は都合二回、施術と撮像のセッションを行ったわけであるが、二回だけのセッションであったにもかかわらず、おかげで長年悩まされていた頑固な腰痛も寛解し、また、アトピーもだいぶ改善したとたいそう喜んでくれた。もし、引き続き施術加療を受けることができていればさらなる改善が期待できていたことと思う。

規範を測る

では、図8－6で掲げられた表の見方をここで確認しておく。これは、被験者1番の八月六日に行われた一回目のセッションで術前に撮られた像（図8－1参照）と、八月一九日に行われた二回目のセッションで術後に撮られた像とにおいて、図8－5の定義にしたがって胸椎の七番から腰椎の三番まで

	T7-8	T8-9	T9-10	T10-11	T11-12	T12-L1	L1-2	L2-3	Σ1	Σ2
術前	+0,60	+0,54	-8,77	-4,63	-4,47	+1,32	+5,54	-3,43	30,44	-13,36
術後	+0,23	+1,47	-1,16	-3,31	-4,10	+0,18	+1,17	-2,04	13,66	-7,56
差	-0,37	+0,93	-8,61	-1,32	-0,37	-1,14	-4,37	-1,39	-16,78	

図８－６：被験者番号１番術前術後角度表

それぞれ相隣る二脊椎間のなす角を測定し、得られた結果を比較するべく表にしたものである。（したがって、都合二回の施術で被験者の脊椎の歪みにどの程度の変化が現れたのか、どの程度矯正されたのかがわかる表であるとご理解いただければよい。）

例えば、表によると、胸椎七、八番間では、術前においてはプラス〇・六〇であったものが術後ではプラス〇・二三にまで、なす角の値を減じており、その差分を評価すると〇・三七の減となる。（二脊椎間のなす角におけるプラス、マイナスの符号の意味については図８－５を参照されたし）このようにして各二脊椎間の角度を順次測定してゆき各欄に記入した。

最右欄より一つ手前のΣ（１）欄には各角度の絶対値の総和が、また最右欄のΣ（２）欄には正負の符号を含めた値の総和が、それぞれ記載されている。（例えば、（ｋ－１）番目の椎骨とｋ番目の椎骨のなす角がプラス一〇度で、ｋ番目の椎骨と（ｋ＋１）番目の椎骨のなす角がマイナス一〇度であった場合、両者の絶対値の和は二〇であるが、符号を含めた場合の和はゼロになる。）したがって、絶対値総和欄には全ての椎骨の歪みを集積した値が現れ、一方、符号つき総和欄には脊椎全体の前額面内での補正作用も含めた歪みの集積値が現れていると考えていただければさしつかえない。

各欄をご覧いただければわかることと思うが、胸椎八、九番間以外、全ての相隣る二脊椎間において二回の施術後では歪みが軽減されている。胸椎八、九番間に関しても、前額面内での補正作用が行われてこのような結果になったのだと考えれば合点がいくだろう。

このようにして絶対値総和欄での差分を見れば二回の施術を経て全体で一六・七八ポイント歪みが軽減されていることがわかる。（もちろん各差分の欄に現れる正負の符号は図8－5で定義されている角度の向きとは全く関係がないことは言うまでもない。これら各差分欄に現れる符号はあくまで算術的なものに過ぎない。）筆者は、この試みは脊椎骨盤矯正法の施術効果を定量するための一つの有効な方法論ではないかと考えている。

ところで、我々が今測っているものとは一体何なのであろうか。端正な、無駄のない姿勢と、悪い姿勢との間にある距離を定量しているのだとまずは言えるだろう。それは、本来ならこうあるべき、私たちの身体が目指さなければならない目標と、現実の私たちの身体との間にある乖離を、今私たちは測っているのだとも言える。つまり、劣っていた規範が、実際どの程度劣っていて、それはありうべき規範と比べてどれくらい劣っていたのかが定量されているのだ。

この身に滞った一元気が、どの程度滞っているのか、それが数値化されていると言ってもよいだろう。一般的な価値でも、もしそれを測ることができれば、それは科学的な議論の対象になりうるのだ。

さて、今までの筆者の施術所からの報告でももうすでにご理解いただけていることと思うが、また、これは江戸時代においてすでに修庵が指摘しているところでもあるのだが、特定の椎骨の転位とある種の体質や、疾病との間には深い相関がある。少なくとも藤守式ではそのように考えてきたし、そういった認識のもとに理論も構築されている。

筆者が京都大学で行った実験は、そういった認識を実証的に補完しようとするものである。MRIに限らずCTスキャナーや、X線で撮られた画像でも構わない、脊椎の像と、そこに現れる椎骨の転位量を測定し、それらデータを被験者が持つ既往歴や病歴、あるいは体質といったものと突き合わせることによって、有意な相関図が得られるだろう。また、得られた脊椎データを、遺伝子データと比較してみるといった試みも面白いかもしれない。そうすれば、遺伝子的特徴と脊椎的特徴との間にも何がしかの相関が描けるかもしれない。そして、もしそれが描けるとなったら、脊椎画像診断を遺伝子診断と組み合わせることによって、より精細な診断が下せるようにもなるだろう。これであれば、医師は患者と相対する必要もなくなるので十分な量のデータさえ確保できれば遠隔地からでもある程度満足のいく診断が下せるはずだ。

MRIで撮った画像は三次元的に復元できるだけの情報量を含んでいる。したがってそれらの情報を十分に活用することができれば、ここで述べたものより精細な計測が可能になることはもちろんであるし、そのようなデータに依拠すれば脊椎の転位（量）は数学的に定義できる。であれば、その矯正度合いもまた数学的に表現できるはずである。それができれば、椎骨の転位と、体質や疾病との相関は統計的に推測できることになる。そして、施術の効果は、定量的に評価できるばかりではなく、確率論的に予測できるようにもなるだろう。

このような操作を繰り返してゆけば、藤守式を可能にしている「日本的身体」の相当程度に詳細なマップが描けるはずだ。普遍的な価値を、数値化し得るこのような試みは、経験論と合理論を真に仲介する契機ともなるはずである。

3 見出された身体

「統合医療」再考

冒頭の章でも述べた通り、近年統合医療に対する期待が高まってきている。統合医療とは、近代科学の枠組に則り生命科学的知見に依拠する近代西洋医学と、従来の医学とはその出自を異にする種々の補完代替医療（Complementary and Alternative Medicine: ＣＡＭ）とを統合し、今日的課題に応えうる医療を提供しようとする医学の新たな潮流のことであった。（文献9）

統合医療の機運の高まりの背景には、二つの大きな課題があると指摘されていた。すなわち、（1）疾病構造の変化――医学・医療技術の進歩ならびに生活（衛生）環境が整備されたことにより、かつて死因の多くを占めていた感染症などの割合が低くなり、変わって癌を始めとする生活習慣病がその地位を占めるようになった。にもかかわらず、現在の生命科学的な医療では必ずしもその変化に上手く対応出来ていないこと。（文献10）加えて、（2）先進各国において国家予算を逼迫する規模にまで肥大している過大な医療費負担。この二者が主たる要因として挙げられると言われていたのであった。さらには、一般の人々の間にＱＯＬに対する意識が高まってきたことも、もう一つの要因として掲げることができるだろう。

従来、科学的な手法では必ずしもうまく説明しきれなかった各種の補完代替療法を、近代西洋医学と対立的に捉えるのではなく、むしろ、両者を組み合わせることによって、このような現代社会に特有の医療に関わる諸問題を解決し得る有望な方法論が得られるのではないか。そのような期待のもとに現在統合医療への取り組みが各国では積極的に進められているのであった。

しかし、そこには認識論的な齟齬があり、それが解決されない限りは前へは進めないことも筆者は合わせ指摘しておいた。

ＲＣＴは、高度に実証的で、かつ、要素還元主義的な色彩が濃い方法論であるため、物理的実体に還元されない要素間の因果関係を記述するのにはいささか適性を欠いている。その一方で、各種代替医療を医療実践たらしめている固有の本質（例えば、伝統的中国医学に見られる気の思想等）は、それらを裏付ける、科学的に同定された物理的担体が未だ見いだされてはいないことが多い。それゆえ、これらの医療実践を、現代医学の領域で実証的な試験の対象とするのには困難を伴う。とはいえ、これらの本質を否定してしまうことは各医療実践の根本にも関わることであり、難しい。ここに、現在の統合医療研究が抱える認識論レベルでの問題が見られるのであった。

一方、江戸期古方派のアプローチは日本医学の脱理論化を推し進め、漢方医学や、種々の手技療法が依拠する身体形態志向的な病理学概念を生み出した。藤守式や、整体療法に代表される今日的な日本の手技療法をこれらの発展系として科学史的に析出し、科学的、実証的研究の可能性を探ることが本書を支える一つの大きな柱であった。

機械論的自然観

機械論的自然観とは、物質とその運動だけですべての自然現象を説明しようとする考え方のことである。その淵源はと問えば、物質の究極的な構成要素を原子（これ以上分割することができないもの）に求めた古代ギリシアの哲学者、デモクリトス（前四六〇－前三七〇頃）にまでさかのぼると言われている。デモクリトスは、物質の変化はすべて原子の運動や原子同士の衝突や分離に還元できるとし、それらの離合集散によって万物の生成と消滅も説明できるとした。（デモクリトスの「原子論」）（文献11）村上陽一郎によれば、このような機械論的自然観では、「自然のなかでの有機体のもつ特異性や、部分と全体との間に通常立てられる区別や、意志的な行動のもつ特殊性など」はすべて排除されてしまい、世界を「純粋に自然その構成要素の機械的振舞いだけで描き上げようとする発想」があるとする。（文献12）

機械式時計の発明された中世後期から初期近代にかけての時期には、世界を時計の比喩で置き換えようとする考え方も生じてきた。

近代の機械論はデカルト（一五九六－一六五〇）の登場を以ってその嚆矢とする。デカルトは、世界からは神性を除去し、合目的的にではなく現象を作用として捉えようとした。（したがって機械論的世界観においては、すべての事象は世界を構成する物質間に成り立つ法則によって説明がつくということになっている。ＲＣＴがこのような世界観と極めて親和的な方法論であることには、もはや説明の要もないところだろう。）

デカルトによれば、世界は物《もの》と精神だけからなる。そして、この世界で精神を持つものは私たち人間だけである。とすると、我々の精神は世界からはみ出したところから世界を俯瞰する一種の「特異点」

としてあるということになるだろう。（これを「思惟実体」という）このように、人間の知性が世界を対象として認識するためには、我々の主観は、世界からははみ出さざるをえなかったのである。（ハイデガーは、人間が主体化すると同時に他のすべてのものを表象として捉えるようになるプロセスのことを「近代」と捉えた。）さらにデカルトによれば、主観（デカルト的コギト）によって認識される自然は、すべて物《もの》からなる。物《もの》は延長だけをその属性とする実体（これを「延長実体」という）であって、科学的方法によって認識されるべき対象である。

したがって自然は「その内部に自発的な運動や生成の原理を持たず、必然的な法則が支配するメカニカルなもの」となり、ここにおいて「目的論的構造を持った有機体的自然観は完全に否定され、機械論的自然観が成立」することとなった。（文献11）

機械と身体

デカルトによれば精神を持たない人間以外の生物は、動物も植物も、すべて物《もの》である。動物とはいわば勝手に動く「もの」であって、強いて言えばそれは「自動機械」であるだろうと。だとするならば、（精神を除いた）人間の身体も、原理的には機械と等価だということになるだろう。

このような身体観のもとにおいては、部分と全体ということなどはもはや問題にもならない。なぜなら、部分を集積すればそれが全体であるからであって、そこには超えるべき溝などはなから存在のしようもないからである。

一台の自動車を組み上げるのに必要な部品を全て所定の位置に組み込んでしまえば、それで車は完成する。部分と全体との間には超えるべき深淵などは何もない。もしそこに何かがあるとするならば、それは一台の車を作り上げようとする（人間的な）意志くらいのものだろう。

車が壊れた時にはではどうすればよいのか。原因を究明し、それが分かればその部分を直せばよい。物理的に壊れた部分があるのであれば、その箇所の部品を交換すればいいだけの話だ。故障は部分にあり、壊れた部品は新品に交換すれば故障は直る。こうして「健康な」全体は回復される。

車は言うまでもなく機械である。（人から思惟実体を省いた残りの）身体が、それをしも機械だというのであれば、人の身体においても同じ戦略で奏功するはずである。病が部分に存するなら、病んだその部分を手入れしさえすれば健康は回復される。この考えをさらに推し進めてゆけば、もし傷んでしまった器官があるならば、それを新品のものと置き換えてしまえばそれでよいということにもなるだろう。それでうまくいく場合もきっとあるに違いない。でも、本当にそうか。それに、うまくいきさえすればそれでよいのか。そういったことに疑問を抱く個人も少なからずいるはずだ。だからこそ、統合医療などという考え方もまた出てくるのだとも言える。

さて、このような機械論的な世界認識においては、ニュートン力学は当初到底受容すべからざるものであった。というのも、ニュートン（一六四二－一七二七）の体系は、いかなる実在にも還元されない、二つの遠く離れた物体間に働くはずの万有引力や、慣性の概念に依拠していたからである。

しかし、そんないささかオカルト的な万有引力を前提とした彼の物理学体系（ニュートン『自然哲学の数学的諸原理』、一六八七）も、それが人類史的とでもいうべき圧倒的な成功を収めたことによって、力の存在は物理学においては忌避すべからざるものとして受け入れられていくようになった。こうして、デカルト的な機械論的自然観に、ニュートン力学的な世界の見方が合したものが、今日の我々の世界観の根底を強く規定するものとなっていった。つまり、今を生きる我々の自然観には、機械論だけではなく合目的論的なものの見方もニュートン力学を介してではあるがそっと滑り込まされて混ざりこんでいるというわけである。

また、カント（一七二四－一八〇四）によると、人間は「有機的な存在者」であるらしい。つまり、我々は「生きるために合目的的に組織された存在者」であって、そのような認識の背後には、「こうした存在者のうちに見いだされるどの器官も、何らかの目的のためにあるのであり、しかもそれぞれの目的に最もぴったり合ったものでしかない」（カント『道徳形而上学原論』、一七八五、文献13）という目的論的な考え方があるのだ[9]。

これらニュートンとカントの例からは、どっこい合目的的なものの見方が決して奇異な、偏ったものではないということがわかるだろう。それは、人間の本性に根ざしたものとして、どこかからか私たちの思考を支配してやまないのだ。であるからこそ、純粋な機械論的世界観ではどうしても満足できない人だって出てくるのだ。それが道理だ。

合目的的自然観

物体に働く力の作用はニュートンの運動方程式では次のように記述される。

$$F=ma$$

この方程式は、「質量mの質点に力Fが働くとき、質点には加速度aが生じる」という因果律を表すべきものであると説明される。（Fとaはベクトル、mはスカラー。質点とはその物体を代表するその物体の全質量が集中しているとみなせる点のことである。）しかし、この力が物理的実体として単離されているわけでは未だないことに注意しよう。その意味ではしたがって力は概念に過ぎないのだともいえる。

物体は縦横高さを持ったデカルト的延長実体として把握することが可能である。さらに時間を変数として導入すればニュートン力学が成り立つ系における物体の運動はかなり正確に我々は予測できるし、その軌跡を描写することもできる。つまり、力とは、そういうものがある（働いている）とすれば現実をうまく説明できるそのための道具であるという言い方ができる。

思い切りよくボールを投げればボールは綺麗な放物線を描いて飛んでゆきどこか離れた遠くに落ちるだろう。誰が投げても、その人の持っている力の強い弱いによって飛距離に違いが出てきこそすれ、いずれ同じような軌跡をたどってボールは必ず地面に落ちる。

「なぜ落ちるのか」と問われれば多くの人は「重力があるからだ」と答えるだろう。けれど、「重力があるからボールは落ちるのだ」と言える一方で、「ボールが落ちるから重力があるのだ」とも言える。それゆえ、それでは実は何の答えにもなっていないことが容易に知れる。ニュートン力学が記述するのはボールが落ちる落ち方のほうであって、ボールを落とす力そのものについて我々に何かを語ってくれているわけではないからだ。

「月が一定の距離を保って地球の周りを廻っているのは引力があるからだ」と言ってみても、「月と地球は互いに愛し合っているから二人は離れられないのだ」と言ってみても実は同じことである。どちらの言い方を好むかは趣味の問題であって科学の本質とはいささかも関係がない。強いて言うならそれは文学に属する問題であろう。近代物理学はロマンティックであるよりは即物的なものの言い方の方をより好むというだけの話である。

そのような摩訶不思議な力の導入はライプニッツに代表される大陸の自然哲学者たちには到底受け入れられるものではなかった。数十年にわたる長い議論が海峡を挟んで闘わされたことは現代の科学史が伝える事実だ。

とはいえ、ニュートン力学が近代知性に与えた影響力が絶大であったこともまた事実であって、実際のところ我々は月に人を送り込んだり、小さな天体からその天体の表面にある物質の標本を持ち帰ってきたりすることができるのであった。「ニュートン力学はロマンスであって科学ではない」と主張するものは現代であってはもはやとても稀《まれ》だろう。

初めボールに与えられた力はボールを遠くへと飛翔させるが、力の釣り合いによってやがてボールは地面へと落ちてくる。落ちて転がってそこで止まる。ボールが止まって見えるのは別に物体が運動をやめたからではなくて、物体に働く力の間で調和が取れていてそこで互いに均衡しているからである。物体に働く複数の力の間で釣り合いが取れると物体は「動かない」という運動をすることもあると捉えればよい。月と地球との間に保たれている絶妙な距離感もまた力の釣り合いのなせる技である。

ところで、釣り合いや調和、あるいは均衡といった用語から価値的な要素を完全に払拭することは困難であるだろう。

筆者が指摘したいのは、だから古典力学は文学であって科学ではないというようなことではない。そうではなくて、我々現代人の科学的精神には知らずしらずのうちに価値的なものが多く混入してしまっているということである。けれど、もしそれが人としての特性に深く根ざしているからこそであるのなら、それもまた道理であって我々の知性から完全に排除するべきものではないということだ。

大切なことは、概念の向こうに「あると言える本当にあるもの」を決して措《お》いたりはしないことだ。古方派の医家たちが感じた違和感はそこにあったわけだし、だからこそ仁斎はその紐帯を断ち切らなければならなかったわけでもある。概念化はあくまで現実に即してなされるべきものであってそこからの逸脱は許されることではない。「頭の上にもうひとつ別の頭を載せるような愚は犯すべきではない」、仁斎ならばきっとそう言ったことだろう。

力そのものは概念であるから直接にそこへと至ることは我々にはできない。けれど、力の作用と物体の運動とを一意に関連づけることができればその結果は客観的に記述できるだろう。そして、そうであれば、力は測定することもできるし、作用の軌跡を正確に予測することもまたできる。「人が人として生きている」ことの向こうにいかなる真実在をも措かず、その現れを身体に見たとき、我々が生きていることは客観的に記述することができるはずだ。それを可能にする手続きと、その手続きによって具現される体系こそが「日本的身体」に他ならない。今日の日本で見られる多くの手技療法はこの「身体」に依ったものである。

機械論的自然観に違和感を抱いたとしても、心配はいらない、それは我々に理解力が欠如しているからではない。それは、それが、それだけ特異な世界観であることの裏返しに過ぎない。カント的な、合目的的な有機体的自然観から出発したとしても客観的な科学が構築できることはすでに見てきた通りである。少なくとも、人類にとって有用な学問を構築することはできるだろう。ならばそれでよいのではないか。

病はどこに在るのか

「すべての細胞は細胞から」という言葉（細胞説）であまりにも有名なドイツの病理学者ウィルヒョウ（一八二一‐一九〇二）は、病気は部分にあるのだと主張して次のように述べた。

私（ウィルヒョウ）の考えによれば、病気の本質とは、有機体の壊変された一部分、あるいは壊変された細胞、そしてあるいは、壊変された細胞塊（それが組織であれ、器官であれ）のことである。実際のところ、身体における病的な部位は、それ全体がその病気が属しているある身体のその他の健康な部分に寄生しており、その有機体に依存して生きているのである

カスティリオーニ『医学史』（文献14）

ウィルヒョウの疾病観が、右に掲げた機械論的自然観に依拠しているということはもはや自明であろう。であれば病はあくまで部分的なものであって病んではいない他の部分が健康であるならば、それは、まるで壊れた車を修理するかのようにその病んだ部分をそれとは違う正常なものと取り替えてしまえばそれで病気は治ってしまう（ということになる）。

歴史的に見ると、分析の精緻さが向上するにしたがい病は自身のありかを、器官のレベルから（モルガーニ）組織のレベルへと（ビシャ）、組織のレベルからさらには細胞のレベルへと（ウィルヒョウ）、移していった。現在の生命科学ではさらに詳細に異常のありかをある種のリン酸の結合や、アミノ酸の働きにまで極限して示してくれもするだろう。

エコール・ド・パリ（パリ学派）を代表する、「科学としての医学」を標榜した、フランスの医

学者であり生理学者でもあったクロード・ベルナール（一八一三－一八七八、主著に『実験医学序説』（一八六五）がある）は、正常と病理的であることとの間に質的な差異はなく、そこにあるのはただ程度の差だけであると言った。

> 病気と健康とは、昔の医者たちはそう信じていたであろうし今もそう思っている医者がいるのかもしれないが、二つの、本質的に異なった様態を表しているのではない。本当のところは、この二者の有り様の間には程度の差しかないのだ。正常な現象において生ずる過度、格差、不調和といったものが病的状態を構成するのだ（傍点筆者）
>
> ベルナール『動物の体温』（文献15）

正常と病理、健康と病とを画するものは質的なものではなく、あるいは、また、一般的な価値に立脚したものでもないとベルナールは言う。もし、彼の言う通りであるならば、ある指標の値を測定してみて、その数値が閾値を超えていれば異常（病理的）、超えていなければ正常である、と客観的に決められるということになる。けれど、当のベルナールの、この「程度の差」だとか、「格差」、「不調和」と言った不用意な用語法は、それらの語自体がすでにある種の価値判断を含意しているではないかという批判を甘んじて受けなければならないだろう。（文献16）

我々は、ラヴォワジエにならって、生命体は自然の一般的な法則に従属していると信じるものである。そして、さらに、その法則とは、物理的かつ化学的に表現されるものであるとも信じている。しかしながら、物理学者や化学者とは違って、我々は生命現象を非生命的な世界における現象の相のもとで見たりはしない。そうではなく、その反対に、たとえ結果が自然界のものと同一であったとしても、生命現象の表現は独特であり、その機構は特別であり、担体は特殊であると我々は公言する

ベルナール『動物と植物に共通する生命現象』（文献17）

生命現象は、物理的、化学的な法則に従うと言っておきながら、その経緯は無機的な環境下のそれとは異なっているともいう。明らかに矛盾している。さらにベルナールは次のように言う。

生命体の中では、生命体の外で進む化学的現象と同じように進む化学的現象は存在しない

前掲書

生命は価値に立脚している、そして、それは、ある目的に向かっている。矛盾をはらんだこれらの記述はそのことの表明であると見なさざるをえない。

来たるべき身体

目的に向かって進む動因力が不具合をきたし、全体の円滑な流れが滞ってしまった時、それが一元気の留滞であった。一元気の留滞は部分に関わるものではなく個人の身体全体において現象するものであった。その留滞を手に触れ目に見える形として把握しようとする試みが古方派の実践だったので

あり、それは「気の身体化」とでも呼ぶべき営為であった。

最高のパフォーマンスを約束してくれる最良の体勢ではもはやいられなくなった時に、それでも次善の出力を得られるべく劣った姿勢に遷移しつつ体勢を整えてゆける身体とは、自らを治癒する身体でもある。

純粋な機械論的身体観や、疾病の局在論といったものに対する反発や忌避が現代人をして新しい身体観へと赴かせる原動力となっているのだとすれば、望まれるべきなのは、このような、価値や、質や、目的といったものを含意し得る「身体」であろう。

もちろん筆者は今までの「科学的な医療」の試みが全て無駄であったなどと言いたいわけではない。その功績はあまりにも大きく、人類に与えた恩恵は計りしれない。それでも、それだけでは覆いきれない何かがあると気づいた時、ではそれは何なのかと考えるのが人間なのだ。目的へと向かってゆく志向性を否定しない身体論であれば、全体と部分との間にある深淵を無化するというようなことはしないだろう。そうではなく、それはきっと深淵を飛び越えて全体を回復するような方途を模索するに違いない。

脊椎に現れた転位を、歪みとして認識し、それに形を与え評価することとは、価値や、質といった、本来であれば目には見えないものに形を与えて目に見えるものとして捉え直そうとする営みであって、それは「規範の身体化」、あるいは「価値の実在化」と呼ぶに相応しい試みである。

価値や目的といったものを認識の対象とした時、我々は科学に科学以上の何かを付け足してしまっているのだろうか。確かにそうかもしれない。それでもあえてそこへ踏み込んでいかなければ、科学的な医療とそれ以外の医療実践とを有機的に統合し、新しい医療を実現させせようとする試みも叶わないのではないか、筆者にはそう危惧されてならない。

請うらくは、従来の枠組みを毀損することなく合目的論的な身体を科学と融和させることだ。そのために、規範や価値を身体において顕在化させ、それらを客観的に記述しようとするのだ。

そして、それはできるのだ。なぜなら、仁斎の一元気や、藤守式のいう「端正なる姿勢」とは、決して天下り的に与えられた彼岸の真実在などではなく、あくまでも虚心坦懐に我々を取り巻く世界を眺めた時に観察によって導き出されたものだからである。それゆえ、それは我々の住むこの世界のうちに物質として顕現させることができるからだ。

そのような「身体」が確立された時、新時代の医療が可能になる。

［註］

第一章

1：疾病の原因となるものを体内に取り入れることによって治癒できるとする療法。ドイツ人医師サミュエル・ハーネマン（一七五五－一八四三）によって提唱された。同種療法、同質療法ともいう。

2：一九世紀末、アメリカでダニエル・デイヴィッド・パーマー（一八四五－一九一三）によって始められたとされる手技療法。脊椎への操法をその特徴とする。

3：盛則瀉之虚則補之（『黄帝内経』「霊枢」経脈編）

4：天の道は余り有るを損じて而して足らざるを補う（『老子』第七七篇）

5：道は一を生じ、一は二を生じ、二は三を生じ、三は万物を生ず。万物は陰を負いて陽を抱き、沖気以って和を為す（『老子』第四二篇）

6：人の生や、気の聚《あつ》まれるなり、聚まれば則ち生と為り、散ずれば則ち死となる（『荘子』「知北遊篇」）

7：夫百病之始生也、皆生于風雨寒暑、陰陽喜怒、飲食居処、大驚卒恐。則血気分離、陰陽破散、経絡厥絶、脈道不通、陰陽相逆、衛気稽留、経脈虚空、血気不次、乃失其常。（『黄帝内経』「霊枢」口問）

8：近代難波の契沖師此道の学問に通じ、すべて古書を引証し、中古以来の妄説をやぶり、数百年来の非を正し、万葉よりはじめ多くの註解をなして、衆人の惑いをとけり（本居宣長『排蘆小舟』）

9：漢意とは、漢国のふりを好み、かの国をたふとぶのみをいふにあらず、大かた世の人の、万の事の善悪是非を論ひ、物の理《ことわり》をさだめいふたぐひ、すべてみな漢籍の趣なるをいふ也（本居宣長『玉勝間』）

10：余宗族素多、向餘二百、建安紀年以來、猶未十稔、其死亡者、三分有二、傷寒十居其七。感往昔之淪喪、傷横夭之莫救、乃勤求古訓、博采☒方、撰用素問、九巻、八十一難、陰陽大論、胎臚薬錄、并平脈辨證、為傷寒雑病論合十六巻。雖未能盡愈諸病、庶可以見病知源。若能尋余所集、思過半矣。(『傷寒雑病論』序)

11：凡そ病の生ずる、風寒湿、飲食、七情、皆元気の鬱滞するにより成るなり。その支ゆるものは此の如く違えども、滞るところは一元気なり(『師説筆記』)

12：宋明諸家の陰陽旺相臓腑分配区々の弁に惑わず、百病は一気の留滞に生ずることを知らば即ち思い半ばに過ぎん(『艮山先生遺教解』)

13：中国医学における正気と邪気はそれ自体が内容を伴った概念である。邪気は身体的現象を引き起こすものではあっても、それ自身が身体的現象に翻訳されたりするようなものではない。

14：気が流れる道筋とされている経絡は全身に十二あり、その上に経穴と呼ばれる施術点(いわゆるツボ)が配される。この経絡は、五行、陰陽と協働して臓腑経絡論を形作る、気の医学のセントラル・ドグマの一つである。

15：カイロプラクティック、オステオパシーと並び称される米国の手技療法の一つ。一九一〇年、米国人医師アルバート・エブラム(一八六三―一九二二)によって提唱された。

16：米国人医師アンドリュー・テイラー・スティル(一八二八―一九一七)によって提唱された米国由来とされる手技療法の一つ。

第三章

1：病が、もし健康という次元の一つの変奏としてあるのではなくて、むしろ、そうではなくて、生命の新しい次元なのだとすると、そこには、環境に即応するために生命の規範を書き換える程度のものから、引き返すことができなくなる重篤なものまで、いくつかの段階がありうるということになるだろう。

第七章

1：この引用からは、日本的身体もまた腰痛の認識論に関しては第二章で見たシデナム以降の文脈に属していることがわかるだろう。

2：神経外科医のミクスター（一八八〇－一九五八）と整形外科医のバー（一九〇一－一九六四）は、一九三三年、ニューイングランド外科学会の年次総会において、椎間板の突出が腰痛の主な原因であると明言した。この報告を以って一般の腰痛に対する認識は劇的に変わり、これより以降、腰痛における「椎間板の時代」が始まったとされる。（アラン＆ワデル、一九八九）事実、以後数十年間に渡って、（特に一九五〇年代以降）椎間板切除術が広く行われることとなった。実際のところ、この時期の神経外科医の年収のおよそ半分は椎間板切除術から得ていたとも言われるほどである。（パリジアン＆ボール、一九九八）

第八章

1：始めには物が有ることとは無かった（物有らずとなす）、至れり尽くせり、加えるべきものは何もない。次いで、物が有った（物有りとなす）、しかし、いまだ始めより封《くぎ》りは無かった（『荘子』「斉物論篇」）

2：Le sconde, de diviser chaqune des difficultés que j'examinais... (René Descartes, *Discours de la méthode*. 1637)

3：「はじめに言葉ありき。言葉は神と共にあり、神は言葉であった」（In principio erat Verbum, et Verbum erat apud Deum, et Deum erat Verbum.）という聖書の一節を想起してもよい。

4：それ万物は五行に本づく、五行は陰陽に本づく。而して再びかの陰陽たる所以の本を求むるときは、則ち必ずこれを理に帰せざること能わず。これ常識の必ずここに至って意見を生ぜざること能わざる所以にして、而して宋儒の無極太極の論有る所以なり。（…）その理彰然として明らかなること甚だし。大凡、宋儒のいわゆる「理有りて後気有り」及び「未だ天地有らざるの先、畢竟先ずこの理有り」などの説、皆憶度の見にして、蛇を画いて足を添え、頭上に頭を安んず、実に見得るものに非ず

5：蓋し天地の間一元気のみ。或いは陰となり、或いは陽となり、両《ふた》つの者、ひたすら両間に盈虚、消長、往来、観応して、いまだ嘗て止息せず。これ即ちこれ天道の全体、自然の気機、万化これより出で、品彙これより生ず。聖人（孔子）の天を論ずる所以のものは、ここに至って極まる。知るべし、これより以上、さらに道理無く、さらに去処無きことを

6：「仁斎の思想の第一特徴は『形而上学的否定』である」木村英一、一九七〇

7：「超越者への反逆」石田一良、一九六〇

8：此の気は乃ち天地万物を生じ、之れを長じ、之れを化し、之れを存す。吾が腔子に満つる者は、是れ此の気中の一気である。之れを内外貫通し、一元気となす

9：このようなカントの目的論は今日においても意味のある問題構成であり、分析と総合は両者を以て全体をなし、一方でもってもう一方を代替させるというようなことはできない。しかしながら、目的論という用語は超越的な種を未だ想起させてしまう、だから、それよりはむしろ、もっとあからさまに目的と呼んでしまった方がよいのかもしれない。

〔参考文献〕

第1章

1：Eisenberg D., et al., Unconventional medicine in the United States–prevalence, costs, and patterns of use. *The New England Journal of Medicine* 1993;28;328(4):246-252

2：Butler D., Crossing the valley of death. *Nature* 2008;453(12):840-842

3：Lewith G.T., Bensousan A: Complementary and alternative medicine-with a difference: Understanding change in the 21st century will help us in the CAM debate. *Medical Journal of Australia* 2004;180:585-586

4：山田慶兒、『中国医学の起源』、一九九九、岩波書店

5：ACUPUNCTURE: REVIEW AND ANALYSIS OF REPORTS ON CONTROLLED CLINICAL TRIALS. WHO, 2002

6：Gold H., Grace W.J., Fergason F.C., et al., Therapy conferences on how to evaluate a new drug. *American Journal of Medicine* 1954;17:722-727

7：Kaptchuk T.J., The double blind, randomized, placebo-controlled trial: gold standard or golden calf? *Journal of Clinical Epidemiology* 2001;54(6):541-549

8：Kaptchuk T.J., Powerful placebo: the dark side of the randomised controlled trial. *Lancet* 1998;351:1722-1725

9：Paterson C., Dieppe P., Characteristic and incidental (placebo) effects in complex intervention such as acupuncture. *British Medical Journal* 2005;330:1202-1205

10：Maison S., Tovey P., Long A.F., Evaluating complementary medicine: methodological challenge of randomized controlled trials. *British Medical Journal* 2002;325:832-834

11：Fujimori H., Integrative medicine, Agenda and Actualities – Prospects of scientific evaluation of clinical efficacy of CAM (complementary and alternative medicine) therapeutics. *Journal of Medicine, Life and Ethics Society* 2011;10:130-140
12：山田慶兒『中国医学はいかにつくられたか』、一九九九、岩波書店
13：山田慶兒『中国医学の起源』、一九九九、岩波書店
14：Unschuld P.U, *Chinese Medicine.* 1998 Paradigm Pubns
15：Keegan D.J., *The Huang-ti nei-ching : the structure of the compilation; the significance of the structure.* 1988, UC Berkeley
16：山鹿素行『聖教要録』、一六六五
17：山鹿素行『中朝事実』、一六六九
18：山田慶兒、栗山茂久編『歴史の中の病と医学』、一九九七、思文閣出版
19：大塚恭男『東洋医学』、一九九六、岩波書店
20：『師説筆記』
21：栗山茂久「肩こり考」『歴史の中の病と医学』、一九九七、思文閣出版
22：山田慶兒「日本医学事始―預言書としての『医心方』」『歴史の中の病と医学』、一九九七、思文閣出版

第二章

1：石田肇「欧米における『肩こり』という疾病概念の有無」『日本医事新報』、一九九〇
2：栗山茂久「肩こり考」『歴史の中の病と医学』、思文閣出版、一九九七
3：『師説筆記』大塚敬節、矢数道明編集『近世漢方医学集成』第一三巻、名著出版、一九七九

4：貝原益軒『養生訓』、一七一二
5：和田東郭『蕉窓方彙解』、一八一三
6：廖育群「初期腹診書の性格」『歴史の中の病と医学』、思文閣出版、一九九七
7：大塚敬節『腹診考』、一九六〇
8：*The whole works of that excellent practical physician, Dr. Thomas Sydenham*. London, 1734

第三章

1：田邊信太郎、弓山達也、島薗進『癒しを生きた人々―近代知のオルタナティブ』、専修大学出版局、一九九九
2：香川修庵『一本堂行余医言』、一八〇七

第五章

1：Fisher R.A., *The Design of Experiments*. Oliver and Boyd, 1935
2：Hill A.B., BCG in control of tuberculosis. (letter) *BMJ* 1948;1:274.
3：Sackett D.L., Bias in analytic research. *Journal of Chronic Diseases* 1979;32:51-63.
4：Neyman J., Pearson E.S., On the use and interpretation of certain test criteria for purpose of statistical inference. *Biometrika* 1928;20A:175-240
5：Neyman J., Pearson E.S., On the problem of the most efficient tests of statistical hypothesizes. Philosophical Transaction of the Royal Society of London. Series A, containing the paper of a Mathematical or Physical Character. 1933;231:289-337.

6：Lowe C., Aiken A., et al., Sham acupuncture is as efficacious as true acupuncture for the treatment of IBS: A randomized placebo controlled trial, *Journal of Neurogastroenterol and Motility* 2017;29(7)

7：Smith C.A., Armour M, et al., Acupuncture for dysmenorrhea, *Cochrane Database Systematic Reviews* 2016;18;4:CD007854

8：Uemura K., Zheng C., Li M., et al., Early short-term vagal nerve stimulation attenuates cardiac remodeling after reperfused myocardial infarction. *Journal of Cardiac Failure* 2010;16:689-699

9：Calvillo L., Vanoli E., Andreoli E., et al., Vagal stimulation, through its nicotinic action, limits infarct size and the inflammatory response to myocardial ischemia and reperfusion. *Journal of Cardiovascular Pharmacology* 2011;58:500-507

10：Gold M.R., et al., Vagus nerve stimulation for the treatment of heart failure: the INOVATE-HF trial. *Journal of the American College of Cardiology* 2016;68:149-58

11：Kitamura A., Ueyama H., Measurement method of vagal afferent and efferent activity, *Folia Pharmacologica Japonica* 2015;145: pp306-310

第七章

1：Golob A.L., Wipf J.E., Low back pain. *Medical Clinics of North America* May 2014;98(3):405-28

2：腰痛診療ガイドライン、日本整形外科学会／日本腰痛学会、二〇一二

3：Petersen T., Laslett M., Juhl C., Clinical classification in low back pain: best-evidence diagnostic rules based on systematic reviews. *BMC Musculoskeletal Disorders* May 2017 2;18(1):188

4：Simon J., McAuliffe M, et al., Discogenic low back pain. *Physical Medicine and Rehabilitation Clinics of North*

America May 2014;25(2):305-17

第八章

1：ルネ・デカルト、落合太郎訳『方法序説』、岩波文庫、一九五三
2：平岡禎吉『淮南子に現れた氣の研究』、理想社、一九六一
3：金谷治『淮南子の思想　老荘的世界』、講談社学術文庫、一九九二
4：福永光司「道家の気論と『淮南子』の気」『気の思想』、東京大学出版会、一九七八
5：Kuriyama S., *The Expressiveness of the Body and the Divergence of Greek and Chinese Medicine*. Zone Books, 2002
6：木村英一『日本の思想十一、伊藤仁斎集』、筑摩書房、一九七〇
7：石田一良『伊藤仁斎』、吉川弘文館、一九六〇
8：大塚敬節、矢数道明編『近世漢方医学書集成13（後藤艮山、山脇東洋）』、名著出版、一九七九
9：Eisenberg D., et al., Unconventional medicine in the United States-prevalence, costs, and patterns of use. *The New England Journal of Medicine* 1993;28;328(4):246-252
10：Butler D., Crossing the valley of death. *Nature* 2008;453(12):840-842
11：岡崎文明、日下部吉信、その他『西洋哲学史』昭和堂、一九九四
12：生松敬三、木田元、その他『西洋哲学史の基礎知識』有斐閣ブックス、一九七七
13：イマニュエル・カント、篠田英雄訳『道徳形而上学原論』、岩波文庫、一九七六
14：Castiglioni A., *A History of Medicine*. Knopf, 1947
15：Bernard C., *Leçons sur la chaleur animale*. Paris, J.-B. Baillière, 1877

16：Canguilhem G., *Le normal et le pathologique.* PUF, 1966

17：Bernard C., *Leçons sur les phénomènes de la vie communs aux animaux et aux végétaux*. Paris, J.-B. Ballière, 1878-79

あとがき

厚生労働省の統計によると、平成二八年現在マッサージ院、鍼灸院、接骨院、整骨院、整体院等は全国に計一三万六四六〇カ所存在するとのことである。（平成二八年衛生行政報告例（就業医療関係者）の概況、厚生労働省調べ）この数は驚くべきことに全国に広がるコンビニエンスストアの店舗数、平成三〇年一一月現在で五万五六九五店（日本フランチャイズチェーン協会調べ）を凌ぐこと二倍以上である。

またNTTタウンページの発表によると、接骨院、整骨院の数は平成一六年には二万七七七一店だったものが、平成二六年には四万五五七二店へとこちらも十年間で実に倍近い伸びを見せている。（NTTタウンページニュースリリース、https://www.ntt-tp.co.jp/release/?p=8285）その一方で、飲食店の数はバブル時の平成三年には八四万六〇〇〇店であったものが平成一八年には七二万四二九五店へと、バブル崩壊後一五年の間に約一二万店もその数を減少させている。（減少率はマイナス一四パーセント）平成二一年の統計では六七万四六八店であったことから、その後わずか三年の間にはさらにその数を五万店以上も減少させていることになる。（総務省統計局調べ）これら政府機関のまとめた統計結果より、我が国の飲食店の数はバブル期を頂点としてその後現在に至るまで右肩下がりに減り続けているということがわかる。

これらの数字は一体何を物語っているのであろうか。平成以降の我が国の経済動態を知るための基本的なデータであることは論を待たないが、接骨院や整体施術所がこの時期にこれだけの短期間でこれほどにまでその数を増やしているという事実は、筆者には、経済指標以上の何かを含んでいるように思えてならないのだ。

まずは、他業種（右に掲げた例では飲食業）がこの時期目に見えてその勢いを衰えさせている一方で、にもかかわらず手技療法関連だけがひとり成長し続けているという事実には、「揉む医療」にはそれだけ根強い需要があるのだということが反映されているとみてよいであろう。そして、そのことはとりもなおさず身体の歪みや、背骨の歪みを矯正することによって健康を回復し、それを維持することができるのだとする世界的に見ればかなり特異な身体観がこの国を広く覆っていることの証左でもあると言えるだろう。

あまつさえ、近年では日本風の手技療法は国境を越え他国へとも浸透しつつあるほどの活況を呈してきている。事実、筆者がパリで研究に励んでいた当時、七区の高級住宅街に日本の整体を謳う施術所が開業した。この施術所は幸いにもパリ市民に好評をもって迎えられ、開業後の顧客数も順調に推移しているようであった。これを知ったフランスを代表するクオリティーペーパーであるル・モンド紙は早速この施術所へと取材を敢行し、記事として報じた。

超高齢社会の到来を迎え、日本では、健康であることへの希求が以前にも増して高まりこれら手技療法の施術所が増えているのかもしれないし、過去三〇年間の我が国の各種経済指標の悪化に伴い、にもかかわらず依然底堅い需要とそれに支えられた堅調な成長を見せるこの分野への他業種からの参入に一層の拍車がかかっているのかもしれない。それはありうることであるし、日本の国内事情はそれで説明もつくだろう。けれど、指圧、あんま、気功、霊気、整体といったいわばかなり特殊な日本語がそのままで英語やフランス語に取り入れられていったり、フランスだけではなく米国でも日本風の手技療法がもてはやされだしていたりといったような実情を知るに及ぶと、どうやら単に国内的な事情だけでこのような現象すべてを説明できるとは考え難くもなってくる。事実、九〇年代半ば以降の欧米における補完代替医療へのニーズの高まりを知らしめる各種研究報告と、このような現状は完全に平仄を一致させているし、東洋医学をはじめとする代替医療の現行の医療制度への組み込みを目的としている統合医療の制度化とその進展の速度を見ても、欧米におけるこれら動きは決して一過性のものではなく、その背後には構造的な要因さえ存在することが窺われもするのだ。

そのような現在の医療が特異的に示している傾向を分析し、その背景に潜んでいるものを顕在化させ、さらにはそういった傾向の進むべき方向を見定めるためには、代替医療、なかんずく東洋医学の歴史的探索と、現状の統合医療の抱える課題を明らかにする必要があると考えこれまで研究を進めてきた。

結果そこに見出されたものとは、それぞれの医療や医学を可能ならしめている各文化に固有の身体認識であった。伝統的な中国医学においては、それは「気の身体」であったし、西洋医学におけるそれは「解剖学的身体」であったという具合にである。

右に掲げたような現況の素描からは、したがって日本の手技療法を支える身体観、すなわち「日本的身体」がじわじわとその影響力を増しながらいよいよ海外へも漏出していっている過程に現状はあるという捉え方を導き出すこともあながち的外れとはいえないだろうというのが筆者の率直な思いだ。

現行の医療では覆いつくせない何かがあると多くの人が感じているのなら、それを補完するべく医療が変わってゆくのはそれゆえ自律的な趨勢であってそれを人為的にコントロールしようとするのは難しいことだ。それがしも歴史的であるというのならそこに棹さすことはもはや叶わないことでもある。できることはその欠落が何であるかをはっきりさせ、それを補う方途を考えることだ。そのためには表面に現れた事象にだけ囚われていてはいけない。異なる医療を可能にしている各文化に固有の身体認識や健康観、疾病観といったものを精査することによって、より具体的には、それらがどのような経緯で発生し、どのような軌跡を辿って今日見られるようなものになっていったのかを探索することによって、そこにある原理を明らかにすることこそが大切である。そして、その複数の身体認識の間に発生する軋轢を明確に描き出すことによっては、個々の身体認識の特性を逆に照射することも可能になってくるはずだ。そうすれば、次代の医療の進むべき方向を析出するのは、複数の、互いに異なった身体認識の間に成り立つ力学によってのみなのだということが理解できるであろうし、その物理学を駆使することによって、ひいてはなぜ今日本の手技療法なのかという問いにも答えることができるようになるだろう。

筆者には選択の余地はなかった。物心ついた頃から見て知っていたことだったので他のことをやろうとか、やってみたいとかは考えたことすらなかったように思う。そうして始めたことではあったが、やり進めるうちにさまざまな疑問が湧いてきたのは本書の冒頭で述べた通りであった。挙句、答えを見つけるためには学究の道へと突き進まざるをえなくなってしまった。当初は医学的に、科学的に解明できるのではとの目論見のもとに始められた研究ではあったが、いずれ底が抜けて認識論的なものへと、科学史的な方法論へと逸脱してゆかざるをえなかったこともまた事実だ。それは逸脱だったのか。そうとも言えるだろうし、あるいは、むしろ軌道修正というべきものだったのかもしれない。いずれにせよ、筆者なりに納得のいった事柄を読者とも共有してみたい、そんな思いが筆者をしてこの書を書かしめたのだと思う。

「日本的身体」を見やすく素描することによって新しい時代の医療を考えてみた。そのことに本書は一定程度成功し得たのではないかと筆者は自負している。

本書の成立にあたっては多くの方々に感謝しなければならない。ソルボンヌで筆者の学位請求論文を指導してくださったコレージュ・ド・フランス哲学部のアンヌ・ファゴー＝ラルジュオール名誉教授、学位取得後の研究をご指導いただいたハーバード大学の栗山茂久教授を始め、その他にも、折に触れて議論に応じてくださった多くの方々に改めて謝意を表したいと思う。

また、本書を一冊の書物にまとめるにあたっては、青灯社の辻一三氏の数々の有意義な助言と、同社山田女史の的確な編集がなければとても叶わなかったことを合わせ申し述べ、お二方にはこの場をお借りして深く感謝の意を表したい。

本書執筆中に筆者に治療の技術を教えてくれた母が永眠した。母の生前にこの書を完成させることができなかったことは筆者痛恨の極みである。本書はまずもって祖父の墓前に捧げるべきものであることはもちろんであるが、この拙い一書を母の霊前にも捧げたい。

母が亡くなってから、かつて著者の母親と親交のあった方々からお悔やみのおことばやお手紙をたくさん頂戴した。それらの中から一通の手紙をここで紹介しておきたい。送ってくださった方は序章で紹介した嬰児の母親になる人である。生まれて間もない我が子を抱いて我々の施術所を訪れてくれたあのご婦人である。筆者の母が全霊を込めて施術にあたっていたお子さんだったので、ここにこうして彼女からの手紙を掲載できることは亡き母への最善の供養になることと思う。合掌。


ご無沙汰しております。

先生がお亡くなりなられたとのこととても寂しく思います。

もう一度お会いしたいと願っていたのですが、なかなかお伺いできないまま時間だけが過ぎていってしまいました。大変申し訳ございません。

先生には大変お世話になりました。

最初に伺った時に息子の後頭部の形が変わりこの先生にならきっと助けて頂けるに違いない、そう思って長い間施術をしていただきました。

おかげさまで息子も二十四才となり、先月より一人で職場へ通っています。

一時間で通えるところを二時間近くかかったりはしていますが、たどり着いています。

このように大人になれたのもすべては先生のおかげです。

ありがとうございます。

先生のことですからきっと今はお空の上から見守ってくださっていることと存じます。
息子のことをいつも孫のように可愛がってくださり本当にありがとうございました。
心からご冥福をお祈りいたします。
先生や皆さんに出会えたことに感謝の気持ちでいっぱいです。
ありがとうございます。

S市SY

藤守創（ふじもり・はじめ）１９８８年早稲田大学第一文学部フランス文学科卒。パリ第１大学ソルボンヌ哲学部博士課程修了。哲学博士。神戸人学大学院医学研究科博士課程単位取得退学。関西医療学園専門学校鍼灸学科卒。鍼灸師資格取得。専攻は、フランス科学認識論、東アジア医学史。パリ大学科学史科学哲学研究所研究員、ハーバード大学東アジア言語文明研究科研究員、アムステルダム大学哲学部助教等を勤める。早稲田大学卒業後は実家の経営する施術所に勤務する。施術者としての経験を積む一方で学究生活に入る。現在は自身の施術所を経営するかたわら研究、講演、執筆活動に勤しむ。既発表論文 The deconstruction of medicine–Metamorphosis of Chinese traditional medicine in Japan and the birth of morphologic pathology in the Edo period, which led to contemporary Japanese manual therapeutics. その他。

「揉む医療」の探求
――日本的身体とはなにか

2020年1月30日　第1刷発行

著　者　藤守　創
発行者　辻　一三
発行所　株式会社青灯社
東京都新宿区新宿 1－4－13
郵便番号 160－0022
電話 03－5368－6923（編集）
03－5368－6550（販売）
URL http://www.seitosha-p.co.jp
振替　00120－8－260856

印刷・製本　モリモト印刷株式会社

Printed in Japan
ISBN978－4－86228－109－8 C0047

小社ロゴは、田中恭吉「ろうそく」（和歌山県立近代美術館所蔵）をもとに、菊地信義氏が作成